癌診療指針のための

病理診断プラクティス

唾液腺/口腔・歯原性腫瘍

総編集 **青笹克之**
大阪大学名誉教授

専門編集 **長尾俊孝**
東京医科大学人体病理学

副編集 **高田 隆**
徳山大学

中山書店

■ 刊行にあたって ■

　腫瘍および類縁疾患の診断において，病理診断はつねに中心的な位置を占める．近年の病理診断技法の進歩と専門的な知識の集積はめざましい．一方，画像医学の進歩は病態の精緻な把握を可能としてきた．加えて分子レベルでの腫瘍の特性解析は個々の患者への適切な治療法の選択へと道を拓きつつある．このような状況において，腫瘍医療に携わる臨床医の最低限知るべき病理診断に関する知識と病理医が知るべき最先端治療の情報は飛躍的に増加してきている．

　昨今，腫瘍の病理形態，画像所見，分子レベルでの異常などを総合した治療方針の決定が強く求められており，もちろん現場サイドにおいても診断から治療への有機的な連携への期待が高まっている．このため病理医，臨床医ともに診断・治療の流れのなかでの両者の役割を相互に理解することが必要となる．いいかえれば，診断と治療の最新の進歩と限界を臨床医と病理医の双方が熟知していることが求められているのである．

　今般の企画は，癌の診断・治療の第一線にある病理医・臨床医にむけて腫瘍の病理診断の実際的かつスタンダードな知識を提供することを目的としている．このため，本シリーズでは各臓器ごとに「病理診断の流れとポイント」を概説した後に，診断に際して必要とされる「基本的知識」を簡明かつ総説的に示した．個々の疾患の診断についてのセッションでは写真とシェーマを豊富に用いて治療方針の決定に役立つ「診断のポイント」と「鑑別診断のフローチャート」を示した．また，日常業務の現場での使いやすさを考え，説明の文章は箇条書きとして簡明にした．編集は各臓器癌の病理診断の第一線で活躍している病理医にお願いし，執筆は病理医と腫瘍臨床の現場で実績のある外科，内科，放射線科医に加わって頂き，腫瘍の病理診断から治療までの一連の流れが理解できるように努めた．

　本書が腫瘍医療に携わる臨床医と病理医を中心とした関係者に広く活用されることを期待している．

2010 年 11 月
大阪大学大学院医学系研究科
病態病理学教室教授
青笹克之

■ ■ 序 ■ ■

　頭頸部は種々の器官から構成され，そこから発生する腫瘍は多種多様である．とくに唾液腺腫瘍と歯原性腫瘍はきわめて多彩な病理組織像を呈するため，これらの確定診断にはしばしば難渋する．また，口腔粘膜上皮内のいわゆる境界病変の病理診断に関しても診断基準に個人差が大きく，標準化されているとは言い難い．このような観点から本書では，頭頸部腫瘍のうち，唾液腺，口腔粘膜，および歯原性組織から生じる腫瘍を取り扱った．

　近年，唾液腺腫瘍/口腔・歯原性腫瘍においても，画像診断の精度向上，診断や治療選択に有用な免疫組織化学的マーカーの発見，数々の腫瘍特異的な遺伝子異常の同定，コンパニオン診断に基づいた新規治療の臨床応用など，臨床病理学的に目覚ましい進歩があった．それらを背景として，当該腫瘍の病理診断には組織形態学的見地にとどまらず，より包括的な知識や集学的理解が求められるようになってきている．

　本書では，日常の病理診断に際して簡便にリファレンスできるように，必要事項は箇条書きにし，鑑別診断はフローチャートで示すなどの工夫がなされている．まず「病理診断の流れとポイント」で総論的に病理診断の基本についてティップスをまじえて記述し，つぎの「診断のための基本知識」では術前診断から治療に至る一連の癌診療の現状が紹介されている．「腫瘍の概要と鑑別診断」では，2017年発刊の最新WHO分類に準拠した腫瘍型について，明確な診断基準を提示し，HE標本の読みをベースとしながらも，免疫組織化学的ならびに遺伝子的な所見を加味したより客観的で的確な診断への手引きが，豊富な写真を用いて簡潔に記載されている．「病理検体の取り扱い」では，正しい病理診断を得るための切り出しの仕方を中心に示した．最終章の「症例の実際」では，色々な鑑別診断が考えられる腫瘍症例を取り上げて，その最終診断に至るまでの手順が解説されている．本書を通読することにより，唾液腺腫瘍/口腔・歯原性腫瘍の病理診断アプローチを系統的に習得できる．

　本書が唾液腺腫瘍/口腔・歯原性腫瘍に携わる病理医・口腔病理医のみならず，すべての臨床医が実臨床において広く活用されることを願っている．

　最後に，本書の企画，立案，査読に多大なご助言・ご尽力を賜った本シリーズ総編集の青笹克之先生と中山書店の皆様，そして本書を執筆された臨床の第一線でご活躍中の先生方に心より感謝申し上げます．

2019年7月

東京医科大学人体病理学分野

長尾俊孝

癌診療指針のための
病理診断プラクティス
唾液腺/口腔・歯原性腫瘍
Contents

1 部　唾液腺腫瘍

1章　病理診断の流れとポイント

唾液腺腫瘍の病理診断	長尾俊孝	4

2章　診断のための基本知識

画像診断	朴　辰浩，井上真吾，齋藤和博	20
細胞診	樋口佳代子	30
唾液腺癌の臨床病期，予後，治療	多田雄一郎	38

3章　唾液腺腫瘍の概要と鑑別診断

■悪性唾液腺腫瘍

粘表皮癌	浦野　誠，宮部　悟	48
腺様嚢胞癌	牛久　綾	57
腺房細胞癌	駄阿　勉	67
分泌癌	稲垣　宏，村瀬貴幸	75
唾液腺導管癌	平井秀明	83
上皮筋上皮癌	佐藤由紀子	91
基底細胞腺癌	中黒匡人，長尾俊孝	96
筋上皮癌	矢田直美	102
多型腺癌（多型低悪性度腺癌）	原田博史	112
多形腺腫由来癌	草深公秀	119
唾液腺リンパ腫	大澤政彦，桑江優子	129

■良性唾液腺腫瘍

多形腺腫	小川郁子，大林真理子	134
筋上皮腫	伊藤由美	149
ワルチン腫瘍	森永正二郎	158
基底細胞腺腫	今村好章	166

■唾液腺腫瘍類似病変

硬化性多嚢胞腺症	山元英崇，橋本和樹	173
結節性オンコサイト過形成	山元英崇，中野貴史	178

唾液腺/口腔・歯原性腫瘍

Contents

IgG4 関連唾液腺炎	湊　宏	183
リンパ上皮性唾液腺炎	小倉　豪	192

4章　病理検体の取り扱い

唾液腺腫瘍の取り扱い	大内知之	198

2部　口腔・歯原性腫瘍

1章　病理診断の流れとポイント

口腔・歯原性腫瘍の病理診断	高田　隆	208

2章　診断のための基本知識

画像診断	柿本直也	220
細胞診	久山佳代	229
口腔癌の臨床病期，予後，治療	柴原孝彦	236

3章　口腔・歯原性腫瘍の概要と鑑別診断

口腔扁平上皮癌	中野敬介，長塚　仁	244
口腔上皮前癌病変・異形成	前田初彦，杉田好彦	254
悪性歯原性腫瘍	武田泰典	265
■良性歯原性腫瘍		
歯原性上皮性腫瘍	岡田康男	272
良性上皮・間葉混合性歯原性腫瘍	宮内睦美	289
良性間葉性歯原性腫瘍	井出文雄，美島健二	297
歯原性囊胞	坂本　啓	309

※参考文献は巻末にまとめました.

4章 病理検体の取り扱い

口腔・歯原性腫瘍の取り扱い　　　　　　　　　　　　　　　　　柳下寿郎　318

3部　症例の実際

症例1 唾液腺明細胞癌　　　　　　　　　　　　　　　　谷川真希, 長尾俊孝　330
症例2 唾液腺高悪性度転化癌（脱分化癌）　　　　　　　　　　　　原田博史　334
症例3 腫瘍随伴性リンパ球増殖を伴う低悪性度粘表皮癌（ワルチン腫瘍様粘表皮癌）
　　　　　　　　　　　　　　　　　　　　　　　　　　稲垣　宏, 村瀬貴幸　338
症例4 著明な篩状構造を伴った唾液腺基底細胞腺癌　　　浦野　誠, 中黒匡人　342
症例5 エナメル上皮腫, 単嚢胞型　　　　　　　　　　　　　　　　清島　保　347
症例6 顎骨内嚢胞形成性粘表皮癌　　　　　　　小川郁子, 長尾俊孝, 太田　聡　352
症例7 口腔紡錘細胞扁平上皮癌　　　　　　　　　　　　　　　　　熊本裕行　356

参考文献························　360
索引································　375

ix

執筆者一覧
（執筆順）

長尾　俊孝	東京医科大学人体病理学分野	
朴　辰浩	東京医科大学八王子医療センター放射線科	
井上　真吾	遠隔読影センター 彩・テラメド	
齋藤　和博	東京医科大学放射線科	
樋口佳代子	沖縄協同病院病理診断科	
多田雄一郎	国際医療福祉大学三田病院頭頸部腫瘍センター	
浦野　誠	藤田医科大学医学部病理診断学講座	
宮部　悟	愛知学院大学歯学部顎顔面外科学講座	
牛久　綾	東京大学医学部附属病院病理部	
駄阿　勉	大分大学医学部診断病理学講座	
稲垣　宏	名古屋市立大学大学院医学研究科臨床病態病理学	
村瀬　貴幸	名古屋市立大学大学院医学研究科臨床病態病理学	
平井　秀明	東京医科大学人体病理学分野	
佐藤由紀子	がん研有明病院病理部	
中黒　匡人	名古屋大学医学部附属病院病理部	
矢田　直美	九州歯科大学健康増進学講座口腔病態病理学分野	
原田　博史	大阪府立病院機構大阪国際がんセンター病理・細胞診断科	
草深　公秀	静岡県立総合病院病理学部	
大澤　政彦	大阪市立大学大学院医学研究科診断病理・病理病態学	
桑江　優子	大阪市立大学大学院医学研究科診断病理・病理病態学	
小川　郁子	広島大学病院口腔検査センター	
大林真理子	広島赤十字・原爆病院病理診断科	
伊藤　由美	鶴見大学歯学部附属病院病理診断科	
森永正二郎	日野市立病院病理診断科	
今村　好章	福井大学医学部附属病院病理診断科・病理部	

山元　英崇	九州大学病院病理診断科	
橋本　和樹	山口赤十字病院耳鼻咽喉科	
中野　貴史	九州大学病院耳鼻咽喉科・頭頸部外科	
湊　宏	石川県立中央病院病理診断科	
小倉　豪	東海大学医学部基盤診療学系病理診断学	
大内　知之	恵佑会札幌病院病理診断科	
高田　隆	広島大学大学院医系科学研究科口腔顎顔面病理病態学/徳山大学	
柿本　直也	広島大学大学院医系科学研究科歯科放射線学研究室	
久山　佳代	日本大学松戸歯学部病理学講座	
柴原　孝彦	東京歯科大学口腔顎顔面外科学講座	
中野　敬介	岡山大学大学院医歯薬学総合研究科病態制御科学専攻口腔病理学分野	
長塚　仁	岡山大学大学院医歯薬学総合研究科病態制御科学専攻口腔病理学分野	
前田　初彦	愛知学院大学歯学部口腔病理学講座	
杉田　好彦	愛知学院大学歯学部口腔病理学講座	
武田　泰典	岩手医科大学歯学部口腔顎顔面再建学講座臨床病理学分野	
岡田　康男	日本歯科大学新潟生命歯学部病理学講座	
宮内　睦美	広島大学大学院医系科学研究科口腔顎顔面病理病態学	
井出　文雄	昭和大学歯学部口腔病態診断科学講座口腔病理学部門	
美島　健二	昭和大学歯学部口腔病態診断科学講座口腔病理学部門	
坂本　啓	東京医科歯科大学大学院医歯学総合研究科口腔機能再構築学系専攻口腔機能再建学講座口腔病理学分野	
柳下　寿郎	日本歯科大学附属病院歯科放射線・口腔病理診断科	
谷川　真希	東京医科大学人体病理学分野	
清島　保	九州大学大学院歯学研究院口腔顎顔面病態学講座口腔病理学研究分野	
太田　聡	千葉大学医学部附属病院病理診断科・病理部	
熊本　裕行	東北大学大学院歯学研究科口腔病態外科学講座口腔病理学分野	

1部
唾液腺腫瘍

1章

病理診断の流れとポイント

唾液腺腫瘍の病理診断

正常唾液腺の構造

　唾液腺病変の病理診断に際しては，病変の形態に加えて，背景にある臨床的事項や，さらには病因や病的形態発生を把握しなければならない．そのためには，まず正常唾液腺の肉眼解剖学や組織学の理解が欠かせない．

肉眼解剖

- 大唾液腺（耳下腺，顎下腺，舌下腺）と小唾液腺（口蓋腺，口唇腺，舌腺など）に大別される 図1．

■ 大唾液腺

- おのおの左右1対からなり，耳下腺と顎下腺では被膜を有する．
- 耳下腺は最大の唾液腺臓器で，顔面神経により浅葉と深葉に分けられる．腫瘍の多くは浅葉に発生する．深葉に発生した腫瘍は，しばしば副咽頭間隙腫瘍検体として病理に提出される．副耳下腺が1/4の健常人に認められ，そこに腫瘍が発生すると中頬部腫瘤として認識される．

■ 小唾液腺

- 口腔内粘膜下に存在し，被膜を欠く．

組織学

- 腺房と導管から構成され，これら導管-腺房単位が集まって小葉を形成する．各小葉は線維性被膜によって区分される．

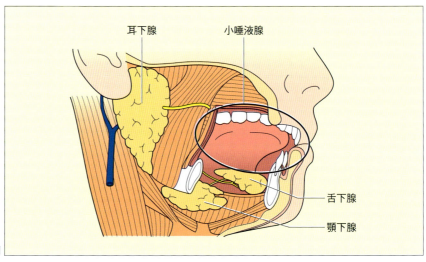

図1　唾液腺の肉眼解剖

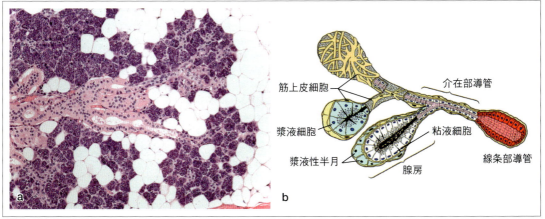

図2 唾液腺の組織学
a：正常耳下腺組織像．導管から連続性に腺房がブドウの房状に認められる．
b：唾液腺導管-腺房単位の模式図．

- 腺房細胞で産生された唾液は，介在部導管，線条部導管，小葉間導管，排出導管〔Stensen（ステノン）管（耳下腺），Warton 管（顎下腺），Bartholin 管（舌下腺）〕を介して口腔へと運ばれる．

■ 導管-腺房単位（実質成分）図2

- 腺房細胞，導管上皮細胞，筋上皮細胞，基底細胞の基本 4 種類の細胞からなり，それらに少数の脂腺細胞，オンコサイト，扁平上皮細胞，粘液細胞などの化生細胞が加わる．腺房細胞と導管上皮細胞は管腔細胞，筋上皮細胞と基底細胞は非管腔細胞と呼ばれる．

- 腺房細胞：唾液を産生する．漿液性と粘液性の 2 種類の細胞がある．耳下腺は漿液細胞のみからなり（漿液腺），口蓋と臼歯後領域の小唾液腺は粘液細胞のみからなる（粘液腺）．顎下腺，舌下腺，および上記以外の小唾液腺は漿液細胞と粘液細胞の混合からなる（混合腺）．漿液性腺房細胞には微細好塩基性チモーゲン顆粒（ジアスターゼ抵抗性 PAS 陽性）を豊富に含む．免疫組織化学的に a-amylase と DOG1（内腔面）が陽性を示す．

- 導管上皮細胞：導管の内腔側に位置する．介在部導管では小型立方形，線条部導管では円柱状をなし，後者ではミトコンドリアが豊富で細胞質が好酸性を呈する．小葉間導管は杯細胞を混じる偽重層化した円柱上皮，排出導管は多列円柱上皮からなる．

- 筋上皮細胞：腺房細胞や腺房近くの導管上皮細胞と基底膜との間（非内腔側）には筋上皮細胞が存在し，唾液の分泌の調節を行っている．免疫組織化学的に a-SMA，calponin，cytokeratin（CK）14，p63，p40 が陽性を示す．

- 基底細胞：線条部導管を含むより太い導管において筋上皮細胞から連続性に認められる．免疫組織化学的に CK14，p63，p40 は陽性となるが，a-SMA と calponin は陰性である．

■ 間質成分

- 脂肪織，脈管，末梢神経，線維性結合組織，およびリンパ組織からなる．脂肪織は加齢とともに増加する．

- 耳下腺において，リンパ組織は腺内にリンパ球の集簇像として不規則に分布する
  ものとリンパ節構造をなすもの（腺内リンパ節）がある．前者は，粘膜関連リン
  パ組織（mucosa-associated lymphoid tissue：MALT）として腺房や導管周囲にみ
  られる．

唾液腺病変の病理診断の実際

　臨床的に腫瘍として認識される病変，すなわち，真の腫瘍や腫瘍類似病変が日常
の病理診断の対象となることが多い．腫瘍類似病変としては，一部の炎症，化生・
過形成性病変，囊胞などが含まれる．

腫瘍類似病変

■ 炎症
- Sjögren 症候群（リンパ上皮性唾液腺炎）（口唇生検の対象疾患），IgG4 関連唾液
  腺炎，および唾石症に伴う慢性閉塞性唾液腺炎など．

■ 化生・過形成性病変
- 壊死性唾液腺化生，唾液腺腺症，オンコサイト過形成（オンコサイトーマ），硬化
  性多囊胞腺症（腺腫）など．

■ 囊胞
- 粘液囊胞が最も多く，その他，良性リンパ上皮性囊胞など．

腫瘍

- きわめて多様な病理組織像を呈し，多数の腫瘍型（良性：10 種類以上，悪性：20
  種類以上）とそれぞれには亜型がある．
- 異なる腫瘍型であっても，部分的に同様の組織像を示すことがある．また，癌で
  は 1 つの腫瘍内に悪性度の異なる成分が混在することがある．したがって，全体
  像の把握が必要なため，できるだけ多くの標本を作製する．
- 病理診断は WHO 分類 2017 に従う **表1**．
- 頻度が高い腫瘍で典型例であれば，HE 染色標本のみでの診断が可能であること
  が多い．非典型例，まれな腫瘍型，および針生検の場合には免疫染色・遺伝子解
  析を駆使することにより，診断精度の向上を図る．
- 腫瘍型診断に至らない場合には，治療方針決定のためにできる限り良悪性の判定
  を行い，また悪性であれば悪性度を判定する．

唾液腺腫瘍の臨床的概要

■ 頻度
- 全腫瘍の約 1%，全頭頸部腫瘍の約 3% に相当する．

■ 好発年齢，性
- 多くは 50 歳以上の成人．ただし，多形腺腫は 40 歳以下，粘表皮癌は小児に発生
  することもまれではない．

表1 唾液腺腫瘍 WHO 分類 2017

- Malignant tumours　悪性腫瘍
  Mucoepidermoid carcinoma　粘表皮癌
  Adenoid cystic carcinoma　腺様嚢胞癌
  Acinic cell carcinoma　腺房細胞癌
  Polymorphous adenocarcinoma　多型腺癌
  Clear cell carcinoma　明細胞癌
  Basal cell adenocarcinoma　基底細胞腺癌
  Intraductal carcinoma　導管内癌
  Adenocarcinoma, NOS　腺癌 NOS
  Salivary duct carcinoma　唾液腺導管癌
  Myoepithelial carcinoma　筋上皮癌
  Epithelial-myoepithelial carcinoma　上皮筋上皮癌
  Carcinoma ex pleomorphic adenoma　多形腺腫由来癌
  Secretory carcinoma　分泌癌
  Sebaceous adenocarcinoma　脂腺腺癌
  Carcinosarcoma　癌肉腫
  Poorly differentiated carcinoma　低分化癌
  　　Undifferentiated carcinoma　未分化癌
  　　Large cell neuroendocrine carcinoma　大細胞神経内分泌癌
  　　Small cell neuroendocrine carcinoma　小細胞神経内分泌癌
  Lymphoepithelial carcinoma　リンパ上皮癌
  Squamous cell carcinoma　扁平上皮癌
  Oncocytic carcinoma　オンコサイト癌

- *Uncertain malignant potential*　境界悪性腫瘍
  Sialoblastoma　唾液腺芽腫

- Benign tumours　良性腫瘍
  Pleomorphic adenoma　多形腺腫
  Myoepithelioma　筋上皮腫
  Basal cell adenoma　基底細胞腺腫
  Warthin tumour　ワルチン腫瘍
  Oncocytoma　オンコサイトーマ
  Lymphadenoma　リンパ腺腫
  Cystadenoma　嚢胞腺腫
  Sialadenoma papilliferum　乳頭状唾液腺腺腫
  Ductal papillomas　導管乳頭腫
  Sebaceous adenoma　脂腺腺腫
  Canalicular adenoma and other ductal adenomas　細管状腺腫とその他の導管腺腫

- Non-neoplastic epithelial lesions　非腫瘍性上皮病変
  Sclerosing polycystic adenosis　硬化性多嚢胞腺症
  Nodular oncocytic hyperplasia　結節性オンコサイト過形成
  Lymphoepithelial sialadenitis　リンパ上皮性唾液腺炎
  Intercalated duct hyperplasia　介在部導管過形成

- Benign soft tissue lesions　良性軟部病変
  Haemangioma　血管腫
  Lipoma/sialolipoma　脂肪腫/唾液腺脂肪腫
  Nodular fasciitis　結節性筋膜炎

- Haematolymphoid tumours　血液リンパ球系腫瘍
  Extranodal marginal zone lymphoma of MALT（MALT lymphoma）　MALT リンパ腫

表2 唾液腺腫瘍の発生部位と腫瘍型

大唾液腺優位に発生	ワルチン腫瘍（耳下腺），基底細胞腺腫，オンコサイトーマ，腺房細胞癌，多形腺腫由来癌，唾液腺導管癌，上皮筋上皮癌，基底細胞腺癌，オンコサイト癌　など
小唾液腺優位に発生	細管状腺腫（上口唇），乳頭状唾液腺腺腫，導管内乳頭腫，嚢胞腺腫，内反性乳頭腫，乳頭状粘液腫瘍，多型腺癌，明細胞癌，嚢胞腺癌　など

- 一般的にはやや女性優位．ただし，ワルチン腫瘍や唾液腺導管癌は男性に多い．

■ 好発部位

- 80%は大唾液腺（耳下腺＞＞顎下腺＞＞舌下腺），その残りが口腔小唾液腺に由来する．腫瘍型によってはその発生部位に著しい偏りがある **表2**．
- 同一の腫瘍型でも発生部位により予後が異なる（例：耳下腺原発粘表皮癌は顎下腺原発のものよりも予後がよい）．

■ 良悪性比率

- 一般的に悪性よりも良性のほうが多い（耳下腺では80%，顎下腺では70%が良性）．
- ただし，舌下腺や臼後腺など一部の口腔小唾液腺由来の腫瘍では悪性＞良性となる．

■ 臨床所見

- 4 cmを超える腫瘍径，腫瘍の急速な増大傾向，疼痛，周囲組織との癒着，潰瘍形成，頸部リンパ節腫脹，および顔面神経麻痺が悪性の徴候である．

■ 比較的発生頻度の高い腫瘍型

- 良性：多形腺腫（全唾液腺腫瘍の60%）＞ワルチン腫瘍（同10%）＞基底細胞腺腫（同5%）
- 悪性：粘表皮癌（全唾液腺腫瘍の8%）＞腺様嚢胞癌（同5%），多形腺腫由来癌（同5%）＞唾液腺導管癌（同4%）＞腺房細胞癌（同3%）
- 全体の90%が上皮性腫瘍である．軟部腫瘍の中では血管腫が最も多い（全体の40%）．血液リンパ球系腫瘍の中ではMALTリンパ腫が最も多い．

穿刺吸引細胞診

- 術前診断に有用で，広く普及している．
- 良悪性の正診率は80%以上と高いが，特異的正診率は70%と低い．特に悪性の正診率が良性よりも低く，腫瘍型の推定はしばしば困難である．
- 背景，出現する細胞，間質成分を総合的に判断して診断する．
- Papanicolaou染色に加えてGiemsa染色が有用なことがある（間質粘液が異染性を示すため）．
- 診断様式としてミラノシステムが推奨される〔検体不適正，非腫瘍性，意義不明な異型，腫瘍性病変（良性腫瘍，良悪性不明な腫瘍），悪性疑い，悪性（低悪性・高悪性）の6つのカテゴリーに分類〕．

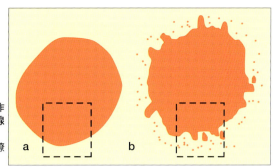

図3 唾液腺腫瘍の適切な標本作製（腫瘍とその周囲の唾液腺組織を含める）
a：良性腫瘍．被膜を有し境界明瞭．
b：悪性腫瘍．浸潤性増殖を示す．

- 近年では針生検を行う施設が多い（免疫染色を行える優位性あり）．

■ 診断の手順
① 適切な検体か，病変からの採取か確認
② 腫瘍〔上皮性・非上皮性（悪性リンパ腫）〕か否か
③ 上皮性腫瘍と判断
④ 良性なのか悪性なのか
⑤ 良性 → 多形腺腫・ワルチン腫瘍か否か
⑤ 悪性 → 高悪性度なのか，低悪性度なのか（治療方針の決定に重要）
⑥ 推定される組織型は何か

術中迅速診断

- 術前診断が不確実な場合や切除断端（例：腺様嚢胞癌の神経断端）の判定に行われる．
- サンプリング・エラーを減らすために摘出検体すべてを病理に提出してもらう．
- 標本作製には腫瘍とその周囲の唾液腺組織を含める 図3 ．
- 術中迅速診断を最終診断としない．
- 腫瘍型にこだわらず（必ずしも容易ではないため），良悪性の鑑別，悪性であれば悪性度の判定や癌腫と悪性リンパ腫の鑑別が重要となる．

病理診断の手順とポイント

唾液腺腫瘍を病理診断する際には，臨床情報（患者の年齢・性，発生部位，臨床所見）を把握したうえで，腫瘍の肉眼的性状と発育様式，腫瘍の組織構築，腫瘍細胞の形態，および腫瘍間質成分の各項目について順を追って注意深く観察し，総合的に判断する 表3 ．

腫瘍の肉眼的性状と発育様式

■ 肉眼的性状
- 充実性か囊胞性かという点と出血や壊死の有無が重要である．
- 出血や壊死は悪性を示唆するが，術前の穿刺吸引細胞診操作によって，良性腫瘍

表3	唾液腺腫瘍の病理診断へのアプローチと着目点
臨床情報	・患者の年齢・性，発生部位，臨床所見の把握
腫瘍の肉眼的性状と発育様式	・充実性か囊胞性か，出血や壊死の有無など ・境界明瞭（被膜形成の有無を含む）か，不明瞭か：良悪の鑑別に最も重要 ・脈管侵襲の有無
腫瘍の組織構築	・充実性，囊胞状，乳頭状，篩状，管状（一層性，二層性），索状，束状，粘液腫様，微小囊胞状，濾胞状　など
腫瘍細胞の形態・性状と分化	・形態・性状：立方，円柱，扁平上皮，類基底（基底細胞様），類上皮，紡錘形，脂腺，軟骨様，骨様，淡明，粘液性，空胞状，好酸性（オンコサイト，アポクリン様，形質細胞様），好塩基性　など ・分化：筋上皮（最も重要），導管上皮など：免疫染色が有用 ・細胞異型・核分裂像数：良悪性の鑑別，悪性度判定
腫瘍間質成分	・基底膜様細胞外物質（粘液様・硝子様：筋上皮/基底細胞への分化），リンパ球性など

でもこれらの所見を呈することがある．

■ 発育様式

● 肉眼的にあるいは顕微鏡下弱拡大で，腫瘍が線維性被膜に囲まれているのか，それとも周囲境界不明瞭な浸潤性の増殖をしているのかを見定めることが良悪の鑑別に最も重要である 図3 ．

● 脈管（リンパ管，静脈）侵襲は悪性を示唆する．ただし，下記の例外あり．
　・多形腺腫では被膜外進展，"脈管侵襲"，小唾液腺例での被膜欠損，および多結節形成がみられることがある．
　・上皮筋上皮癌，腺房細胞癌，多形腺腫由来癌では被膜を有することがある．

腫瘍の組織構築

● 唾液腺腫瘍では多様な組織構造を呈するが，腫瘍型に特有の所見を見出すことが正しい診断への鍵となる（多彩性を示す腫瘍の鑑別診断は p.117，147 参照）．

■ 組織構造 図4 表4

● 充実性（鑑別診断は p.65，73 参照），囊胞状（鑑別診断は p.165，177 参照），乳頭状，篩状（鑑別診断は p.65，89，95 参照），管状（一層性，二層性）（鑑別診断は p.65 参照），索状，束状（筋上皮腫・癌，多形腺腫など），粘液腫様（多形腺腫，筋上皮腫・癌，多型腺癌など），微小囊胞状（腺房細胞癌，分泌癌など），濾胞状（分泌癌など．分泌物がある腫瘍の鑑別診断は p.81 参照），柵状（基底細胞腺腫・腺癌など）など．

■ 壊死の有無やその性状 （鑑別診断は p.89 参照）

● 良悪性の鑑別や腫瘍型の推定〔例：コメド様（唾液腺導管癌，腺様囊胞癌・充実型など）〕に重要．

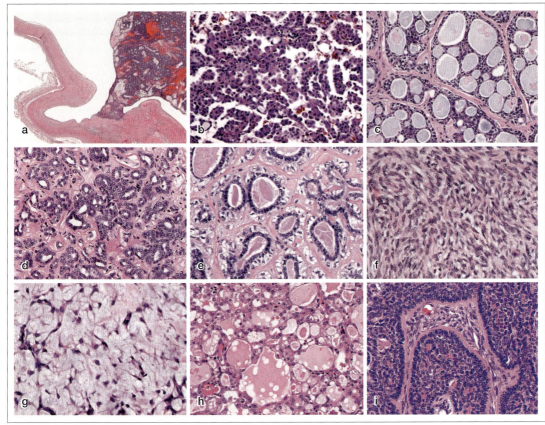

図4 唾液腺腫瘍の組織構造
a：囊胞状（基底細胞腺腫）　　b：乳頭状（分泌癌）　　c：篩状（腺様囊胞癌）
d：一層性管状（多型腺癌）　　e：二層性管状（上皮筋上皮癌）　　f：束状（筋上皮腫）
g：粘液腫様（多形腺腫）　　h：濾胞状・微小囊胞状（分泌癌）　　i：柵状（胞巣辺縁部）（基底細胞腺腫）

表4 唾液腺腫瘍の組織構造と腫瘍型（代表例）

囊胞状	乳頭状	篩状	管状
・ワルチン腫瘍 ・粘表皮癌 ・基底細胞腺腫 　（一部の症例） ・分泌癌（一部の症例） ・硬化性多囊胞腺症 ・腺房細胞癌（一部の症例） ・囊胞腺腫・腺癌 ・導管内乳頭腫 ・導管内癌	・ワルチン腫瘍 ・粘表皮癌 ・分泌癌 ・囊胞腺腫・腺癌 ・乳頭状唾液腺腺腫 ・腺房細胞癌 ・多型腺癌（巣状） ・乳頭状粘液性腫瘍 ・上皮筋上皮癌（巣状）	・腺様囊胞癌 ・唾液腺導管癌 ・基底細胞腺腫・腺癌 　（一部の症例） ・上皮筋上皮癌（巣状） ・多形腺腫（巣状） ・多型腺癌（巣状）	一層性 ・唾液腺導管癌 ・多型腺癌 ・分泌癌 ・腺癌 NOS ・細管状腺腫 二層性 ・多形腺腫 ・腺様囊胞癌 ・上皮筋上皮癌 ・基底細胞腺腫・腺癌 ・ワルチン腫瘍 　（筋上皮分化なし）

腫瘍細胞の形態

- 多彩であるが的確にとらえることが腫瘍型の特定につながる.

■ 細胞形態・性状 図5 表5

- 立方, 円柱, 扁平上皮, 類基底 (基底細胞様. 鑑別診断は p.172 参照), 類上皮 (多形腺腫, 筋上皮腫・癌など. 悪性腫瘍の鑑別診断は p.110 参照), 紡錘形 (悪性腫瘍の鑑別診断は p.110 参照), 脂腺 (脂腺腺腫・腺癌, 上皮筋上皮癌など), 軟骨様 (多形腺腫, 筋上皮癌など), 骨様 (多形腺腫), 淡明 (鑑別診断は p.95, 110 参照), 粘液性 (粘表皮癌, ワルチン腫瘍, 多形腺腫, 乳頭状粘液性腫瘍など), 空胞状 (分泌癌, 腺房細胞癌など), 好酸性〔オンコサイト (鑑別診断は p.165, 182 参照), アポクリン様, 形質細胞様〕, 好塩基性 (腺房細胞癌など) など.

■ 細胞分化

- 病理診断上, 筋上皮細胞への分化の有無で2群に分けて考える 図6. 免疫染色が有用 (鑑別診断は p.156 参照).
- 腫瘍性筋上皮細胞：類上皮様, 星芒状, 紡錘形, 形質細胞様, 淡明, 脂肪細胞様, 好酸性 (オンコサイト), 骨芽細胞様, 扁平などの形態を呈し, 粘液・硝子様の基底膜様細胞外基質を産生する. 腺管は形成しない. 筋上皮分化を有する組織型が唾液腺腫瘍全体の70%を占める. 筋上皮分化ありの群では, 導管上皮細胞との二相性分化を示す腫瘍 (鑑別診断は p.100 参照) と筋上皮細胞のみからなる腫瘍がある.
- 筋上皮分化ありの腫瘍：多形腺腫, 腺様嚢胞癌, 基底細胞腺腫・腺癌, 上皮筋上皮癌, 筋上皮腫・癌.
- 筋上皮分化なしの腫瘍：導管上皮分化のみ (腺房細胞癌では腺房分化) を示す.

■ 細胞異型

- 弱い悪性腫瘍が少なくない. 癌においては悪性度判定に必要.
- 浸潤の有無のみで良悪性の判定を行う腫瘍型がある.
  - → 穿刺吸引細胞診や針生検では "良悪性判定困難腫瘍" となる.
- 多形腺腫では大型奇怪細胞が出現することあり.

■ 核分裂像

- 良悪の鑑別 (5個/10HPF 以上のときには悪性腫瘍を念頭に置く) と悪性度判定に有用.

腫瘍の間質成分

■ 粘液様あるいは硝子様の基底膜様細胞外物質

- 筋上皮分化を示唆する.

■ リンパ球性間質〔腫瘍随伴リンパ球増生 (tumor-associated lymphoid proliferation：TALP)〕図7

- ワルチン腫瘍, リンパ腺腫 (脂腺型, 非脂腺型), リンパ上皮癌, 粘表皮癌, 腺房細胞癌などでみられる (鑑別診断は p.340 参照).

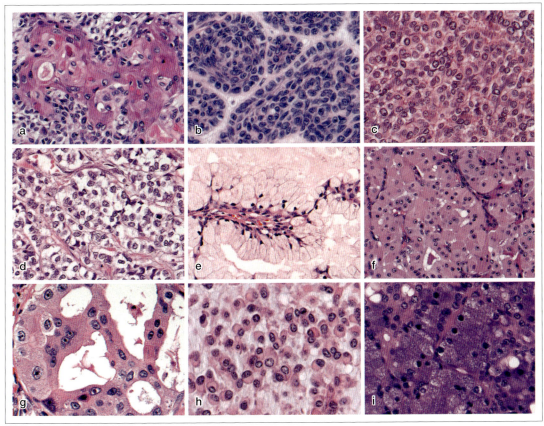

図5 唾液腺腫瘍の細胞形態
a：扁平上皮細胞（多形腺腫）　　b：類基底細胞（基底細胞腺腫）　　c：類上皮細胞（筋上皮腫）
d：淡明細胞（筋上皮癌）　　e：粘液性細胞（粘表皮癌）　　f：オンコサイト（粘表皮癌）
g：アポクリン細胞（唾液腺導管癌）　　h：形質細胞様細胞（多形腺腫）　　i：好酸性細胞（腺房細胞癌）

表5 唾液腺腫瘍の細胞形態と腫瘍型（代表例）

扁平上皮細胞	類基底細胞	淡明細胞	好酸性細胞
・多形腺腫（巣状） ・ワルチン腫瘍，化生型（梗塞型） ・粘表皮癌 ・壊死性唾液腺化生（非腫瘍） ・上皮筋上皮癌 ・筋上皮癌 ・基底細胞腺腫・腺癌 ・角化嚢胞腫 ・扁平上皮癌（原発性はきわめてまれ）	・基底細胞腺腫・腺癌 ・腺様嚢胞癌，充実型 ・上皮筋上皮癌（巣状） ・多形腺腫（巣状）	・上皮筋上皮癌 ・明細胞癌 ・粘表皮癌，明細胞型 ・筋上皮癌，明細胞型 ・オンコサイトーマ，明細胞型 ・脂肪腺腫・腺癌 ・腺房細胞癌，明細胞型 ・多形腺腫（巣状） ・腎細胞癌の転移	オンコサイト ・ワルチン腫瘍 ・オンコサイトーマ ・唾液腺導管癌（一部の症例） ・粘表皮癌，オンコサイト亜型 ・多形腺腫（一部の症例） ・筋上皮腫（一部の症例） ・腺房細胞癌（一部の症例） ・オンコサイト癌 アポクリン細胞 ・唾液腺導管癌 ・硬化性多嚢胞腺症 形質細胞様細胞 ・多形腺腫 ・筋上皮腫 ・筋上皮癌

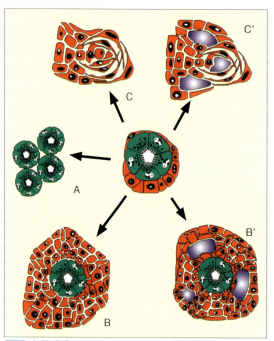

図6 細胞分化からみた唾液腺腫瘍の分類
図中央：正常唾液腺導管・腺房の断面（管腔細胞＋非管腔細胞）
A：導管上皮細胞＋筋上皮細胞へ分化した細胞からなる腫瘍
B：導管上皮細胞/腺房細胞へ分化した細胞からなる腫瘍（B'：細胞外基底膜様物質あり）
C：筋上皮細胞へ分化した細胞からなる腫瘍（C'：細胞外基底膜様物質あり）

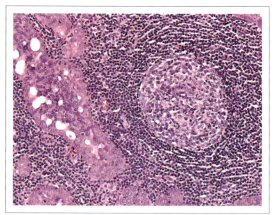

図7 腺房細胞癌でみられたリンパ球性間質（TALP）

免疫組織化学 表6

- 腫瘍型を絞ってからの検索が原則である．
- 免疫染色には予期しない結果が得られたり，思わぬ落とし穴があったりと，染色結果の解釈には注意が必要．免疫染色結果よりも組織所見を優先する．
- 最大の目的は，腫瘍の筋上皮分化の有無をみることである．
- 有用な筋上皮マーカー：pan-CK（AE1/AE3），α-SMA，calponin，p63，p40，およびS-100蛋白．後3者は，感度は高いが特異性が低いためスクリーニングに適する．
- 良悪の鑑別：Ki-67（標識率が10%以上であるときには悪性腫瘍を念頭に置く）やp53染色．p53はほぼすべての腫瘍細胞が強陽性あるいは陰性である場合に，当該遺伝子変異と相関率が高く，高悪性の指標となりうる．
- 特定の腫瘍型の診断に有用なマーカーは少ない．
  ・Androgen receptor（AR），HER2：強発現は唾液腺導管癌を強く示唆すると同時に，当該腫瘍の治療分子標的となるため，本腫瘍では染色が推奨される．
  ・β-catenin：核陽性所見は基底細胞腺腫・腺癌に特異的である．
  ・MYB：びまん性陽性所見は腺様嚢胞癌に特徴的である．
  ・PLAG1：多形腺腫，筋上皮腫，多形腺腫由来癌でしばしば陽性となる．

表6 唾液腺腫瘍における腫瘍型の確定・鑑別に有用な免疫組織化学と遺伝子異常

〈良性腫瘍〉

腫瘍型	免疫組織化学	遺伝子異常（頻度）
多形腺腫	筋上皮マーカー（＋），PLAG1（＋；特異性に問題あり）	PLAG1再構成（50%），HMGA2再構成（15%）
基底細胞腺腫	筋上皮マーカー（＋），β-catenin〔核発現＋；腺様嚢胞癌（核発現－）との鑑別に有用〕，S-100蛋白陽性紡錘形"間質"細胞（＋）	CTNNB1点突然変異（60%）
筋上皮腫	筋上皮マーカー（＋），PLAG1（＋；特異性に問題あり）	
乳頭状唾液腺腺腫	BRAF V600E（時に＋）	BRAF点突然変異（70%）
IgG4関連唾液腺炎（非腫瘍性病変）	IgG4/IgG陽性細胞比40%以上，かつIgG4陽性形質細胞10/HPFを超える	

〈悪性腫瘍〉

腫瘍型	免疫組織化学	遺伝子異常（頻度）
粘表皮癌	p63（＋），他の筋上皮マーカー（－）	CRTC1-MAML2融合遺伝子（80%），CRTC3-MAML2融合遺伝子（5%）：特にリンパ球性間質を伴う腫瘍（ワルチン様），オンコサイト亜型，明細胞亜型ではこれらの検出が有用
腺様嚢胞癌	筋上皮マーカー〔＋；ただし，充実型ではしばしば（－）〕，MYB（びまん性強陽性のときに有意；特異性に問題あり）	MYB-NFIB融合遺伝子（80%），MYBL1-NFIB融合遺伝子（20%）
腺房細胞癌	DOG1〔＋；分泌癌（－）との鑑別に有用〕，NR4A3（核発現＋）	NR4A3再構成（85%），MSANTD3再構成（5%）
唾液腺導管癌	androgen receptor（高率にびまん性＋），HER2（40%が3＋）	HER2増幅（40%）
上皮筋上皮癌	筋上皮マーカー（＋）	HRAS点突然変異（特にコドン61）（85%）：他の二相性分化を示す腫瘍との鑑別に有用
分泌癌	S-100蛋白（＋），mammaglobin（＋）	ETV6-NTRK3融合遺伝子（95%），ETV6-RET/MET融合遺伝子（5%）：これらの検出が診断に必須
筋上皮癌	筋上皮マーカー（＋）	PLAG1再構成（30%）
明細胞癌	他の明細胞からなる腫瘍との鑑別に筋上皮マーカー〔－；ただしp63（＋）・RCC（－）であることの確認が必要	EWSR1-ATF1融合遺伝子（90%），EWSR1-CREM融合遺伝子（10%）：他の淡明細胞からなる腫瘍との鑑別に必須
基底細胞腺癌	筋上皮マーカー（＋），β-catenin〔核発現＋；腺様嚢胞癌（核発現－）との鑑別に有用〕，S-100蛋白陽性紡錘形"間質"細胞（＋）	CTNNB1点突然変異（40%）
多型腺癌	S-100蛋白（＋），p63（＋）・p40（－）で腺様嚢胞癌〔p63（＋）・p40（＋）〕との鑑別に有用	PRKD1点突然変異（70%），PRKD1-3再構成〔篩状亜型（小唾液腺篩状腺癌）50%〕
導管内癌	S-100蛋白（＋）	RET再構成（45%）
乳頭状粘液性腫瘍		AKT1点突然変異（90%）
リンパ上皮癌	EBER ISH〔＋；リンパ上皮性唾液腺炎・MALTリンパ腫（－）との鑑別に有用〕	
低分化癌	小細胞癌・大細胞神経内分泌癌では神経内分泌マーカー（＋）	
多形腺腫由来癌	PLAG1（＋；特異性に問題あり），多形腺腫成分：筋上皮マーカー（＋），癌腫成分：p53（高率にびまん性陽性あるいは全く陰性），HER2（高率に3＋）	PLAG1再構成（70%），HMGA2再構成（10%）
MALTリンパ腫	免疫グロブリン軽鎖制限〔＋；リンパ上皮性唾液腺炎（－）との鑑別；ISHが有用〕，濾胞性リンパ腫との鑑別にはbcl-6（－）・CD10（－）とCD21によるfollicular colonizationの確認	

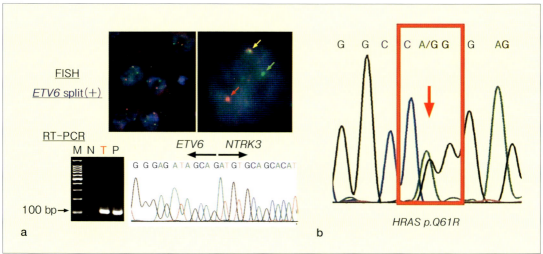

図8 唾液腺腫瘍における遺伝子解析
a：分泌癌．図上段：*ETV6*（12p13）Dual Color, Break Apart Rearrangement Probe を用いた FISH 法による *ETV6* 遺伝子再構成．緑と赤の矢印：分離したシグナルで，*ETV6* 遺伝子転座を意味する．黄色の矢印：変化のない染色体を示す．図下段左：RT-PCR 法による *ETV6-NTRK3* 融合遺伝子の検出．M：マーカー，N：陰性コントロール，T：腫瘍サンプル，P：陽性コントロール．図下段右：*ETV6-NTRK3* 融合遺伝子転写物の塩基配列．
b：上皮筋上皮癌．サンガー法による *HRAS* エクソン 3 ホットスポット（コドン 61）点突然変異シークエンス解析．

- 原発不明リンパ節転移癌：唾液腺癌は CK7 陽性/CK20 陰性を示すことが多い．

遺伝子解析 表6

- 腫瘍型の確定にきわめて有用な遺伝子異常が多数報告されている．
- 染色体転座による腫瘍特異的融合遺伝子の検出が多いのが特徴的である．特に粘表皮癌における *CRTC1/3-MAML2*，分泌癌における *ETV6-NTRK3/RET/MET* 図8a，腺様嚢胞癌における *MYB/MYBL1-NFIB*，明細胞癌における *EWSR1-ATF1/CREM* が重要である．
- その他，ホットスポット遺伝子変異（基底細胞腺腫・腺癌における *CTNNB1* 遺伝子，上皮筋上皮癌における *HRAS* 遺伝子 図8b，多型腺癌における *PRKD1* 遺伝子），遺伝子増幅（唾液腺導管癌における *HER2* 遺伝子など）など．
- FFPE スライドにおける染色体転座・融合遺伝子形成の検出にはそれぞれ FISH 法・RT-PCR 法を用いるのが一般的（特に粘表皮癌と分泌癌では RT-PCR 法が簡便で有用．腺様嚢胞癌では FISH 法が適する）．

病理組織学的悪性度評価

- 唾液腺癌では一般的に腫瘍型によって生物学的態度が規定される（悪性度別腫瘍型分類は p.40 参照）．
- ただし，粘表皮癌（低・中・高悪性），腺様嚢胞癌（中悪性：篩状・管状型，高悪性：充実型），腺癌 NOS（低・中・高悪性），および多形腺腫由来癌（癌成分の組織型や浸潤の程度）では組織像によって悪性度が異なる．

- 低悪性度癌から高悪性度転化した症例では予後不良（他の腫瘍との鑑別は p.337 参照）. 腺様嚢胞癌, 腺房細胞癌, 上皮筋上皮癌, 多型腺癌, 筋上皮癌, 低悪性度粘表皮癌, 明細胞癌, 分泌癌からの高悪性度転化癌が知られている.
- 病理診断報告書に悪性度を反映させた記載が必要となる.

病理診断報告書

- すべての臓器の癌において, 文献的な根拠に基づいた病理診断報告書の国際的な標準化が International Collaboration on Cancer Reporting（ICCR）において進められており, 大唾液腺癌においても WHO 分類 2017 に準拠したデータセットが作成されている（www.iccr-cancer.org 参照）.
- 唾液腺癌切除症例における病理診断報告書には, 以下の項目を記載することが望まれる.
  - ・腫瘍発生部位と術式
  - ・病理診断名：可能であれば亜型も記載する.
  - ・予後因子：pT 分類（腫瘍径, 実質外進展の有無. TNM 分類は p.38-9 参照）, 組織学的悪性度（低悪性度・高悪性度の区別, 細胞異型, 核分裂像数, 壊死の有無を含む）, 浸潤の様式や程度, リンパ管・静脈侵襲や神経周囲浸潤の有無, リンパ節転移の状態など
  - ・切除断端の評価：インクの塗布が推奨される.
  - ・治療に直結した免疫染色結果：唾液腺導管癌における HER2 と AR など
  - ・遺伝子解析結果：可能な場合に記載する.

(長尾俊孝)

2章

診断のための基本知識

画像診断

画像診断法の選択

　画像診断には種々の装置や方法がある．過去には唾液腺導管から直接造影剤を注入し，唾液腺のX線写真やCTを撮像していた．現在の主流は，超音波（US），CT，MRIである．いずれも高速化，高精細化へと発展している．

　USは大唾液腺のような表在臓器の観察に適しており，針生検や穿刺吸引細胞診の補助ツールとしても役立つ．また，高い空間分解能を有するため，病変の壁性状や血流状態，液体成分の有無などを詳細に観察できる．近年では病変の硬さを評価するエラストグラフィや三次元画像再構成も可能となっている．ただし，得られる情報が検査者の能力に左右される面がある．

　CTでは多列検出器型（multi detector row CT：MDCT）が一般化し，1 mm以下の多数のスライスが1秒未満で撮像できるようになった．これにより冠状断，矢状断の画像再構成や時相の揃ったCT血管造影（CT angiography）が短時間で可能である．臓器によっては，組織の血液灌流も推定できるようになっている（CT perfusion）．CTは石灰化の検出，腫瘍による周囲脂肪織浸潤や骨破壊，さらに炎症波及の状況，腫大リンパ節の評価に有用である．しかし，組織間分解能は高くなく，腫瘍の内部性状の把握に適してはいない．また，金属アーチファクトの低減技術が発達してきているが，依然として口腔周囲に存在する唾液腺の描出には限界がある 図1 ．

　唾液腺腫瘍の質的診断にはMRIが最も有用である．歯牙の金属の影響を比較的受け難く，多種の撮像法（シークエンス）を用いて腫瘍の状態が把握しやすい．近年

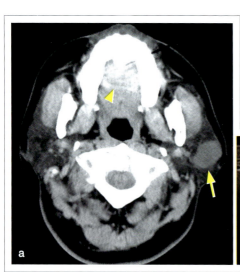
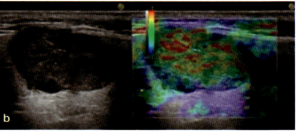

図1　多形腺腫のCT所見とUS所見
a：CT所見．左耳下腺に境界明瞭，辺縁軽度分葉状を示す腫瘤を認める（⇨）．上顎骨周辺に金属によるアーチファクトがみられる（▷）．
b：US所見．腫瘤は低エコーを示し，右側のエラストグラフィでは周囲耳下腺と硬度が異なる病変であることがわかる．

は撮像方法の工夫により，検査時間が短縮し，動きのアーチファクトも軽減される傾向にある．また，脂肪抑制法により脂肪成分の検出や造影効果の強調が可能となる一方，水成分を強調した画像で，唾液腺導管を描出することもできる（MR sialography）．拡散強調像が全身に応用可能となったことで細胞密度の高い病変や膿瘍などの粘稠な内容物も把握できるようになっている．

核医学検査では，唾液腺シンチグラフィがワルチン腫瘍やオンコサイトーマの診断に有用であるが，総じてMRIを上回る情報は得られない．また，グルコース代謝を利用したFDG-PET/CT（fluorodeoxyglucose-positron emission tomography/CT）検査は，小病変の検出には適さず，唾液腺良性腫瘍にも集積するため，質的診断への寄与は小さい．一方，病変の広がりや転移巣の検出には有用である．

唾液腺画像の基礎

画像診断の対象となるのは，耳下腺，顎下腺，舌下腺の大唾液腺である．小唾液腺は，上部消化管や気道に広く分布し，特に口腔に多く認められるが，通常は画像で認識できない．顎下腺に比較し，耳下腺は脂肪置換が目立ち，CTにおける濃度やMRIの信号が年齢や体格によって異なる．これが正常組織と腫瘍とのコントラストに影響する．

唾液腺腫瘍の診断には，病変が多く発生する耳下腺について知ることが重要である．耳下腺内には外頸動脈，下顎後静脈，顔面神経が走行する．また，ほかの大唾液腺とは異なり，リンパ節を含む．顔面神経を境に耳下腺は浅葉と深葉に分けられる．通常の臨床画像において顔面神経の直接把握は困難であり，MRIで耳下腺内を走行する線状の低信号は耳下腺管（Stenon管またはStensen管）に相当する場合が多いと考えられる 図2 ．顔面神経は，茎乳突孔から耳下腺内に出て，下顎後静脈外側を通る．これらの構造と腫瘤との位置関連から浅葉由来か深葉由来かを推定する．耳下腺深葉は傍咽頭間隙の脂肪織に接しており，深葉由来の腫瘍が傍咽頭間隙病変として認識されることがある 図3 ．

唾液は耳下腺管や顎下腺管（Wharton管）を通じて口腔内に排出される．唾石や腫瘍の影響で唾液腺管が拡張していれば，画像で認識しやすい．顎下腺管は顎下腺

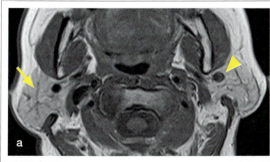 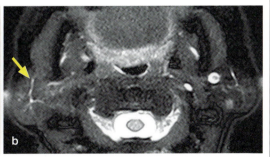

図2 正常耳下腺のMRI所見
a：T1強調像．耳下腺内に低信号を示す線状構造を認める（⇨）．▷は左耳下腺内の下顎後静脈を示す．
b：MR sialography．線状構造（⇨）が脳脊髄液と同様の高信号を示し，耳下腺管の一部であると判断できる．

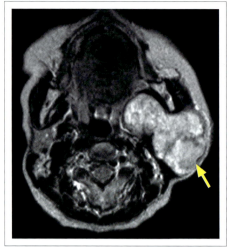

図3 耳下腺深葉の多形腺腫のMRI所見
左耳下腺深葉より傍咽頭間隙に進展した腫瘍（⇨）．腫瘍は亜鈴状の形態を示す．茎突下顎裂は開大し，傍咽頭間隙の脂肪織は内側に偏位している．

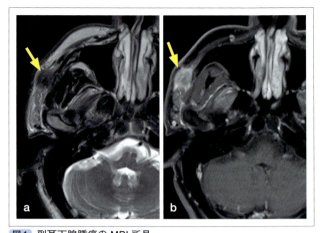

図4 副耳下腺腫瘍のMRI所見
a：T2強調像　b：造影T1強調像（脂肪抑制）
右咬筋外側にT2強調像で低信号を呈し，辺縁主体に造影される腫瘤を認める（⇨）．多形腺腫由来癌（導管癌）であった．

前方より舌下間隙を通じて口腔底に至り，舌下小丘に開口する．耳下腺管はやや認識困難であるが，咬筋外側を走行し，上顎第二大臼歯近傍の耳下腺乳頭に連続する．咬筋外側には耳下腺組織が大きく伸展する場合や，耳下腺本体とは離れて耳下腺管周囲に副耳下腺を形成する場合がある．したがって，咬筋外側部の腫瘤の鑑別に耳下腺腫瘍を挙げる必要がある 図4 ．

小唾液腺は口腔内に多く分布することから，口腔の粘膜下腫瘍で考慮すべきである．舌下腺の腫瘍はまれで，実臨床で遭遇する機会は少ない．

唾液腺腫瘍の画像診断—MRIを中心に

唾液腺腫瘍は耳下腺に多く発生し，そのほとんどが良性である．腫瘍の組織型は多彩で，画像による質的診断は難しい．悪性腫瘍の画像診断には限界があり，特に小病変では良性病変との鑑別はできない．

発生頻度の高い耳下腺の多形腺腫，ワルチン腫瘍の画像を把握することが，唾液腺の画像診断の基本となる．

多形腺腫

いずれの唾液腺にも発生するが，耳下腺浅葉に多い．多形腺腫は小病変では類円形で，増大するにつれて分葉状の形態を示す．腫瘍被膜を有し，間質は粘液腫様や軟骨様の成分からなる．間質と細胞成分の多寡は腫瘍によって異なり，これに従ってMRI所見も変化する．

間質に富む多形腺腫は，MRIのT2強調像では高信号腫瘤として描出され，低信号の被膜を伴う．造影ダイナミックでは緩徐に造影され，平衡相では周囲耳下腺と同様またはより強く造影される 図5 ．同様の所見は，基底細胞腺腫 図6 や血管腫，

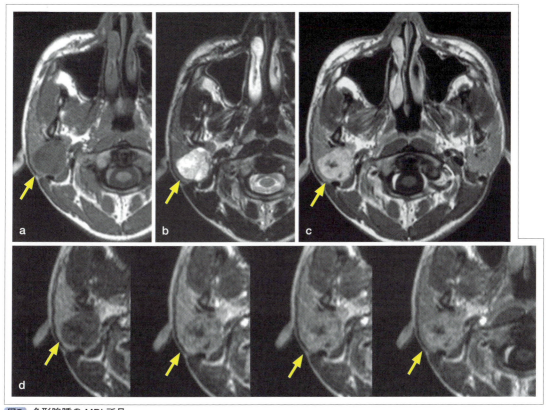

図5 多形腺腫の MRI 所見
a：T1 強調像　　b：T2 強調像　　c：造影 T1 強調像　　d：造影ダイナミック像
分葉状の辺縁を有する右耳下腺腫瘤（➡）．MRI T2 強調像では高信号を主体とし，辺縁に被膜を示唆する低信号を有する．造影効果は周囲耳下腺より強い．造影ダイナミックでは腫瘍部が漸増性に造影されている．

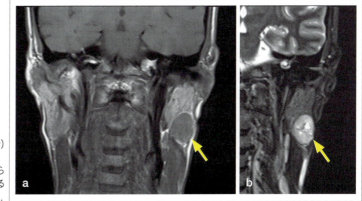

図6 基底細胞腺腫の MRI 所見（冠状断）
a：T1 強調像　　b：T2 強調像
左耳下腺下部に境界明瞭な腫瘤がみられ，T2 強調像で高信号を示している（➡）．多形腺腫類似の所見を呈している．

神経鞘腫にも認められる．耳下腺内では顔面神経鞘腫との鑑別が必要となるが，その際は，茎乳突孔から内耳道に続く顔面神経の経路に注目して診断する 図7．

多形腺腫でも細胞成分が増加すると T2 強調像の信号が低下し，造影効果も減弱するため，診断が難しくなる 図8．

多形腺腫は良性腫瘍であるが，局所再発や悪性化がみられる．間質主体の病変に

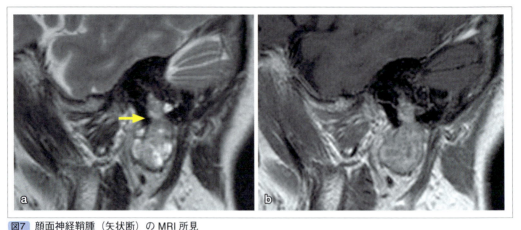

図7 顔面神経鞘腫（矢状断）のMRI所見
a：T2強調像　　b：造影T1強調像
耳下腺内に境界明瞭，分葉状の腫瘤を認める．T2強調像では高信号，低信号が混在している．茎乳突孔を通じ，側頭骨内に連続している（⇨）．

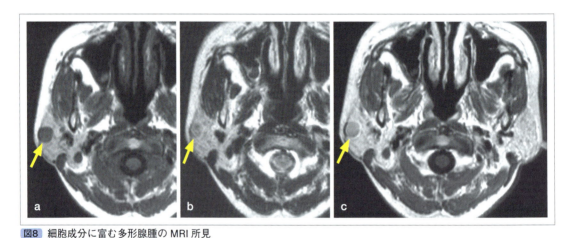

図8 細胞成分に富む多形腺腫のMRI所見
a：T1強調像　　b：T2強調像　　c：造影T1強調像
右耳下腺浅葉に境界明瞭な結節を認める（⇨）．T2強調像では周囲耳下腺より軽度低信号を示し，造影効果も弱い．細胞成分が主体の多形腺腫であった．

局所再発が多いとされ，MRIではT2強調像で高信号を示す結節が術後瘢痕周囲に多発する 図9．局所再発は被膜の破綻以外に，腫瘍辺縁にある突起様の腫瘍部が遺残することも関連すると報告されている．また，長期に腫瘍が存在したり再発を繰り返すと，悪性腫瘍を合併することがある（多形腺腫由来癌）図10．細胞成分に富む腫瘍に悪性化の頻度が高いとされる．周囲浸潤をきたせば診断可能であるが，悪性成分が腫瘍内に留まる場合や再発を繰り返した場合は，悪性合併の診断が困難となる．また，悪性成分が腫瘍の大部分を占めるに至ると，多形腺腫の所見が失われ，多形腺腫由来癌の推定ができなくなる．

ワルチン腫瘍

耳下腺や周囲のリンパ節内に発生する．耳下腺下極やその周囲に発生頻度が高

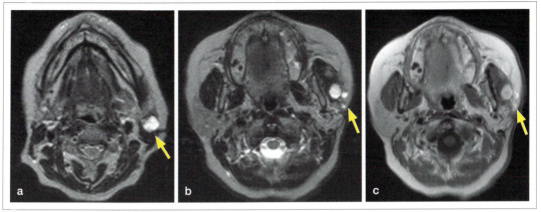

図9 術後再発した多形腺腫のMRI所見
a, b：T2強調像　　c：造影T1強調像
左耳下腺多形腺腫の再発．術後の瘢痕部から咬筋にかけて，結節が散在している．結節はT2強調像で高信号を示し，良好な造影効果を有している．間質に富む多形腺腫が疑われる．

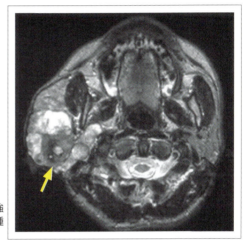

図10 多形腺腫由来癌のMRI所見
多形腺腫の再発を繰り返した症例．T2強調像で低信号を示す結節の一部に悪性腫瘍が合併していた（⇨）．

く，両側，多発がまれではない．
　MRIでは境界明瞭な類円形腫瘤として描出され，囊胞を形成する．T1強調像では出血や蛋白成分を反映して，淡い高信号を示し，T2強調像では囊胞による高信号に加え，充実部や壁の厚い部分が低信号を示す．造影ダイナミックでは充実部が早期濃染し，平衡相では造影効果が減弱して，特徴的である．なお，早期濃染時の増強効果は強くない 図11, 12 ．
　単発病変で耳下腺下極部にない場合，腫大した腺内リンパ節やリンパ上皮性病変などとの鑑別が必要となる．

悪性腫瘍

　唾液腺悪性腫瘍の発生頻度は高くない．腺組織が小さくなるほど悪性の割合が増えることが知られている．顎下腺腫瘍は耳下腺腫瘍より発生頻度は低いが，悪性の占める割合は高い．
　唾液腺悪性腫瘍の組織型は多彩であり，画像による質的診断は困難である．また，

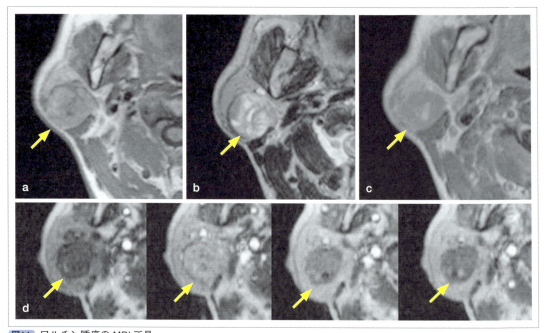

図11 ワルチン腫瘍のMRI所見
a：T1強調像　　b：T2強調像　　c：造影T1強調像　　d：造影ダイナミック像
境界明瞭な腫瘤で，T1強調像では淡い高信号域，T2強調像では辺縁主体に低信号を示している（⇨）．平衡相での造影効果は弱い．造影ダイナミック（別症例）では造影剤注入早期にピークがみられ，時間経過とともに造影効果が減弱している．

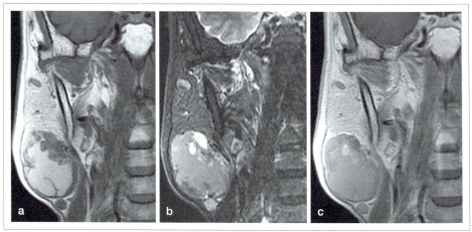

図12 ワルチン腫瘍（冠状断）のMRI所見
a：T1強調像　　b：T2強調像　　c：造影T1強調像
右耳下腺下極部に境界明瞭な腫瘤を認める．腫瘤内部にT1強調像で高信号を示す液体貯留が疑われる．辺縁の充実部はT2強調像で低信号を示し，造影効果は軽度である．尾側に類似所見を示す小結節を認める．

　　　　　　　小病変や低悪性度の腫瘍は，良性腫瘍と類似の所見を示す．腫瘍が周囲浸潤をきたせば，悪性の診断が可能となる 図13 ．耳下腺腫瘍の穿刺吸引細胞診で扁平上皮癌などの悪性腫瘍が検出された場合は，頭頸部癌の転移リンパ節も考慮する必要がある 図14 ．

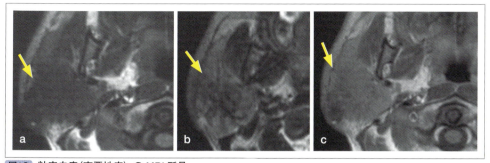

図13 粘表皮癌（高悪性度）の MRI 所見
a：T1 強調像　　b：T2 強調像　　c：造影 T1 強調像
浸潤性の辺縁を有するため悪性の診断は可能であるが，病理診断名の推定は困難と思われる．

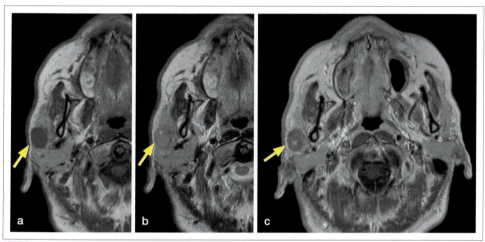

図14 耳下腺リンパ節転移の MRI 所見
a：T1 強調像　　b：T2 強調像　　c：造影 T1 強調像
眼窩部の扁平上皮癌の症例．病理学的に耳下腺内リンパ節への転移が証明された．

　　　　　低悪性度の粘表皮癌や腺房細胞癌，腺様嚢胞癌などは画像のみでは診断できない 図15〜17 ．腺様嚢胞癌の篩状型では腫瘍間質が T2 強調像で強い高信号を示し，造影効果も良好で，多形腺腫と同様の MRI 所見となる．したがって，MRI で多形腺腫を疑った場合は，鑑別に挙げる必要がある．
　　一方，腫瘍内に T2 強調像で強い低信号を認めた場合，線維化や硝子化の存在が疑われる．辺縁主体に造影効果がみられた場合，唾液腺導管癌などの線維化を伴った悪性腫瘍の可能性が考慮される 図18 ．
　　腺様嚢胞癌や扁平上皮癌では神経周囲進展に注意が必要である．顔面神経や三叉神経の走行部位に注目して，病変範囲の把握に努める．
　　Sjögren 症候群を背景に，唾液腺に悪性リンパ腫（特に MALT リンパ腫）が発生することが知られている．悪性リンパ腫は細胞密度が高いため，MRI の拡散強調像が診断に役立つ 図19 ．

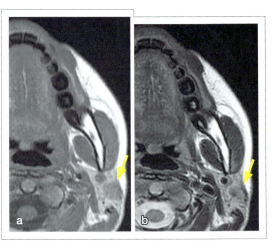

図15 粘表皮癌(低悪性度)のMRI所見
a：T1強調像　b：T2強調像
左耳下腺に腫瘍を認める(⇨)．周囲浸潤は明らかでなく，内部の信号も非特異的と考えられる．

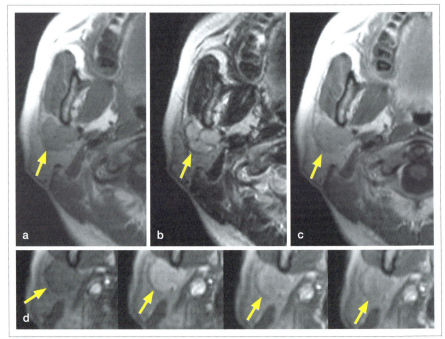

図16 腺房細胞癌のMRI所見
a：T1強調像　　b：T2強調像　　c：造影T1強調像　　d：造影ダイナミック像
T2強調像では周囲耳下腺より高信号を示し，被膜や隔壁様の低信号を伴う．多形腺腫や腺様嚢胞癌との鑑別が必要と考えられる．造影ダイナミックでは早期濃染を認めた．

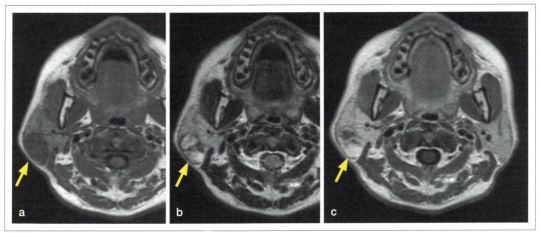

図17 腺様嚢胞癌のMRI所見
a：T1強調像　　b：T2強調像　　c：造影T1強調像
右耳下腺浅葉に境界明瞭な腫瘤を認める（⇨）．T2強調像では内部が高信号を示し，被膜や隔壁様の低信号を伴っている．腫瘍の背側部に強い造影効果を認める．

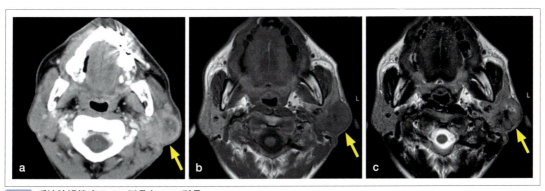

図18 唾液腺導管癌のCT所見とMRI所見
a：造影CT所見．中心付近は造影不良で，辺縁に造影効果が目立つ．
b，c：MRI所見．T1強調像（b）．T2強調像では中心部に低信号域を認める．腫瘍の境界は不明瞭で，周囲浸潤が疑われる（c）．

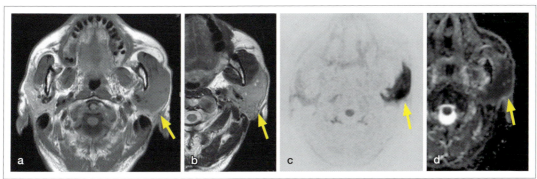

図19 MALTリンパ腫のMRI所見
a：T1強調像　　b：T2強調像　　c：拡散強調像　　d：見かけの拡散係数（ADC）map
左耳下腺は全体に腫脹し，比較的均一な信号強度を有している．拡散強調像では拡散制限をきたしており，高い細胞密度が示唆される．

（朴　辰浩，井上真吾，齋藤和博）

細胞診

唾液腺細胞診の特徴

唾液腺の穿刺吸引細胞診（fine needle aspiration biopsy：FNA）は大唾液腺（主に耳下腺，顎下腺，副耳下腺）の腫瘍性病変の質的評価のために広く実施されており，頻度の高い良性腫瘍（多形腺腫，ワルチン腫瘍）を高率に診断できる．また病変が炎症性か腫瘍性か，悪性リンパ腫か上皮性腫瘍か，原発性腫瘍か転移かなどを鑑別するのに有用で，臨床・画像情報と照合して判定することで治療方針決定に役立つ．WHO 分類 2017 では術前診断法としての FNA の有用性に鑑み，悪性腫瘍を中心に多くの腫瘍で細胞所見が記載されている．

唾液腺腫瘍には多くの組織型があり，FNA で診断可能な多形腺腫，ワルチン腫瘍などが大半を占める一方で，頻度が低いため細胞学的知見の蓄積が乏しく，FNA では組織型推定が困難な腫瘍もある．加えて，筋上皮・基底細胞関連腫瘍では，良悪性にわたって形態的に類似性を示す腫瘍が多く存在し，FNA による良悪性の判定や組織型推定が困難な場合がある．例えば腺様嚢胞癌の細胞像に出現することで知られている硝子球あるいは粘液球と呼ばれる構造は，その出現頻度や形態に若干の差異があるものの，ほかの腫瘍（多形腺腫，基底細胞腺腫，筋上皮腫，上皮筋上皮癌や多型腺癌など）でもみられることがある．さらに筋上皮・基底細胞関連腫瘍では，良悪性にわたって比較的細胞異型に乏しい類基底細胞腫瘍が多く，良悪性の区別を含め鑑別診断が難しいことがある．

唾液腺細胞診の検体の採取と処理

穿刺吸引細胞診の採取手技

通常は 23〜25 ゲージ針をつけた 10 mL の注射器を，吸引の際に陰圧をかけるためのフォルダーに装着して穿刺吸引が行われる．手技の要点は針が病変の最深部まで至るように穿刺後素早く前後に動かし，必要に応じて吸引をかけ，嚢胞液や細胞成分が採取されやすいようにすることである．1 cm 以上の腫瘍では部位を変えての複数回の穿刺が望ましい．さらに可能であれば rapid on-site evaluation（ROSE）を併用することにより検体の適正評価が即座に行われることで再検率が低下し，また検体のセルブロックやフローサイトメトリーなど必要な補助診断への振り分けが可能になる．超音波ガイド下での穿刺が望ましいが触知可能な腫瘍の場合は必須ではない．

穿刺吸引細胞診検体の処理

唾液腺細胞診では検体に合わせて，圧挫，すり合わせ，引きガラス法，液状細胞診などの塗抹法を選択する．固定は Giemsa 染色用の乾燥固定と Papanicolaou（Pap）染色用の湿固定（95％アルコール）を併用する．Giemsa 染色は筋上皮・基底細胞関連腫瘍に出現する間質粘液の検索に有用である．

唾液腺細胞診の報告様式

2018 年 3 月に Springer 社より『The Milan System for Reporting Salivary Gland Cytopathology』（唾液腺細胞診ミラノシステム）が，続いて 2019 年に翻訳版が出版され，今後国際的な唾液腺細胞診報告様式として普及することが期待されている．唾液腺細胞診ミラノシステムは，「唾液腺腫瘍は良悪性にかかわらず原則手術適応である」との考え方に基づいて，腫瘍性病変を確実に拾い上げることに重点を置いて考案されている．本システムの概要を 表1 にまとめた．ミラノシステムの特徴は

1) 6 つの診断カテゴリー〔①検体不適正，②非腫瘍性，③意義不明な異型，④腫瘍性（良性および良悪性不明），⑤悪性疑い，⑥悪性〕より構成され，腫瘍と非腫瘍が別のカテゴリーとして区別されている，

2) 各診断カテゴリーについて悪性のリスクや臨床的対応が記載されており，臨床家にとって有用である，

3) 悪性腫瘍においては低悪性と高悪性の区別を推奨している，

4) セルブロックや液状細胞診検体などを用いた補助的診断（免疫染色，遺伝子検査，フローサイトメトリーなど）を推奨している，

5) 臨床所見，画像所見との対比を重視している，ことである．

以下に各診断カテゴリーの定義と留意点について簡単に解説する．

①検体不適正（non-diagnostic）：量的・質的に不十分で有用な情報が得られない検

表1 ミラノシステムにおける診断カテゴリー

診断カテゴリー		悪性のリスク	治療方針
検体不適正		25%	・臨床所見および画像所見と対応　　　・FNA 再検
非腫瘍性		10%	・経過観察　　　・画像所見と対応
意義不明な異型		20%	・FNA 再検　　　・診断的切除
腫瘍性	良性	<5%	・手術 ・一部の症例は経過観察される
	良悪性不明	35%	・手術 ・術中迅速診断が術式決定に有用な場合がある
悪性疑い		60%	・手術 ・術中迅速診断が術式決定に有用な場合がある
悪性		90%	・手術 ・腫瘍の種類や悪性度により術式を決定

（Faquin, WC, et al., eds. The Milan System for Reporting Salivary Gland Cytopathology. Springer；2018）

細胞診

体．通常の不良検体に加えて，漿液性嚢胞液は腫瘍内嚢胞変性を考慮して良性とは判定せず，本カテゴリーに分類する．

②非腫瘍性（non-neoplastic）：感染症やその他の良性非腫瘍性病変．臨床・画像情報と照合して判断する必要がある．

③意義不明な異型（atypia of undetermined significance：AUS）：非腫瘍性か腫瘍性かを確定できない検体．反応性異型や腫瘍細胞が少量のみ採取された場合などが多くを占める．粘液を含んだ嚢胞液は低悪性度粘表皮癌を否定できないため，このカテゴリーに分類する．

④-1．腫瘍性（neoplastic）—良性（benign）：あきらかな良性腫瘍．多形腺腫，ワルチン腫瘍が大半を占める．

④-2．腫瘍性（neoplastic）—良悪性不明（salivary gland neoplasm of uncertain malignant potential：SUMP）：腫瘍性であることはあきらかであるが良悪性の判定が困難な検体．低悪性度腫瘍が本区分の多くを占める．従来の新報告様式において「良悪性判定困難」に含まれる腫瘍の多くはミラノシステムでは「良悪性不明」に含まれることになると考えられる．

⑤悪性疑い（suspect of malignancy）：悪性所見がすべて揃ってはいないが全体として悪性が示唆される検体．高悪性度腫瘍が少量採取される場合，低悪性度腫瘍検体，悪性所見と良性所見が混在している場合などがある．

⑥悪性（malignancy）：細胞所見のみ，あるいは補助診断を合わせて悪性と確定できる検体．高悪性・低悪性の区別，亜型の確定が望ましい．

「唾液腺細胞診ミラノシステム」に基づく細胞診断の進め方

1. 標本全体を観察し，腫瘍性か反応性病変かを鑑別
2. 反応性病変は非腫瘍性と分類
3. 腫瘍性を否定できなければ意義不明な異型（AUS）に分類
4. あきらかな良性腫瘍（多形腺腫，ワルチン腫瘍など）は良性と分類
5. 腫瘍を疑うが組織型の推定が困難で良悪性の鑑別が困難であれば良悪性不明（SUMP）に分類
6. 悪性を疑うが確定困難であれば悪性疑いに分類
7. 悪性と確定可能であれば悪性と分類し，できれば悪性度（高悪性か低悪性か）を記載

なお診断にあたっては精度の向上のため，AUS，SUMP の比率をできるだけ下げる努力をするべきと考える．

唾液腺細胞診各論

以下に代表的な唾液腺腫瘍の細胞像について解説する．

多形腺腫

間質粘液，筋上皮，異型のない導管上皮，類軟骨成分が種々の割合で出現する．

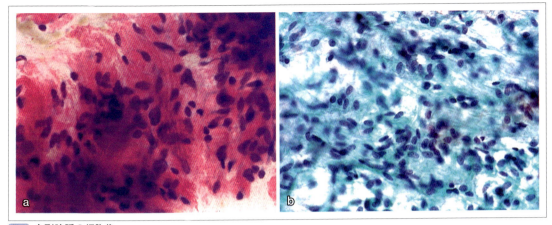

図1 多形腺腫の細胞像
a：Giemsa 染色　　b：Pap 染色

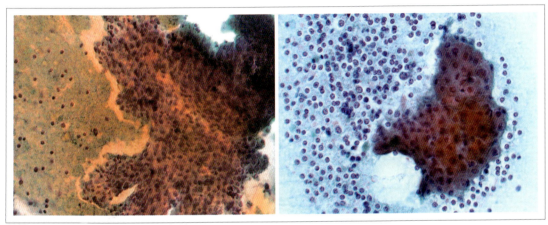

図2 ワルチン腫瘍の細胞像（Pap 染色）

　多彩な腫瘍性筋上皮細胞を含み，Giemsa 染色で鮮紅色の異染性を示す線維状の粘液性間質（fibromyxomatous stroma）の出現 図1 が診断の決め手となる．筋上皮系細胞は小型類円形，紡錘形，星芒状，形質細胞様，好酸性細胞，淡明細胞など多彩な形態を示し，扁平上皮化生や大型の bizarre cell がみられることもある．

ワルチン腫瘍

　壊死物質を背景に，異型に乏しい好酸性細胞集団とリンパ球が出現する 図2 ．まれに炎症に伴って扁平上皮化生や粘液細胞化生を起こし細胞異型を呈することがある．

基底細胞腺腫

　小型一様で異型のない類基底細胞が，小胞巣，索状集塊，管状集塊や核の palisading を示す集塊などで出現する．細胞結合性は強く 図3a ，集団の辺縁には肥厚した基底膜がバンド状に認められる 図3b ．Giemsa 染色で異染性を示す間質成分が認められることもある．

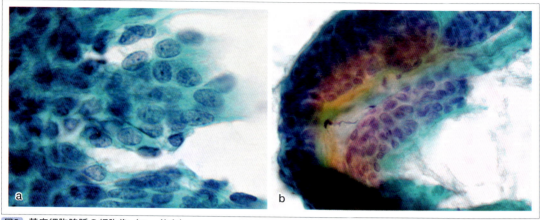

図3 基底細胞腺腫の細胞像（Pap染色）

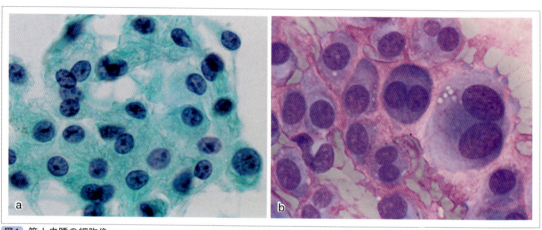

図4 筋上皮腫の細胞像
a：類上皮型（Pap染色）　　b：類形質細胞型（Giemsa染色）

筋上皮腫

　紡錘形，類上皮型 図4a，類形質細胞型 図4b など症例により多彩な腫瘍性筋上皮細胞が，異染性を示す間質粘液とともに，孤在性または集塊で出現する．通常核異型は目立たない．

粘表皮癌

　低悪性度粘表皮癌では粘液と組織球を含む囊胞液様の背景に核異型に乏しい粘液細胞が類表皮細胞と混在して出現する 図5a．同一集団内に類表皮細胞あるいは中間細胞と粘液細胞がともに含まれることもある 図5b．高悪性度粘表皮癌では壊死性背景に多数の高度異型細胞が認められる．

34 ｜ 2章　診断のための基本知識

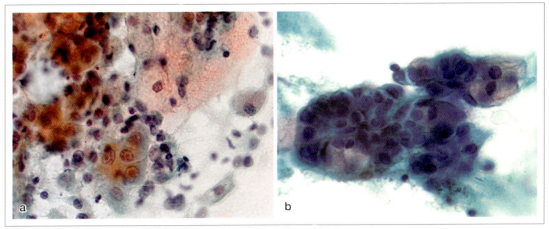

図5 粘表皮癌の細胞像（Pap 染色）

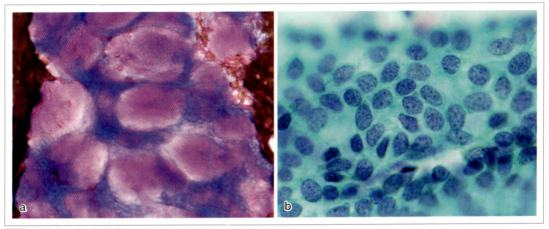

図6 腺様嚢胞癌の細胞像
a：Giemsa 染色　　b：Pap 染色

腺様嚢胞癌

　Giemsa 染色で異染性を示す球状構造（粘液球）やシリンダー状上皮細胞集団が出現する 図6a．腫瘍細胞は小型で核細胞質（N/C）比の高い類基底細胞で，強い核異型はみられない 図6b．

分泌癌

　結合性の保たれたシート状集塊 図7a，乳頭状あるいは球状集塊 図7b，小濾胞型集塊 図7c や孤在性出現など多彩な出現様式を示す．腫瘍細胞の細胞質は広く，性状は顆粒状，空胞状，好酸性 図7d，淡明と症例によりさまざまで，核には単個の核小体を認める．嚢胞性背景や異染性粘液を伴うこともある．多彩な細胞像を示すため組織推定には免疫染色や遺伝子検査など補助診断が有用である

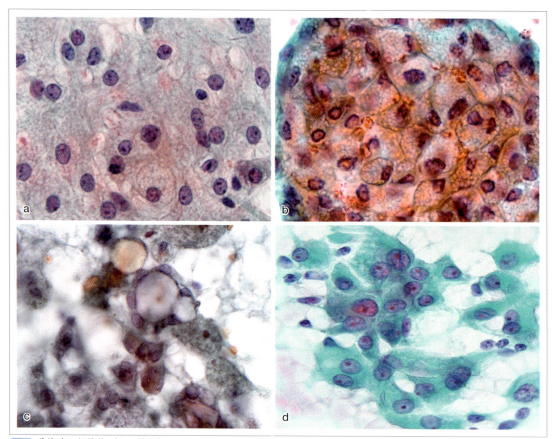

図7 分泌癌の細胞像（Pap 染色）

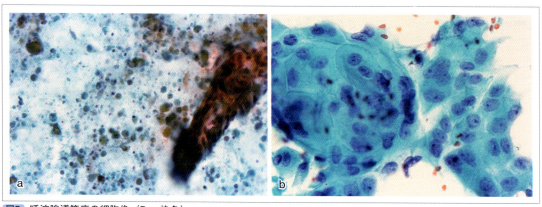

図8 唾液腺導管癌の細胞像（Pap 染色）

唾液腺導管癌

　壊死性背景に乳頭状やシート状の上皮性集塊が出現する 図8a ．腫瘍細胞は多辺形の広い細胞質を有し，核は異型が高度で核小体が目立つ 図8b ．

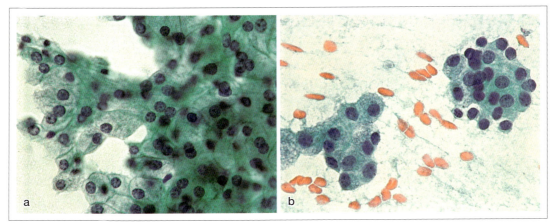

図9 腺房細胞癌の細胞像（Pap染色）

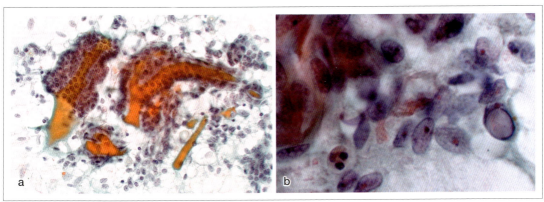

図10 上皮筋上皮癌の細胞像（Pap染色）

腺房細胞癌

　検体は細胞成分に富み，腫瘍細胞集団にしばしば毛細血管が含まれる．腫瘍細胞はシート状 図9a や腺房状集塊 図9b で出現し，細胞質は細顆粒状〜泡沫状，核は小型〜中型でクロマチンに富むが円形で一様，核異型は目立たない．

上皮筋上皮癌

　分泌物を入れた腺管成分を含む立体的な上皮性細胞集塊が出現し，背景には裸核状の腫瘍性筋上皮細胞が散在性に多数みられる 図10a ．導管上皮細胞は小型で好酸性，筋上皮細胞はより大型で裸核状〜淡明な細胞質を有し，核内空胞が散見される 図10b ．Giemsa染色で異染性を示す間質粘液や硝子球が認められることもある．

（樋口佳代子）

唾液腺癌の臨床病期，予後，治療

大唾液腺癌の臨床病期

　本邦の日常診療では，日本頭頸部癌学会編『頭頸部癌取扱い規約』（金原出版）が用いられている．本稿では国際対がん連合(Union for International Cancer Control：UICC) 分類第8版に準じて改訂が行われている「第6版」に従う．

　唾液腺癌のうち，耳下腺，顎下腺，舌下腺の大唾液腺原発の癌腫では独立したTNM分類，病期分類が用いられている 表1〜4．上気道・消化管粘膜に存在する粘液分泌腺である小唾液腺由来の癌腫は，原発巣の解剖学的部位のTNM分類に従う．

原発巣（T分類）表1

　最大径と局所進展の有無により分類されている．

頸部リンパ節転移（N分類）

　臨床的N分類（cN）表2 と病理組織学的N分類（pN）表3 を提示した．UICC分類では1987年の第4版以降変更がなかったが，第8版で節外浸潤(extranodal extension：ENE) の有無が加わり，本邦の取扱い規約（第6版）も同様な改訂がなされた．これにより臨床的に明らかなENEを認めるリンパ節転移はすべてN3bに分類されることになった 表2．一方で，臨床的にENEを認めN3bに分類された症例でも，単発，3cm以下，ENE陽性リンパ節は，病理組織学的にはpN2aに分類されるので注意を要する 表3．唾液腺癌におけるこのような分類方法の意義については，今のところ不明である．

表1 T分類（頭頸部癌取扱い規約第6版）

TX	原発腫瘍の評価が不可能
T0	原発腫瘍を認めない
T1	最大径が2cm以下の腫瘍で，実質外進展*なし
T2	最大径が2cmをこえるが4cm以下の腫瘍で，実質外進展*なし
T3	最大径が4cmをこえる腫瘍，および/または実質外進展*を伴う腫瘍
T4a	皮膚，下顎骨，外耳道，および/または顔面神経に浸潤する腫瘍
T4b	頭蓋底および/または翼状突起に浸潤する腫瘍，および/または頸動脈を全周性に取り囲む腫瘍

* 実質外進展とは臨床的，肉眼的に軟部組織または神経に浸潤しているものをいう．ただし，T4aおよびT4bに定義された組織への浸潤は除く．顕微鏡的証拠のみでは臨床分類上，実質外進展とはならない．

表2 臨床的 N 分類（頭頸部癌取扱い規約第 6 版）

NX　領域リンパ節の評価が不可能
N0　領域リンパ節転移なし
N1　同側の単発性リンパ節転移で最大径が 3 cm 以下かつ節外浸潤なし
N2　以下に示す転移
　　N2a　同側の単発性リンパ節転移で最大径が 3 cm をこえるが 6 cm 以下かつ節外浸潤なし
　　N2b　同側の多発性リンパ節転移で最大径が 6 cm 以下かつ節外浸潤なし
　　N2c　両側または対側のリンパ節転移で最大径が 6 cm 以下かつ節外浸潤なし
N3a　最大径が 6 cm をこえるリンパ節転移で節外浸潤なし
N3b　単発性または多発性リンパ節転移で臨床的節外浸潤*あり

* 皮膚浸潤か，下顎の筋肉もしくは隣接臓器に強い固着や結合を示す軟部組織の浸潤がある場合，または神経浸潤の臨床的症状がある場合は，臨床的節外浸潤として分類する．正中リンパ節は同側リンパ節である．

表3 病理組織学的 N 分類（頭頸部癌取扱い規約第 6 版）

pNX　領域リンパ節の評価が不可能
pN0　領域リンパ節転移なし
pN1　同側の単発性リンパ節転移で最大径が 3 cm 以下かつ節外浸潤なし
pN2　以下に示す転移
　　pN2a　同側の単発性リンパ節転移で最大径が 3 cm 以下かつ節外浸潤あり，または最大径が 3 cm をこえるが 6 cm 以下かつ節外浸潤なし
　　pN2b　同側の多発性リンパ節転移で最大径が 6 cm 以下かつ節外浸潤なし
　　pN2c　両側または対側のリンパ節転移で最大径が 6 cm 以下かつ節外浸潤なし
pN3a　最大径が 6 cm をこえるリンパ節転移で節外浸潤なし
pN3b　最大径が 3 cm をこえるリンパ節転移で節外浸潤あり，または同側の多発性リンパ節転移もしくは対側もしくは両側のリンパ節転移で節外浸潤あり

表4 臨床病期分類（頭頸部癌取扱い規約第 6 版）

0 期	Tis	N0	M0
Ⅰ 期	T1	N0	M0
Ⅱ 期	T2	N0	M0
Ⅲ 期	T3	N0	M0
	T1, T2, T3	N1	M0
ⅣA 期	T4a	N0, N1, N2	M0
	T1, T2, T3	N2	M0
ⅣB 期	T4b	N に関係なく	M0
	T に関係なく	N3	M0
ⅣC 期	T に関係なく	N に関係なく	M1

遠隔転移（M 分類）

従来どおりで変更はない（M0：遠隔転移なし，M1：遠隔転移あり）．

表5 悪性度分類・予後（頭頸部癌診療ガイドライン 2018 年版）

低悪性度唾液腺癌 （5 年生存率：85% 以上）	・粘表皮癌（低悪性度） ・腺房細胞癌 ・多型腺癌 ・明細胞癌 ・基底細胞腺癌 ・導管内癌	・腺癌 NOS（低悪性度） ・上皮筋上皮癌 ・多形腺腫由来癌（被膜内型・微小浸潤型） ・分泌癌 ・オンコサイト癌 ・唾液腺芽腫
中悪性度唾液腺癌 （5 年生存率：50～85%）	・粘表皮癌（中悪性度） ・腺様嚢胞癌（篩状，管状型）	・脂腺腺癌 ・リンパ上皮癌
高悪性度唾液腺癌 （5 年生存率：50% 以下）	・粘表皮癌（高悪性度） ・腺様嚢胞癌（充実型） ・腺癌 NOS（高悪性度） ・唾液腺導管癌 ・筋上皮癌*	・多形腺腫由来癌（広範浸潤型） ・癌肉腫 ・低分化癌 ・扁平上皮癌

*一部低～中悪性

唾液腺癌の予後

　唾液腺癌は，組織型によりその生物学的態度が大きく異なり，予後も異なることが知られている．唾液腺癌は，予後の観点から低悪性度，中悪性度，高悪性度の 3 群に分類され，治療方針を検討する際にも，この悪性度分類を参考にする **表5**．5 年生存率は，低悪性度で 85% 以上，中悪性度で 50～85%，高悪性度で 50% 以下とされている．粘表皮癌，腺様嚢胞癌，多形腺腫由来癌，筋上皮癌では，組織学的特徴により複数の悪性度に分類されている．

唾液腺癌の治療

　切除可能な唾液腺癌に対する治療は外科的切除が原則である．しかし，これまで唾液腺癌の治療方針に関して無作為比較試験の報告がなされたことはないため，本邦において，コンセンサスを得た治療方針が確立しているとは言い難い．原発巣の切除範囲，顔面神経合併切除の基準，頸部郭清術の範囲，N0 症例に対する予防的頸部郭清術の適応などの実際に施行される術式，さらに術後放射線治療の適応，全身化学療法の適応と薬剤の選択において，各施設の判断によるところが大きい．

　現在，複数の唾液腺腫瘍に関する診療ガイドラインが公表されている．本邦における診療ガイドラインは，『頭頸部癌診療ガイドライン 2018 年版』（日本頭頸部癌学会編）の「唾液腺癌（耳下腺癌）」**図1**，『頭頸部がん薬物療法ガイダンス第 2 版』（日本臨床腫瘍学会編）で，海外における代表的ガイドラインは「NCCN Clinical Practice Guidelines in Oncology, Head and Neck Cancers」の「Salivary gland tumors」**図2～4** である．2016 年には UK ガイドラインも出版されている．本稿では NCCN ガイドラインを軸に，本邦で行われている治療について概説する．

　NCCN ガイドラインでは，唾液腺腫瘍の治療開始にあたり行うべきいくつかの検査を提示している．その目的は，上皮系良性腫瘍か悪性腫瘍か，あるいはリンパ腫かの鑑別診断であり，各種理学的所見をとること，さらに造影 CT，造影 MRI など

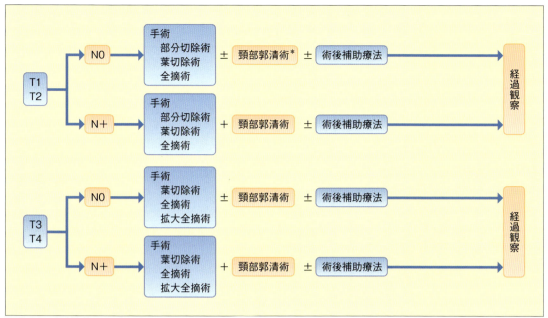

図1 耳下腺癌治療アルゴリズム
*病期Ⅰでも高悪性度群では頸部郭清を考慮してよい．
〔唾液腺癌（耳下腺癌）．日本頭頸部癌学会編．頭頸部癌診療ガイドライン2018年版．東京：金原出版；2017．p.70-3.〕

を"臨床的に必要とされるときに"行うことが推奨されている．術前の穿刺吸引細胞診については，ほかの検査項目のように"臨床的に必要とされるときに"のコメントが付されておらず，NCCNガイドラインでは穿刺吸引細胞診が必須項目として推奨されている．本邦では穿刺吸引細胞診を必須としない施設や，穿刺組織診断を積極的に施行する施設もある．

手術治療

■ 良性腫瘍 図2

　NCCNガイドラインでは，以下の性状を満たしている唾液腺腫瘍は，良性である可能性が高いとされている（①可動性良好，②耳下腺浅葉腫瘍，③緩徐な増大，④疼痛なし，⑤顔面神経麻痺なし，⑥頸部リンパ節腫大なし）．これらの臨床情報は，診断に携わる臨床医，病理診断医がともに把握しておくべき事柄である．しかし，上記6つの臨床所見と異なる所見，あるいは細胞診で多形腺腫やワルチン腫瘍との診断がつかない場合は，低悪性度癌も念頭に置いて診療にあたる．

・耳下腺良性腫瘍

　治療法は外科的切除のみである．良性腫瘍と判断された場合でも，耳下腺腫瘍の多くを占めている多形腺腫では徐々に増大すること，悪性化の危険性があること，完全に正確な術前病理組織診断は困難であることから，基本的に手術治療を施行することが推奨される．経過を見ていても腫瘍は徐々に増大し，手術がより困難になる可能性が高い．

　良性腫瘍に対する標準的な術式は，顔面神経を温存した耳下腺部分切除術である．一般的に，腫瘍のみを核出する術式は禁忌とされている．NCCNガイドライン

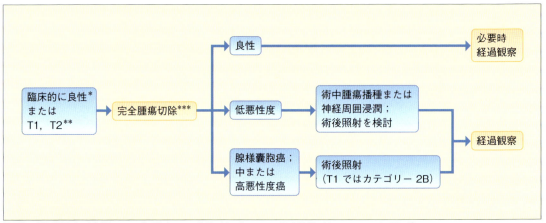

図2 唾液腺腫瘍（良性・T1/2）診療アルゴリズム（NCCN ガイドライン Version 2. 2019）
*可動性良好，浅葉，緩徐な増大，疼痛なし，顔面神経正常，リンパ節腫大を認めないことが，良性腫瘍の特徴である．
**頸部リンパ節転移を認める場合は，図3 を参照．
***臨床的に良性腫瘍の外科的切除では，核出術としないこと，そして，必要時術中迅速病理診断を行うこと．
〔Salivary Gland Tumors（SALI-2）. NCCN Clinical Practice Guidelines in Oncology（NCCN Guidelines®）, Head and Neck Cancers, Version 2. 2019. https://www.nccn.org/professionals/physician_gls/pdf/head-and-neck.pdf より抜粋〕

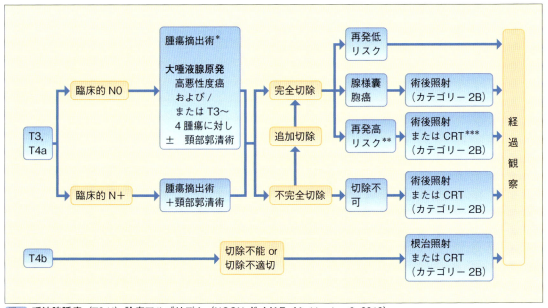

図3 唾液腺腫瘍（T3/4）診療アルゴリズム（NCCN ガイドライン Version 2. 2019）
*可能であれば顔面神経は温存すべきである；再建は専門医への紹介を検討すべきである．
**中または高悪性度癌，切除断端陽性または近接，神経・神経周囲浸潤，リンパ節転移，リンパ管・脈管浸潤，T3/4 腫瘍
***CRT；化学療法併用放射線治療（chemotherapy combined radiation therapy）
〔Salivary Gland Tumors（SALI-2, 3）. NCCN Clinical Practice Guidelines in Oncology（NCCN Guidelines®）, Head and Neck Cancers, Version 2. 2019. https://www.nccn.org/professionals/physician_gls/pdf/head-and-neck.pdf より抜粋〕

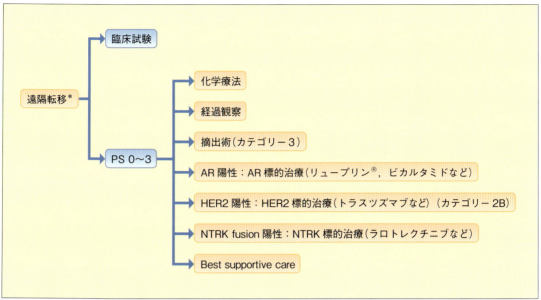

図4 唾液腺腫瘍（遠隔転移）診療アルゴリズム（NCCN ガイドライン Version 2. 2019）
*遠隔転移治療の前に唾液腺導管癌と腺癌では AR と HER2 status をチェックする．分泌癌では *NTRK* 融合遺伝子を調べる．
〔Salivary Gland Tumors（SALI-4）. NCCN Clinical Practice Guidelines in Oncology（NCCN Guidelines®）, Head and Neck Cancers, Version 2. 2019. https://www.nccn.org/professionals/physician_gls/pdf/head-and-neck.pdf より抜粋〕

では，術中迅速病理診断を施行することが推奨されており，悪性腫瘍と判明した場合は，残存耳下腺の追加切除や頸部郭清術を検討する．耳下腺癌の根治性を高めるためと，再手術は顔面神経麻痺を生じる危険性も高まり治療を受ける側にとって負担であることから，術中に可能な範囲で癌細胞がないことを確認して手術を終えることが肝要である．手術手技の詳細は本稿では省略する．

・顎下腺良性腫瘍

顎下腺原発の良性腫瘍も外科的切除が唯一の治療法である．顔面神経下顎縁枝，舌下神経，舌神経を温存した顎下腺全摘術が行われ，腫瘍のみを核出する術式は選択されない．

・その他の唾液腺良性腫瘍

良性唾液腺腫瘍は，口腔内小唾液腺のほか，副咽頭間隙にも発生する．いずれも外科的切除が唯一の治療法である．副咽頭間隙腫瘍では，多形腺腫であれば核出術が選択され，通常は顎下部切開による頸部アプローチにて，ていねいな鈍的・用手的剥離により全摘出が可能な場合が多い．

■ 悪性腫瘍 図2, 3

唾液腺癌に対する治療の第1選択は，手術療法である．NCCN ガイドラインでは T4a 以下と診断された症例では外科的に完全切除を目指し，T4b では根治性の低さから外科的切除は推奨されていない．

・原発巣切除

NCCN ガイドラインにおいて提示されている原発巣切除の方針では，病変の完全切除および，顔面神経麻痺が生じていない場合は，できる限り神経を温存すること，また，切除を余儀なくされた場合は専門医による神経再建術が推奨される．一方，

本邦では，悪性度に基づき術式を検討する施設が多い．術前に高悪性度癌と診断された症例では，肉眼的に腫瘍を認めなくとも耳下腺深葉の切除も行う耳下腺全摘術や，麻痺を認めない顔面神経や肉眼的浸潤を認めない耳介，皮膚，側頭骨を切除安全域として合併切除を行う拡大耳下腺全摘術が施行される施設もある．術式の細部は，施設ごと，術者ごとに異なっており，それらは主に術前の悪性度診断により左右される．

　顎下腺癌，舌下腺癌の原発巣切除では，顎下腺全摘，舌下腺全摘にて正常腺組織とともに腫瘍を摘出する．舌下腺原発では，遊離皮弁移植術による口腔再建術も必要となる．

・頸部郭清

　頸部転移に対する治療も原発巣の治療と同様に外科的切除が基本である．NCCNガイドラインでは，転移陽性例は大・小唾液腺いずれが原発でも，通常，患側全頸部郭清術が施行される．N0と診断された症例でも，大唾液腺原発T3/4の症例において予防的頸部郭清を検討すると示されており，これは本邦でも同様である．また，本邦診療ガイドラインでは，病期Iでも高悪性度群では頸部郭清を考慮するとされている．その他，本邦では，耳下腺癌において上内深頸リンパ節（レベルII）の術中迅速病理診断を行い，転移陽性の場合のみ全頸部郭清を行う方法や，顎下腺癌N0症例においてレベルI〜IIIの領域選択的な予防的頸部郭清（肩甲舌骨筋上郭清）を行う方法を推奨する意見もある．

放射線治療

　NCCNガイドラインでは，T1/2症例において，術中に腫瘍被膜損傷があり播種が否定できない場合や，神経周囲浸潤を認めた低悪性度癌および，病理組織学的に腺様嚢胞癌や中/高悪性度癌に対しては，術後放射線治療を検討することになっている．T3/4a症例では，術後放射線治療を行うことが推奨されている．また，高悪性度癌の不完全切除症例，T4b症例では根治的放射線治療が推奨されている．

　従来は唾液腺癌に対する放射線治療は無効とする考えが主流であったが，本邦ガイドラインで，高悪性度症例や不完全切除症例の術後治療として放射線治療が適応とされ，術後照射の効果が見直されている．さらに近年は，本邦より重粒子線治療の有用性が報告されており，2018年より頭頸部非扁平上皮癌に対する重粒子線・陽子線治療が保険承認された．

薬物療法

　唾液腺癌の領域では，これまで生存期間の延長が認められた薬物療法はなく，NCCNガイドラインでカテゴリー1として推奨される薬剤レジメンは皆無である．こうした環境であっても，唾液腺癌では，組織型・悪性度診断により各種の薬物療法が検討されてきた．腺様嚢胞癌は肺転移をしばしば生じるが，長期にわたり無症状であることが多く，化学療法の開始は慎重に検討される．一方，唾液腺導管癌，腺癌NOSなどでは，比較的早期に殺細胞性抗癌剤が開始されることが多い．最近では，唾液腺導管癌において，アンドロゲン受容体（AR）やHER2の発現を検索し，ARやHER2を標的とした薬物療法を行う個別化が試みられている．

■ 放射線治療併用薬物療法

NCCN ガイドラインでは, 再発高リスク症例における術後補助放射線療法における併用化学療法がカテゴリー 2B として提示されているが, 本邦ガイドラインでは提示されていない. また, 推奨される薬剤名は, いずれのガイドラインにおいても提示されていない. しかし, 過去の報告では頭頸部扁平上皮癌と同様にシスプラチンを投与している場合が多い.

■ 遠隔転移に対する治療

・NCCN ガイドライン

遠隔転移に対する治療方針として, NCCN ガイドライン「Version 1. 2018」「Version 1. 2019」で相次いで改訂がなされた. 遠隔転移の治療を検討する際に, 唾液腺導管癌と腺癌では AR と HER2 の発現について, 分泌癌では *NTRK* 融合遺伝子の有無について検査を行うことが追記された 図4. AR は, 低分化腺癌, 腺癌 NOS, 脂腺癌でもまれに陽性となる. NCCN ガイドライン上は, AR 陽性ではホルモン治療 (ビカルタミドやリュープリン® など) がカテゴリー 2A として, HER2 陽性では, トラスツズマブがカテゴリー 2B として推奨されている. *NTRK* 融合遺伝子を認める場合は, ラロトレクチニブなどの *NTRK* 標的治療が推奨されている. しかし, 本邦では 2019 年 6 月現在, いずれの薬剤も保険承認を得ておらず, 日常臨床では投与することが困難である.

筆者の施設では, AR 陽性例に対するアンドロゲン遮断療法と HER2 陽性例に対するトラスツマブ＋ドセタキセル療法の治療効果と安全性を検討する臨床第 II 相試験を実施した. AR 陽性 36 例に対し, ビカルタミドとリュープリン® を併用する combined androgen blockade を施行した結果, 奏効率 41.7%, 無増悪生存期間中央値 (mPFS) 8.8 か月, 全生存期間中央値 (mOS) 30.5 か月であった. また, 従来の化学療法に比べ, 非常に安全性の高い治療であった. HER2 陽性例に対するトラスツマブ・ドセタキセル併用療法は, 57 例が登録され, 奏効率 70.2%, mPFS 8.9 か月, mOS 39.7 か月であった. 従来の化学療法に比べ高い治療効果があると考えられた. 現在欧米では, 多数の抗 AR 治療, 抗 HER2 治療の臨床試験が進行中である.

また, *NTRK* 融合遺伝子陽性固形癌に対するラロトレクチニブの basket 試験が行われ, 唾液腺癌は 12 例が含まれていた. 奏効率は 83.3% (10/12 例) と良好な結果が報告されている.

一方, NCCN ガイドラインでは, 遠隔転移に対する治療として経過観察や転移巣の切除術も提示されている. 腺様嚢胞癌をはじめ遠隔転移を生じても比較的進行が緩やかであることが予測される組織型においては, 無治療経過観察を選択する場合も多い. 薬物療法を行うか否かは, 現時点では, 症例ごとに治療の目標, 組織型, PS (performance status), 臓器機能, 患者背景・希望などを考慮し, 有益性を予測して決定する. また, 進行が早い組織型であっても, 単発肺転移で内視鏡下の切除が可能など, 条件が整った症例では切除術が行われることがあり, 長期無再発生存する症例もある.

・本邦における全身治療

『頭頸部癌診療ガイドライン 2018 年版』および『頭頸部がん薬物療法ガイダンス第 2 版』では, 「確立されたレジメンは現在のところ認められない」とされている

が，主に白金製剤とタキサン系抗癌剤の併用療法（カルボプラチン＋パクリタキセル，カルボプラチン＋ドセタキセル，シスプラチン＋ドセタキセル）が多く用いられるようになっている．海外からは，CAP療法（シクロホスファミド＋ドキソルビシン＋シスプラチン）の報告が多い．

・免疫チェックポイント阻害薬

本邦では，白金製剤抵抗性再発・転移頭頸部癌に対し，抗PD-1抗体ニボルマブの投与が可能となっている．唾液腺癌でも投与することが可能であるが，唾液腺癌に対する免疫チェックポイント阻害薬の報告は，抗PD-1抗体ペムブロリズマブのみである（KEYNOTE-028）．この報告では，PD-L1陽性唾液腺癌26例が登録され，奏効率12%，mPFS 4か月，mOS 13か月であった．奏効したのは3例で，その組織型は腺癌2例，高悪性度漿液性癌1例と報告されている．ニボルマブの唾液腺癌に対する治療効果も含め，今後の検討が必要である．

> ## まとめ

唾液腺腫瘍の治療では，病理組織診断が手術術式や放射線治療の適応選択に大きな影響を及ぼす時代となっている．また，唾液腺癌は他癌腫に比べ症例数が少ないうえに，非常に多彩な組織型を示すため比較試験はほぼ不可能である．これに対し，現在，臓器別に薬剤の効果を調べるのではなく，個々の遺伝子異常の状態に応じて治療を決定するプレシジョン医療の概念が徐々に浸透している．唾液腺癌の領域においてもプレシジョン医療に基づく薬物治療による奏効例が次々と報告されており，今後の発展が期待される．

（多田雄一郎）

3章

唾液腺腫瘍の概要と
鑑別診断

mucoepidermoid carcinoma：MEC

悪性唾液腺腫瘍
粘表皮癌

疾患の概要

- 筋上皮細胞が腫瘍形成に関与しない代表的な唾液腺癌腫である．唾液腺腫瘍全体の10〜15%，悪性腫瘍の約30%を占める．癌腫としては最も頻度の高い組織型である．
- 発生年齢は幅広く，小児や高齢者にも生じる．
- 大唾液腺，特に耳下腺に好発するが，口蓋・頬粘膜などの小唾液腺にもしばしば発生する．また，鼻腔，喉頭，気管，肺，食道などのさまざまな部位に生じる．
- 組織学的に筋上皮細胞の介在を欠き，粘液細胞，扁平上皮細胞（類表皮細胞），中間細胞の混在からなる．
- 組織構築によって悪性度のグレーディングがなされ，臨床的予後との相関がみられる．
- 組織像が多彩であり，粘液産生や淡明細胞の増殖をみるほかの唾液腺腫瘍やさまざまな良性疾患との鑑別を要する．

染色体・遺伝子異常

- 粘表皮癌の多くの症例で CRTC1/3-MAML2 融合遺伝子が証明され，診断に有用である．パラフィン切片を用いた RT-PCR 法，FISH 法 図1，RT-PCR 産物のダイレクトシークエンス法 図2 などでの証明が可能である．
- この遺伝子変異を認める症例は臨床病期，組織学的悪性度が低い傾向にあるとされる．

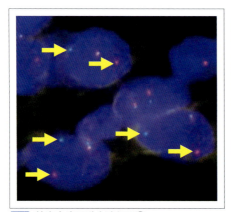

図1 粘表皮癌の融合遺伝子①
FISH 法で MAML2 遺伝子の break apart signal（⇨）を認める．

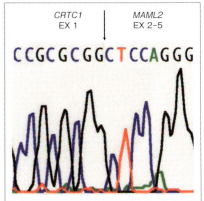

図2 粘表皮癌の融合遺伝子②
ダイレクトシークエンス法で CRTC1 遺伝子と MAML2 遺伝子の融合を認める．

臨床所見

■ 好発年齢，性
- 平均年齢は40歳代であるが，多形腺腫や分泌癌とならび，小児や若年者にも発生する．
- 女性にやや多い．

■ 好発部位
- 耳下腺に好発するが，口蓋，頬粘膜，口唇，舌などの小唾液腺にも多く発生する．鼻腔，喉頭，気管などの気道発生例もみられる．
- まれに下顎骨内に発生することがある（顎骨中心性粘表皮癌；central mucoepidermoid carcinoma）．

■ 臨床症状
- 通常，無痛性で単発の耳下部や顎下部腫瘍として認められる．
- 口腔内小唾液腺に由来する場合は，表面平滑な粘膜下腫瘤や潰瘍を形成する．

■ 既往歴
- 多形腺腫由来癌の癌腫として発生することはまれであることから，多形腺腫の既往歴を有することは少ない．

■ 画像所見
- 低悪性度例では浸潤性発育を示すことが少ないため，良性腫瘍との鑑別は困難なことが多い．
- 高悪性度例では境界不明瞭で辺縁不整な充実性陰影を示す．
- 嚢胞化が顕著な症例ではMRI T2強調像で粘液成分を反映する高信号を示す．

病理所見

■ 肉眼所見
- 線維性被膜形成を欠き灰白色調で，周囲との境界がやや不明瞭な充実性腫瘍を認める 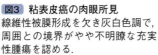．
- 粘液や血液成分を入れる嚢胞化を伴う例や，弾性硬で線維化の目立つ場合がある．

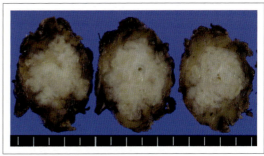

図3　粘表皮癌の肉眼所見
線維性被膜形成を欠き灰白色調で，周囲との境界がやや不明瞭な充実性腫瘍を認める．

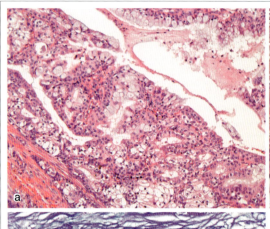
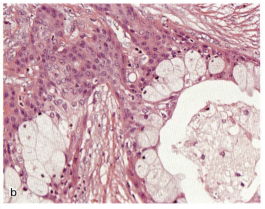
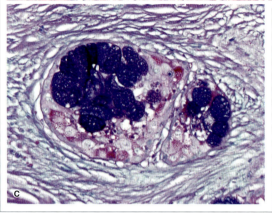

図4　低悪性粘表皮癌
a：豊富な杯細胞型粘液細胞と扁平上皮細胞の胞巣状〜腺腔形成性増殖を認める．
b：N/C 比が低く核の偏在した豊富な杯細胞型粘液細胞と，好酸性細胞質を有する扁平上皮細胞のシート状増殖からなる．
c：PAS-alcian blue 重染色でアルシアンブルーに青染する粘液細胞と PAS で細胞質内に陽性を呈するグリコーゲン顆粒を認める扁平上皮細胞の混在からなる胞巣を認める．

■組織学的所見

- 杯細胞型の形態をとる粘液細胞（mucous cell）および円柱上皮細胞と，敷石状配列をとる扁平上皮細胞（類表皮細胞）〔squamous cell (epidermoid cell)〕図4a,b，さらにそれらの特徴を有さない中間細胞（intermediate cell）図5がさまざまな割合で混在し，胞巣状，囊胞状に浸潤増殖する．
- 粘液細胞は小型で，偏在する小型核と豊富で淡明な細胞質を有し，alcian blue 染色，mucicarmine 染色に陽性を示す．しばしば粘液成分が間質に漏出する．
- 扁平上皮細胞は核小体が明瞭な大型円形核と，層状を呈する好酸性細胞質からなり，PAS 染色で細胞質内グリコーゲン顆粒が陽性となる 図4c．角化を伴うことは少ない．
- 中間細胞は N/C 比大でクロマチンに濃染し，細胞質に乏しい．
- 病変内に腫瘍性筋上皮細胞の介在は伴わない．
- 扁平上皮細胞と中間細胞はしばしば混在して増殖し，その境界が不明瞭なことが多い．
- 粘液細胞が優勢を占める低悪性度（高分化型），扁平上皮細胞および中間細胞が主体の高悪性度（低分化型）と，その中間型である中悪性度（中分化型）に分類され，組織学的分化度と予後が相関する．
- 腫瘍成分の囊胞部分が 20% 以下（2 ポイント），神経浸潤あり（2 ポイント），壊死あり（3 ポイント），核分裂像が 4 個/10 HPF 以上（3 ポイント），退形成あり

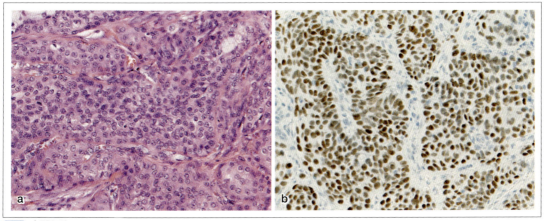

図5 中間細胞
a：小型核小体が出現し，N/C 比の高い類円形核を有する中間細胞の充実性増殖像を認める．
b：中間細胞が p63 に陽性を示す．

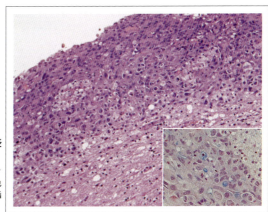

図6 脳転移を生じた高悪性粘表皮癌
核異型性に富む腫瘍細胞のシート状増殖を認める．alcian blue 染色にて粘液細胞が少数認められる（挿入図）．

（4ポイント）の合計が4ポイント以下：低悪性度，5～6ポイント：中悪性度，7ポイント以上：高悪性度としてスコア化する悪性度分類がある．その他，リンパ管・静脈侵襲や骨への浸潤の有無も悪性度の指標となる．

- 高悪性粘表皮癌は多くの場合，核異型性が高度で粘液細胞が少ないため，低分化扁平上皮癌との鑑別がHE染色のみでは困難であるが，alcian blue や mucicarmine 粘液染色が有用である 図6．
- 明細胞型 図7，オンコサイト型，好酸球浸潤を伴う硬化型 図8 などの亜型がまれにみられる．
- 腫瘍胞巣の内外に腫瘍随伴リンパ組織増生（tumor-associated lymphoid proliferation：TALP）を伴うことがある 図9．

■ 免疫組織化学

- 診断の決め手になる特異的なマーカーはない．
- 通常，粘液細胞は cytokeratin（CK）7 陽性，p63 陰性，中間細胞は CK14，p63 陽性 図5b，扁平上皮細胞は CK7 陰性，p63 陽性である．
- S-100 蛋白および平滑筋系マーカーは全体に陰性である．

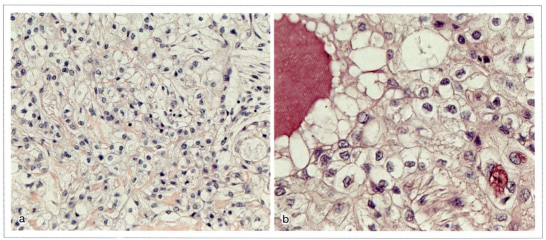

図7 明細胞型粘表皮癌
a：淡明型腫瘍細胞の腺様～シート状増殖を認める． b：mucicarmine染色で細胞質内および腺腔内に陽性を呈する．

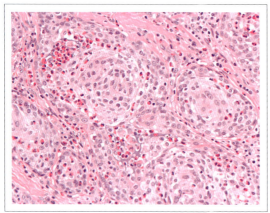

図8 好酸球浸潤を伴う硬化型粘表皮癌
多数の好酸球浸潤を伴う扁平上皮細胞～中間細胞からなる腫瘍胞巣を認める．

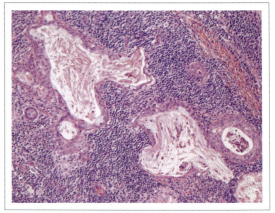

図9 腫瘍随伴リンパ組織増生
腫瘍胞巣の内外に著明な腫瘍随伴リンパ組織増生（TALP）を伴う．

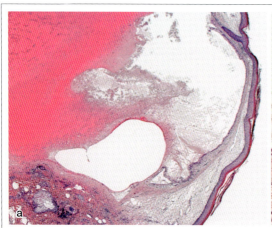
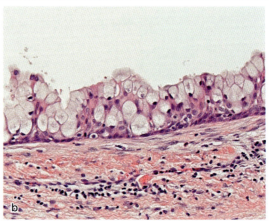

図10 嚢胞形成が顕著な粘表皮癌
a：拡張した嚢胞腔内に多量の粘液を入れる． b：嚢胞壁に杯細胞型粘液細胞と中間細胞の重層化を認める．

鑑別診断

非腫瘍性疾患，良性腫瘍

▶壊死性唾液腺化生（necrotizing sialometaplasia） 図12

- 手術や外傷に伴う虚血性変化により生じる腺房の凝固壊死とされ，口蓋に好発する．
- 被膜形成が不明瞭であるが，既存の小葉の基本構造が保たれる．
- 化生性の扁平上皮胞巣に異型を伴うことがあるが核分裂像は認められず，粘表皮癌と誤認しないことが重要である．

▶粘液囊胞（mucous cyst），粘液瘤（mucocele）

- 間質への粘液漏出，粘液貪食組織球（muciphage）の浸潤，線維化が認められる．
- 拡張した導管が囊胞を形成し立方〜円柱上皮細胞が壁を裏装することがあるが，異型や重層化には乏しい．

▶硬化性多囊胞腺症（sclerosing polycystic adenosis）

- 乳腺症に類似する組織像を呈し，導管拡張，粘液細胞化生，アポクリン化生，好酸性顆粒状腺房構造，線維化を認める．

組織診断
・腺腔構造を形成することは少なく，粘液産生を示すさまざまな唾液腺病変，充実性増殖を示す腫瘍，明細胞性腫瘍との鑑別を要する．
・口腔，舌，咽頭など，元来扁平上皮癌が好発する部位の小唾液腺に由来する粘表皮癌は時に扁平上皮癌と誤認されることがある．被覆重層扁平上皮に異型を伴わない粘膜下発生の扁平上皮様腫瘍をみた場合は，粘表皮癌の可能性を疑い検索を進めるべきである．
・高悪性粘表皮癌は多くの場合，核異型性が高度で低分化な扁平上皮癌との鑑別がHE染色のみでは困難であり，mucicarmine染色やalcian blue染色を用いて腫瘍胞巣のどこかに陽性像を確認することが重要である．
・低悪性型で囊胞化が顕著な場合 図10 は，粘液瘤や囊胞腺腫，囊胞腺癌との鑑別を要する．

細胞診
・粘液性背景に腺系異型細胞とシート状の扁平上皮細胞集塊の両者を認める場合は粘表皮癌の組織推定が可能である 図11a ．
・TALPを伴う例の細胞像では背景に多数のリンパ球成分を認めることがあるが，これを腫瘍の要素と判断してワルチン腫瘍や炎症性腫瘍と誤認しないことが大切である 図11b ．

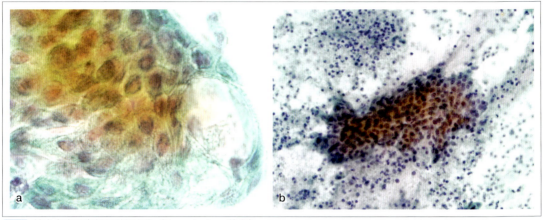

図11 粘表皮癌の穿刺吸引細胞像（Papanicolaou 染色）
a：細胞間橋を伴う扁平上皮細胞と大型空胞状細胞質を有する粘液細胞からなる集塊の出現を認める．
b：高度な炎症性背景に軽度の重層化を伴う中間細胞集塊がみられる．TALP を伴う粘表皮癌が推定されるが，ワルチン腫瘍と誤認しないことが重要である．

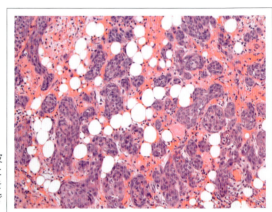

図12 壊死性唾液腺化生
散在性に分布する化生性扁平上皮胞巣を粘表皮癌と誤認しないことが重要である．内部に脂肪細胞を混じる点も粘表皮癌との鑑別点である．

▶扁平上皮化生を伴う多形腺腫
（pleomorphic adenoma with squamous metaplasia）

- 多形腺腫の腫瘍性筋上皮細胞が扁平上皮胞巣を形成することがある．
- 通常，杯細胞型粘液細胞の増殖はみられず，組織のどこかに間質性粘液や軟骨様基質を認める．

▶扁平上皮化生を伴うワルチン腫瘍
（Warthin tumor with squamous metaplasia）

- 穿刺吸引細胞診の影響などで，ワルチン腫瘍の円柱上皮細胞が異型を伴う扁平上皮化生を示すことがある．
- ワルチン様粘表皮癌とされる亜型との鑑別には *CRTC1-MAML2* 融合の確認が望ましい．

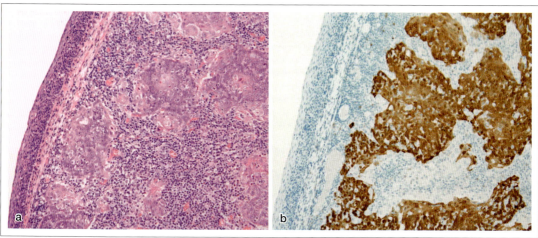

図13 中咽頭 HPV 関連扁平上皮癌
a：異型に乏しい被覆上皮下に扁平上皮癌胞巣を認める． b：腫瘍細胞は p16 に陽性を示す．

▶嚢胞腺腫 (cystadenoma)

- 大小多数の嚢胞構造からなる．
- 腺腔構造は通常，内腔細胞と外層細胞からなる二層性を呈し，乳頭状増殖や粘液細胞を認める．
- 扁平上皮細胞が出現することはあるが，優勢を占めることはない．

悪性腫瘍

▶扁平上皮癌 (squamous cell carcinoma)

- alcian blue, mucicarmine 粘液染色は陰性である．
- 中咽頭発生の HPV 関連扁平上皮癌では p16 の免疫染色が有用である 図13．

▶明細胞癌 (clear cell carcinoma)

- 淡明な胞体を有する腫瘍細胞がシート状，充実性に増殖する．
- HE 像での明細胞型粘表皮癌との鑑別は困難で，alcian blue, mucicarmine 染色陰性を確認する必要がある．
- 明細胞癌の多くの例で *EWSR1-ATF1* 融合遺伝子が認められる．

▶嚢胞腺癌 (cystadenocarcinoma)

- 異型を有する立方状〜円柱状細胞が嚢胞状乳頭状に増殖し，浸潤性発育を示す．
- 嚢胞腺腫と異なり通常単層性腺管からなる．
- 扁平上皮細胞は認めない．
- WHO 分類 2017 では腺癌 NOS に包含された．

▶分泌癌 (secretory carcinoma)

- 空胞細胞，好酸性細胞が乳頭嚢胞状，濾胞状，微小嚢胞状に増殖する．

粘表皮癌

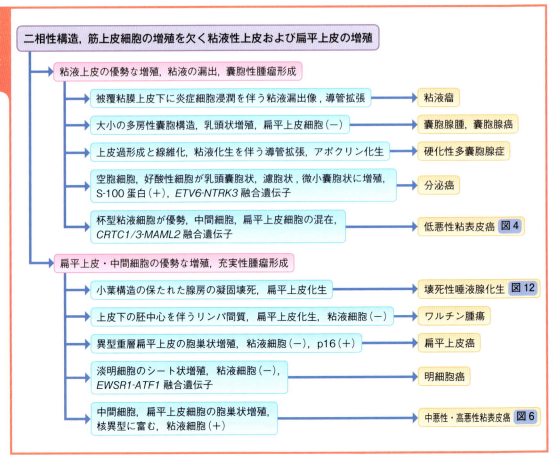

- まれに粘液産生が目立つ例があり，*ETV6-NTRK3* 融合遺伝子の確認が有用である．

治療，予後

- 臨床病期に基づき，T2 までの早期例では顔面神経温存腫瘍摘出術が行われる．
- 十分な切除マージンをつけての唾液腺部分切除術と全摘術とでは予後に差がないとされる．
- T3，T4a の進行例では全摘術に加え，レベルⅠ～Ⅴまでの頸部郭清術および術後放射線療法の補助治療が考慮される．T4b 症例は切除不能なことが多く，根治放射線療法や化学放射線療法が選択される．
- 低～中悪性例では完全切除後の低悪性度群のリンパ節転移率は 2.5～5％であるが，高悪性度群例では 55～80％と高い．
- 10 年全生存率は低悪性度群：90％，中悪性度群：70％，高悪性度群：25％である．
- 耳下腺および小唾液腺発生例に比して顎下腺発生例は予後不良な傾向がある．

（浦野　誠，宮部　悟）

adenoid cystic carcinoma：AdCC

悪性唾液腺腫瘍
腺様嚢胞癌

疾患の概要

- 比較的まれな腫瘍であり，頭頸部癌全体の 1% 未満，唾液腺腫瘍の約 10% を占める．唾液腺悪性腫瘍の中では，粘表皮癌に次いで多い．
- 腫瘍性の導管上皮細胞および筋上皮細胞の 2 種類の細胞よりなる悪性腫瘍で，組織構築から管状型，篩状型，充実型の 3 つに分類される．
- 比較的緩徐な増大を示すが，周囲組織への浸潤傾向が強く，しばしば遠隔転移をきたす．

染色体・遺伝子異常

- 腺様嚢胞癌に特徴的な染色体転座 t(6；9) による *MYB-NFIB* 融合遺伝子が報告されており，FISH 法，RT-PCR 法，RT-PCR 産物を用いたサンガーシークエンスあるいは次世代シーケンサーを用いた RNA-seq により証明することができる．
- まれに t(8；9) による *MYBL1-NFIB* 融合遺伝子が検出されることもあり，また *NFIB* 以外のパートナーとの融合遺伝子も報告されている．
- 癌原遺伝子である *MYB* および *MYBL1* は，転写因子である *NFIB* との融合により転写が亢進する結果，癌化に寄与すると考えられている．一方，転座の証明されない症例においても *MYB* の発現が亢進していることがある．
- 報告により頻度にばらつきがあるが，転座あるいはその他の機序による *MYB/MYBL1* の活性化は腺様嚢胞癌の 60〜90% に認められる．
- 1p や 6q の欠失は予後不良な充実型との関連があり，14q の欠失は管状型や篩状型にみられる．
- *KIT* や *EGFR* の変異や増幅がきわめてまれにみられる．

臨床所見

■ 好発年齢，性
- ほぼすべての年代に発生するが，50〜60 歳代に多い．発症年齢の中央値は 57 歳である．
- 明らかな性差はないが，やや女性に多い傾向がある（男女比 1：1.5）．
■ 好発部位
- 耳下腺発生が最も多く，次いで口蓋や顎下腺に生じる．舌下腺，舌，頬粘膜，口

腺様嚢胞癌 57

腔底の小唾液腺や鼻腔・副鼻腔，気管，気管支，涙腺，耳垢腺などにも発生する．

■ 臨床症状
- 比較的緩徐に増大する無痛性の腫瘤として発見される．
- ほかの唾液腺腫瘍に比べて経過中に疼痛や顔面神経麻痺を伴うことが多い．これは腺様囊胞癌において高頻度に神経周囲浸潤がみられるためである．
- 口蓋発生例では粘膜面に潰瘍を形成する．

■ 既往歴
- 生殖細胞系列に *BRCA* 遺伝子変異を有する家系における発症頻度の増加が報告されている．
- 腺様囊胞癌が多形腺腫由来癌として発生することはきわめてまれであり，既往歴に多形腺腫があることは通常ない．

■ 画像所見
- 境界不明瞭で辺縁不整な充実性陰影として描出される．
- 一般にMRIではT2強調像でやや高信号を示すが，分化度の低いものでは低信号となる．T1強調造影MRIにおいては不整な増強効果を示す．時に神経に沿った進展が画像的に認識される．

病理所見

■ 肉眼所見
- 白色〜灰白色充実性の固い腫瘤を形成し，境界不明瞭に周囲組織へ浸潤する 図1．比較的境界明瞭な腫瘤を形成する場合も，線維性被膜形成はみられない．
- 神経に沿った浸潤は肉眼的には同定できないことが多く，腫瘍として認識される範囲より広く浸潤していることがしばしばある．
- 壊死や出血を伴うことは少なく，これらが認められた場合は高悪性度の成分を含むことが示唆される．

■ 組織学的所見
- 腫瘍性の導管上皮細胞と腫瘍性筋上皮細胞の二相性を示す腫瘍である．
- 導管上皮細胞は好酸性の細胞質と類円形の核，核小体を有する立方状の細胞であり，小型の腺腔（真の腺腔）を形成する．

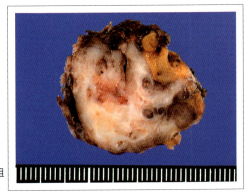

図1 腺様囊胞癌の肉眼所見
境界不明瞭な白色充実性の腫瘍．周囲組織へ浸潤し，リンパ節を巻き込んでいる．

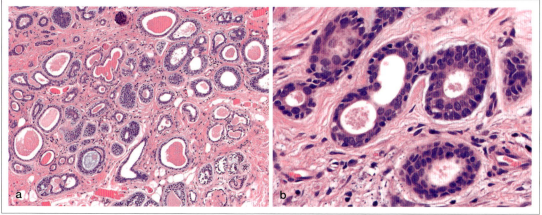

図2 腺様嚢胞癌（管状型）
a：導管上皮細胞と筋上皮細胞の二層性を示す腺管を形成する．腺腔内に好酸性の粘液を入れる．
b：内層に立方状の導管上皮細胞からなる腺腔がみられ，周囲を筋上皮細胞が取り囲む．

- 腫瘍の大部分を占める筋上皮細胞はクロマチン濃染（hyperchromatic），角ばった核と淡明な細胞質を有している．
- いずれの細胞成分も比較的均一であり，多形性は目立たない．
- 組織構築から管状型，篩状型，充実型の3つに分類される．これらは単独で腫瘍全体を占めることもあるが，複数の成分が混在することが多い．
- 管状型では内層に導管上皮からなる真の腺腔がみられ，その外層を筋上皮細胞が取り囲む，二層性の腺管を形成する．腺腔内に好酸性の上皮性粘液がみられることもある 図2 ．
- 篩状型は最も高頻度にみられる．大小の偽腺腔を有し，スイスチーズ様と形容される胞巣状を呈して増殖する 図3a, b ．偽腺腔の内面は筋上皮細胞の基底膜側に相当し，周囲の間質と連続している．偽腺腔内には好塩基性でalcian blue陽性となる間質性粘液（グリコサミノグリカン）あるいは好酸性，硝子様の基底膜様物質を入れる 図3c ．基質の産生が豊富で，その内部に網状あるいは索状に筋上皮細胞が増殖するような像を示すことがあり，部分像のみでは筋上皮性腫瘍との鑑別が難しい 図4a ．
- 充実型では管状構造や偽腺腔の形成を欠き，筋上皮細胞からなる充実性胞巣状を呈する．管状型や篩状型に比べると，やや大きめで基底細胞に類似した筋上皮細胞からなる．面皰状の壊死や核分裂像の増加を認める 図5 ．
- 篩状型や充実型においても，詳細に検索すると，導管上皮からなる真の腺腔がみられる 図4b ．
- まれに高悪性度腫瘍への転換（high-grade transformation）ないし脱分化（dedifferentiation）を示すことがあり，低分化癌や未分化癌の成分が出現する．*TP53*遺伝子変異の関与が示唆されている．
- しばしば高度の神経周囲浸潤を伴う 図4c ．肉眼的腫瘍部を越えて神経に沿った進展を示すこともあり，術後再発の原因となる．

■ 細胞診所見

- 腫瘍性筋上皮細胞が立体的な集塊状あるいは孤立散在性の裸核状細胞としてみ

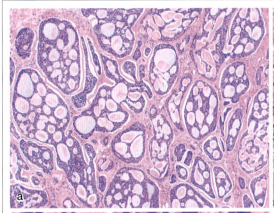
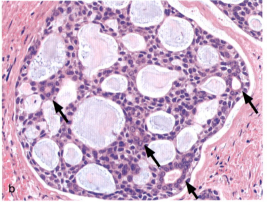
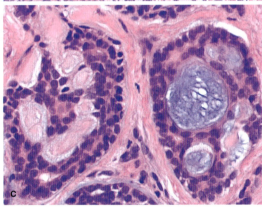

図3 腺様囊胞癌（篩状型）
a：多数の偽腺腔を形成し，スイスチーズ様を呈する．
b：間質性粘液を入れた偽腺腔の形成がみられる．筋上皮細胞はhyperchromaticな角ばった核を有する．導管上皮細胞からなる真の腺腔形成もみられる（➡）．
c：偽腺腔内には好塩基性の間質性粘液（右）と好酸性，硝子様の基底膜様物質（左）を入れる．

られる 図6a ．
- 穿刺吸引細胞診検体では腫瘍性導管上皮の同定は難しい．
- 球状の粘液様物質（硝子球）の表面に張り付くように配列する特徴的な像を呈する 図6b ．この構築は篩状型の偽腺腔に相当し，診断的価値が高い．
- 腫瘍性筋上皮細胞は小型で，クロマチンに富む核を有し，細胞質は少なく，比較的均一な細胞像を呈するため，特徴的な構造を欠く場合は，多形腺腫や基底細胞腺腫などの良性腫瘍と誤認しやすい．
- 充実型では，特徴的な構造がみられず，腺様囊胞癌と推定することが難しい 図6c ．

■免疫組織化学
- 導管上皮細胞はpan-CK（AE1/AE3），CEA，EMA陽性である 図7a ．
- 筋上皮細胞はcytokeratin（CK），p63，α-SMA，MSA（muscle specific actin），calponin，S-100蛋白，vimentin陽性である 図7b, c ．pan-CK（AE1/AE3）の発現は導管上皮に比べると弱く，陰性のこともある．
- glial fibrillary acidic protein（GFAP）やc-kitの発現は症例によりさまざまである．
- MYB陽性となる．筋上皮細胞に発現が強く，導管上皮は陰性〜弱陽性を示す 図7d ．

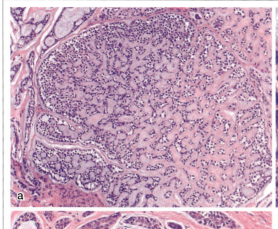
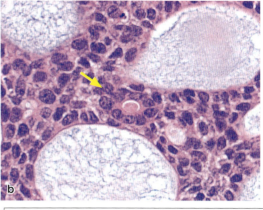
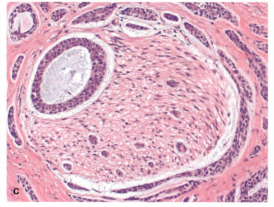

図4 腺様嚢胞癌
a：豊富な基底膜様物質を背景に筋上皮細胞が網状に増殖している．篩状構造との移行がみられる．
b：偽腺腔が主体の篩状増殖の一部に，導管上皮細胞からなる真の腺腔形成がみられる（⇨）．内腔に好酸性の粘液を入れる．
c：神経周囲浸潤はしばしばみられる．神経周囲腔だけではなく，神経線維束内に浸潤することもある．

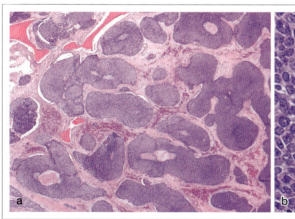
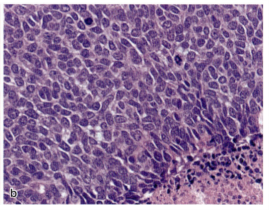

図5 腺様嚢胞癌（充実型）
a：腺腔・偽腺腔の形成を欠いた充実性胞巣状の増殖を認める．面皰状の壊死が散見される．
b：異型を増した筋上皮細胞の充実性増殖．核分裂像の増加，壊死（右下）を認める．

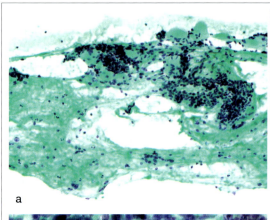
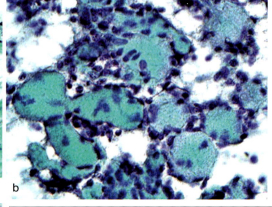
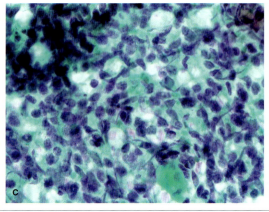

図6 腺様嚢胞癌の細胞像
a：立体的な集塊状あるいは孤立散在性の裸核状細胞としてみられる．
b：硝子球を取り囲む特徴的な像を呈する．
c：充実型では特徴的な構造を欠き，クロマチンの増加を示すN/C比の高い腫瘍細胞がシート状に増殖する．わずかに腺腔様構造や硝子球様基質を認めるが，組織型の確定は難しい．

診断のポイント

組織診断
- 腫瘍性の導管上皮細胞と筋上皮細胞の二相性を示す悪性腫瘍である．
- hyperchromatic で角ばった核を有する筋上皮細胞が主体である．
- 偽腺腔を形成する篩状構造が特徴的であるが，多形腺腫や基底細胞腺腫，まれに上皮筋上皮癌においても篩状構造を呈することがあり，鑑別を要する．
- 充実型の腺様嚢胞癌の場合，生検では類基底細胞型の扁平上皮癌との鑑別が困難なことがあるが，詳細な検索で導管上皮細胞からなる真の腺腔形成を確認する．
- 形態的に二相性の確認が難しい場合は，免疫組織化学が有用である．

細胞診
- 筋上皮細胞が硝子球を取り囲むような立体的な集塊は腺様嚢胞癌に特徴的であり，組織型の推定が容易である．
- しばしば異型が目立たないことがあり，多形腺腫などの良性腫瘍と誤認しないことが重要である．
- 充実型の症例では組織型の推定は難しいが，壊死や分裂像などから悪性を想起することは可能である．

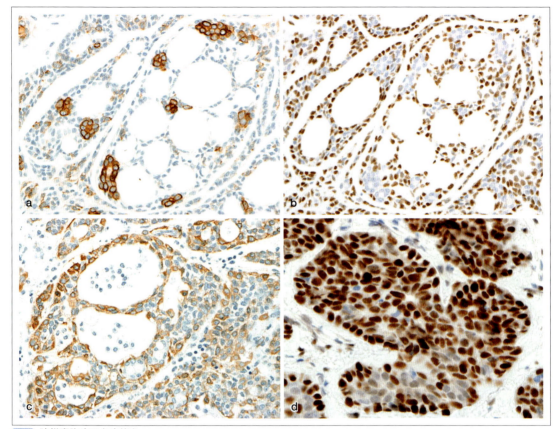

図7 腺様嚢胞癌の免疫染色
a：pan-CK（AE1/AE3）免疫染色．導管上皮細胞が明瞭に染色される．筋上皮細胞は陰性ないし一部に弱陽性となる．
b：p63 免疫染色．筋上皮細胞の核に陽性となる．導管上皮細胞は陰性である．
c：α-SMA 免疫染色．筋上皮細胞に種々の程度に陽性となる．導管上皮細胞は陰性である．
d：MYB 免疫染色．筋上皮細胞の核に陽性となる．導管上皮細胞は陰性のものが多いが，弱陽性のものも少数みられる．

鑑別診断

良性腫瘍

- 浸潤性増殖(脈管侵襲や神経周囲浸潤を含む)の有無が最も重要な鑑別点である．
- その他の組織学的な鑑別点を以下に示す．

▶多形腺腫（pleomorphic adenoma）

- 二層性を示す腺管の外層の筋上皮細胞がほつれるように間質に移行する像，形質細胞様の筋上皮細胞の存在，軟骨への分化，扁平上皮化生，核分裂像がほとんどみられない，などの点が多形腺腫に特徴的である．

▶基底細胞腺腫（basal cell adenoma）

- 腺様嚢胞癌に比べると核クロマチンの増加は目立たず，角ばりも少ない．胞巣辺縁部での核の柵状配列を示す．線維性被膜を有する．間質に S-100 蛋白陽性の線

維芽細胞様細胞の増生がみられることがある，などが特徴である．

▶筋上皮腫（myoepithelioma）

- 腺様嚢胞癌においても豊富な細胞外基質を背景に筋上皮の網状，索状の増殖がみられることがある．
- 二層性の管状構造や篩状構造などの腺様嚢胞癌に特徴的な成分が混在すれば鑑別は容易であるが，生検などの小検体では鑑別が難しいこともある．
- 多形腺腫と同様，形質細胞様筋上皮細胞は筋上皮腫でもしばしばみられ，鑑別に有用である．

悪性腫瘍

▶基底細胞腺癌（basal cell adenocarcinoma）

- 基底細胞腺腫と同様の細胞形態，胞巣辺縁部での核の柵状配列，周囲への圧排性の浸潤様式などが鑑別点となる．
- FISH 法や RT-PCR 法による *MYB/MYBL1* 融合遺伝子の証明は腺様嚢胞癌を示唆するが，免疫組織化学を用いた MYB の発現の有無のみでの鑑別は難しい．

▶上皮筋上皮癌（epithelial-myoepithelial carcinoma）

- 導管上皮細胞と筋上皮細胞からなる二層性の腺管構造がより明瞭である．筋上皮細胞は淡明で豊富な細胞質を有し，核も円形でクロマチンの増量は目立たない．
- 篩状構造が前景に立つことはない．

▶多型腺癌（polymorphous adenocarcinoma）

- 口蓋に発生することが多く，腺様嚢胞癌との鑑別が問題となることがあるが，組織構築がより多彩であり，導管上皮細胞と筋上皮細胞の二相性を欠く．
- 腫瘍細胞は小型で核異型は目立たない．

▶筋上皮癌（myoepithelial carcinoma）

- 筋上皮腫と同様，充実性増殖や基質に富んだ像を呈する場合，部分像のみでは腺様嚢胞癌との鑑別が難しい．
- 腫瘍全体を十分に検索し，上皮の二相性や特徴的構造を見出すことが重要である．

▶扁平上皮癌およびその他の未分化癌

- 鼻腔や咽頭に発生した充実型の腺様嚢胞癌の場合，低分化扁平上皮癌（poorly differentiated squamous cell carcinoma），類基底細胞癌（basaloid-squamous cell carcinoma），小細胞癌（small cell carcinoma），上咽頭癌，鼻副鼻腔未分化癌（sinonasal undifferentiated carcinoma：SNUC），NUT（nuclear protein in testis）midline carcinoma，嗅神経芽細胞腫（olfactory esthesioneuroblastoma）との鑑別を要する．

腺様嚢胞癌

```
管状，篩状，充実性の増殖
 │
 ├─ 浸潤性増殖（周囲組織への浸潤，脈管侵襲，神経周囲浸潤）を示さない
 │    │
 │    ├─ 導管上皮と筋上皮の二相性を示す
 │    │    │
 │    │    ├─ 筋上皮細胞がほつれるように間質に移行する，軟骨への分化 ──→ 多形腺腫
 │    │    │
 │    │    └─ 基底細胞様の細胞からなる，胞巣辺縁での柵状配列を示す ──→ 基底細胞腺腫
 │    │
 │    └─ 筋上皮細胞（しばしば多彩な形態を示す）のみからなる ──→ 筋上皮腫
 │
 ├─ 浸潤性増殖を示す
 │    │
 │    ├─ 導管上皮と筋上皮の二相性を示す
 │    │    │
 │    │    ├─ 管状構造，篩状構造，充実性胞巣が混在する，
 │    │    │  hyperchromatic な角ばった核を有する細胞が主体，     腺様嚢胞癌
 │    │    │  間質性粘液を入れた偽腺腔と，導管上皮からなる真の腺腔形成 ──→ 図2～5
 │    │    │
 │    │    ├─ 明瞭な二層性の腺管構造，豊富な淡明細胞質を有する筋上皮細胞 ──→ 上皮筋上皮癌
 │    │    │
 │    │    └─ 基底細胞様細胞からなる管状，充実性胞巣状の増殖 ──→ 基底細胞腺癌
 │    │
 │    └─ 単一の細胞からなる
 │         │
 │         ├─ 多彩な組織構築，核異型は目立たない ──→ 多型腺癌
 │         │
 │         ├─ 筋上皮細胞（しばしば多彩な形態を示す）の増殖 ──→ 筋上皮癌
 │         │
 │         ├─ 扁平上皮への分化傾向 ──→ 扁平上皮癌
 │         │
 │         ├─ 基底細胞様細胞の増殖 ──→ 類基底細胞癌
 │         │
 │         ├─ 神経内分泌マーカー陽性の小型の細胞の増殖
 │         │    │
 │         │    ├─ Sustentacular cell（S-100 蛋白陽性）あり ──→ 嗅神経芽細胞腫
 │         │    │
 │         │    └─ Sustentacular cell（S-100 蛋白陽性）なし ──→ 小細胞癌
 │         │
 │         ├─ 豊富なリンパ球性間質，EBER-ISH 陽性 ──→ 上咽頭癌
 │         │
 │         ├─ NUT 陽性，NUT 遺伝子再構成あり ──→ NUT midline carcinoma
 │         │
 │         └─ 上記のいずれにも該当しない，
 │            分化不明の鼻/副鼻腔癌 ──→ 鼻副鼻腔未分化癌
```

- 最も重要な鑑別点は，導管上皮細胞と筋上皮細胞の二相性を示さず，筋特異的マーカー（α-SMA，MSA，calponin）の発現がみられないことである．
- 神経内分泌分化を示す腫瘍は免疫組織化学的検索により神経内分泌マーカーの発現を確認することで鑑別可能である．
- 上咽頭癌の診断には EBER-*in situ* hybridization，NUT midline carcinoma には FISH 法や NUT の免疫染色が鑑別に有用である．

治療，予後

- 外科的切除が根治的な治療法であり，浸潤範囲を考慮して，葉切除，全摘出，拡大全摘出術および頸部リンパ節郭清が行われる．
- 術後，特に不完全切除例では補助的に放射線照射を追加する．浸潤している神経の走行路や頭蓋底を照射範囲に含めることにより，再発の予防が期待される．近年，重粒子線治療の有効性も報告されている．
- 10年生存率は50〜70％であり，局所再発率は報告によりさまざまである．
- リンパ節転移の頻度は低いが，充実型ではより頻度が高くなる．
- 遠隔転移は50％以上の症例にみられ，肺転移が最も多く，骨，肝，脳がこれに次ぐ．晩期再発も多く，治療後も長期の経過観察を要する．
- T Stage，リンパ節転移，年齢，部位，太い神経への浸潤，切除断端の状態が予後規定因子である．
- 充実型が腫瘍の1/3以上を占める腫瘍は，管状型，篩状型に比べて悪性度が高い．

(牛久　綾)

acinic cell carcinoma

悪性唾液腺腫瘍
腺房細胞癌

疾患の概要

- 腫瘍細胞が腺房細胞に類似する形態を示す，低悪性度の唾液腺腫瘍で，腫瘍細胞はチモーゲン顆粒を有する．
- 漿液性腺房細胞に似た腺房型細胞が充実性に増殖するものが基本型であり，本腫瘍の診断に際しては，この漿液性腺房細胞分化を示す腫瘍細胞を見出すことが重要である．
- 従来から腺房細胞癌と診断されていた腫瘍のなかには，乳頭嚢胞型，濾胞型の組織型を呈し，腺房型細胞が明らかでないものが含まれていたが，これらの腫瘍は現在では分泌癌に診断したほうがよいものが多い．分泌癌は，腺房細胞癌に比し，予後不良の傾向が指摘されている．

臨床所見

■ 好発年齢，性
- 小児〜高齢者まで幅広い年齢層に発生するが，平均年齢は 50 歳前後であり，やや女性に多い．
- 4％は 20 歳以下で発生し，小児の唾液腺悪性腫瘍では粘表皮癌に次いで多い．
■ 発生頻度
- 全唾液腺腫瘍の 9％程度，唾液腺癌の 17％程度を占めるとされているが，その一部には分泌癌が含まれていると考えられており，真の腺房細胞癌はさらに少ないと思われる．
■ 好発部位
- 80〜90％が耳下腺に発生し，耳下腺腫瘍の 10〜30％を占める．その他，口唇，口腔粘膜の小唾液腺に発生するものもある．
■ 臨床症状
- 大部分が緩徐発育性，単発性の可動性のある結節として自覚されるが，多結節性で皮膚に固着する場合もある．
- 痛み，顔面神経麻痺をきたすこともあるが，その頻度は低い．

腺房細胞癌 | 67

病理所見

■ 肉眼所見
- 境界明瞭な，多くは1〜3 cmの単発性結節であり，割面は充実性で，淡褐色〜赤色調を呈す 図1．
- 囊胞を伴うこともある．

■ 組織学的所見
- 腫瘍細胞は腺房型細胞，介在部導管型細胞，空胞化細胞，淡明細胞，非特異的腺細胞に分類される．
- 組織構築からは，充実型，小囊胞型，乳頭囊胞型，濾胞型に分類される．
- 腺房型細胞は正常の漿液性腺房細胞によく類似した細胞である．大型，多角形で，チモーゲン顆粒が存在するので，豊富な胞体は好塩基性，顆粒状である 図2, 3．

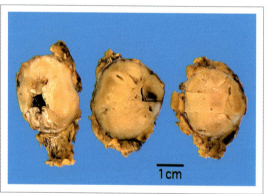

図1　腺房細胞癌（耳下腺発生）の肉眼所見
長径3 cmの境界明瞭，黄色〜淡褐色の充実性腫瘍が認められる．

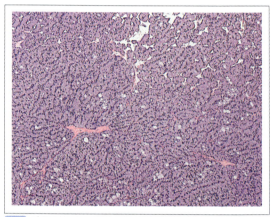

図2　腺房型細胞で構成される腺房細胞癌の弱拡大像
漿液性腺房細胞に類似する好塩基性の細胞質をもつ腫瘍細胞が充実性，胞巣状，索状に増殖している．

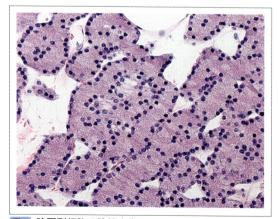

図3　腺房型細胞の強拡大像
腫瘍細胞は好塩基性，顆粒状の豊富な細胞質と，小型，円形で暗い核をもつ．核は偏在している．

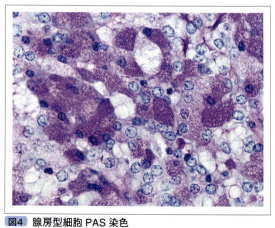

図4　腺房型細胞 PAS染色
腺房型細胞の細胞質にはジアスターゼ抵抗性，PAS陽性のチモーゲン顆粒を有する．

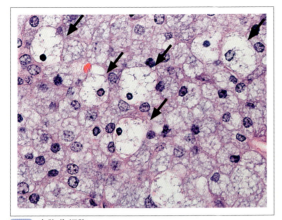

図5 空胞化細胞
細胞質に大小の空胞の形成が認められる（➡）．

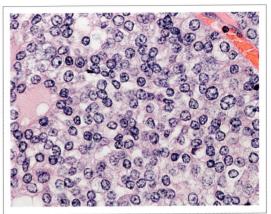

図6 非特異的腺細胞
腺房型細胞より小型の細胞であり，細胞境界が不明瞭で時に合胞体様に観察される．

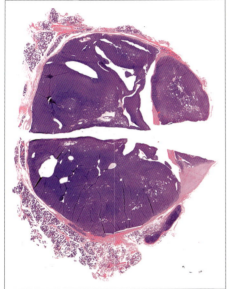

図7 腺房細胞癌のルーペ像
図1 で示した腫瘍のルーペ像である．青色の境界明瞭な腫瘍として観察される．いわゆる blue dot tumor と呼ばれる像である．

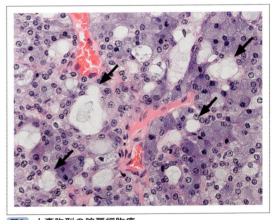

図8 小嚢胞型の腺房細胞癌
腺房型細胞，空胞化細胞がシート状に増殖する部分に多数の小腔がみられる（➡）．

チモーゲン顆粒は PAS 陽性，ジアスターゼ抵抗性である 図4．核は小型，円形で暗く，辺縁に位置する．
- 介在部導管型細胞は，腺房細胞より小型で N/C 比が高く，立方状である．好酸性，両染性の胞体と泡沫状の中心性核をもち，腺腔形成傾向を示す．
- 空胞化細胞は細胞質に空胞をもつ 図5．空胞は PAS 陰性である．
- 淡明細胞は胞体全体が淡明なものであり，腺房型細胞より小型のことが多い．空胞は PAS 陰性で，出現頻度は低い．
- 非特異的腺細胞は円形ないし多角形，小型の細胞で，細胞境界が不明瞭，時に合胞体様に観察される 図6．細胞質は PAS 陰性で，多形を示す場合がある．
- 充実型では，腺房型腫瘍細胞が密に増殖することが多い．この場合，細胞質，核

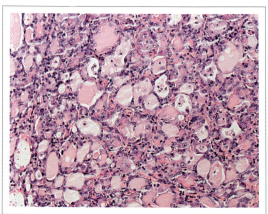

図9 濾胞型の腺房細胞癌
甲状腺濾胞に類似する形態が認められる．特に，このような形態を示す腫瘍は腺房型細胞に乏しく，分泌癌の可能性を考慮しなければならない．

ともに好塩基性であり，"blue dot tumor" と呼ばれる 図7 ．これが最も典型的な腺房細胞癌の形態である．非特異型細胞が混じることもある．

- 小嚢胞型では，シート状，結節状増殖部分中に多数の小腔がみられる．腫瘍細胞が腺房型のこともあるが，介在部導管型細胞や空胞化細胞で構成されることもある．腔内は通常空虚である 図8 ．
- 乳頭嚢胞型は大型の嚢胞腔と，その内腔に腫瘍細胞が乳頭状に増殖するものである．腫瘍細胞は介在部導管型，空胞型であることが多い．
- 上皮に裏装された，多数の嚢胞に，淡好酸性のPAS陽性物質を入れ，甲状腺に似た形態を呈するものは濾胞型とされる 図9 ．
- ほかの多くの唾液腺腫瘍と同様に，間質に濾胞形成を伴うリンパ組織の形成を伴うことがある〔腫瘍随伴リンパ組織増生（tumor-associated lymphoid proliferation：

診断のポイント

組織診断
- 定義的には漿液性腺房細胞に類似した腫瘍細胞で構成される唾液腺悪性腫瘍である．
- 細胞形態としては，好塩基性・顆粒状の豊富な胞体と，暗い円形核をもつ腺房型細胞が基本となる細胞であるが，介在部導管型細胞，空胞化細胞，淡明細胞，非特異的腺細胞などが混在してみられる．
- 腺房型細胞はPAS陽性，ジアスターゼ抵抗性を示すチモーゲン顆粒を，その好塩基性胞体に含む．
- 充実型，小嚢胞型，乳頭嚢胞型，濾胞型の増殖形態をとる．
- 腫瘍内に漿液性の腺房型細胞を見出すことが重要である．
- 漿液性腺房型細胞に乏しく，乳頭嚢胞型，濾胞型の形態をとる腫瘍の場合，分泌癌を念頭に置くべきである．

細胞診
- 多角形〜類円形の細胞がシート状，腺房状に観察される．
- 重積性集塊がみられることもある．
- 細胞質は顆粒状で豊か，核は円形で異型は軽い．細胞境界は明瞭である．
- 空胞をもつ細胞を混じることが多い．

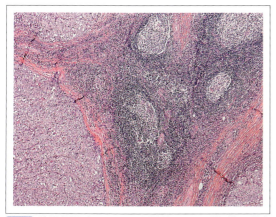

図10 腺房細胞癌にみられた間質のリンパ組織の増生（TALP）
腫瘍間質に胚中心形成を伴うリンパ組織が認められる．

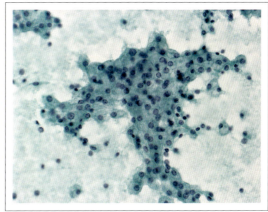

図11 腺房細胞癌の細胞診所見
類円形〜多角形の，小型均一な細胞が平面的に認められるが，一部，重層化もみられる．特徴的な粗顆粒状の豊富な細胞質，一部泡沫状の細胞質と，小型の核小体を含む円形核をもつ．

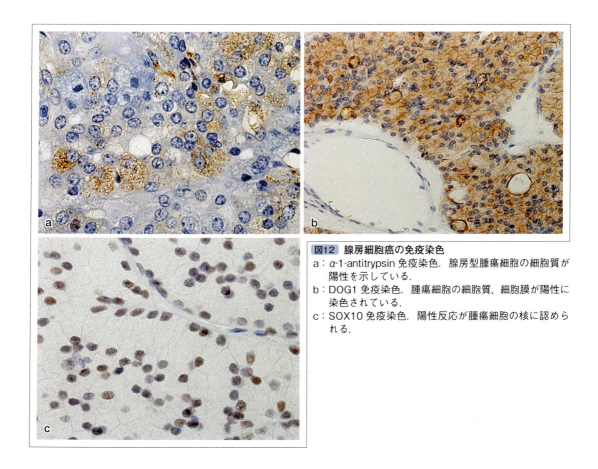

図12 腺房細胞癌の免疫染色
a：α-1-antitrypsin 免疫染色．腺房型腫瘍細胞の細胞質が陽性を示している．
b：DOG1 免疫染色．腫瘍細胞の細胞質，細胞膜が陽性に染色されている．
c：SOX10 免疫染色．陽性反応が腫瘍細胞の核に認められる．

TALP）〕図10．
- 高悪性度転化癌（脱分化癌）では腺房細胞癌に隣接して，高悪性度腺癌，未分化癌がみられる．

■ 細胞診所見

- 腺房型腫瘍細胞は，類円形から多角形で，粗顆粒状の豊富な細胞質と，異型に乏しい核をもち，これらがシート状，腺房状に観察される 図11 .
- 正常腺房細胞との鑑別が難しいが，正常と比較すると，結合性が緩い．

■ 免疫組織化学

- transferrin, lactoferrin, α-1-antitrypsin 図12a ，α-1-antichymotrypsin, amylase, CEA などが陽性となる．
- 近年，DOG1 図12b ，SOX10 図12c が陽性となることが報告された．
- mammaglobin は陰性である．mammaglobin 陽性となる分泌癌との鑑別に有用である．

鑑別診断

非腫瘍性疾患，良性腫瘍

▶ 正常唾液腺 （normal salivary gland）

- よく分化した腺房型細胞で構成される場合，正常唾液腺との鑑別が問題となる．腺房細胞癌は導管および脂肪織の混在を欠く．
- 腺房型腫瘍細胞は正常の漿液細胞より大きく，核が暗い．

▶ 囊胞腺腫 （cystadenoma）

- 囊胞腺腫は被覆上皮に好酸性細胞や粘液細胞を混じる．

悪性腫瘍

▶ 囊胞腺癌 （cystadenocarcinoma）

- 乳頭囊胞型の腺房細胞癌の場合に鑑別対象となる．
- 囊胞腺癌は PAS 陽性顆粒を欠き，粘液産生細胞が混在する．

▶ 粘表皮癌 （mucoepidermoid carcinoma）

- 小囊胞型や淡明細胞型の腺房細胞癌の鑑別対象となる．
- 粘表皮癌は粘液細胞，中間細胞，類扁平上皮細胞で構成される．

▶ 上皮筋上皮癌 （epithelial myoepithelial carcinoma）

- 淡明細胞が目立つ腺房細胞癌の場合，鑑別対象となる．
- 上皮筋上皮細胞では，上皮と，淡明な胞体をもつ筋上皮細胞からなる，特徴的な二相性がみられる．

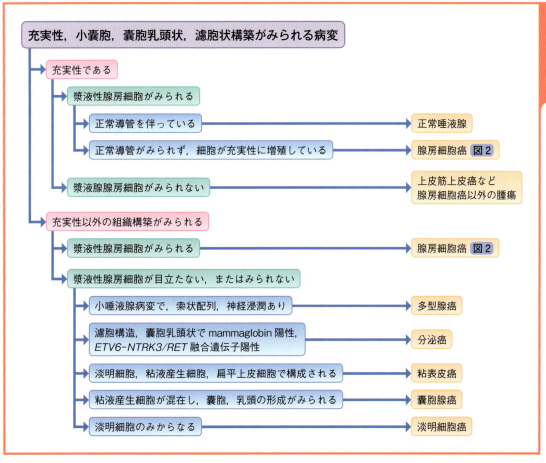

▶多型腺癌（polymorphous adenocarcinoma）

- 小唾液腺発生の腺房細胞癌の場合，鑑別対象となる．
- 口腔内腫瘍では多型腺癌のほうが高頻度である．
- 多型腺癌では神経浸潤，辺縁部での腫瘍細胞の索状配列がみられ，vimentin，S-100蛋白がびまん性に陽性となる．

▶明細胞癌（clear cell carcinoma）

- 細胞質が淡明な細胞からなるまれな腫瘍である．
- 胞体に，PAS陽性で，ジアスターゼで消化されるグリコーゲンをもつ．

▶分泌癌（secretory carcinoma）

- 小嚢胞型，乳頭嚢胞型，濾胞型の腺房細胞癌の場合，鑑別対象となる．
- 乳腺の分泌癌に，臨床的，組織学的，免疫組織学的にきわめて類似する腫瘍である．乳頭嚢胞型，濾胞型の増殖形態をとり，内腔にPAS陽性，淡好酸性の分泌物を入れる．
- 分泌癌はチモーゲン顆粒を欠く．
- 免疫染色では，vimentin，S-100蛋白，CK19，mammaglobin，adipophilinなどが

陽性となる.

- *ETV6-NTRK3/RET* キメラが陽性となる.

治療, 予後

- 治療としては, まず, 外科的切除 (部分切除, 葉切除, 全摘) が選択される.
- T 因子, N 因子などの状態により, 頸部郭清, 術後補助療法などが追加される.
- 再発率 30% 程度, リンパ節転移率は 13~16% とされる.
- 顎下腺発生, 耳下腺深葉への進展, 頸部リンパ節転移, 腫瘍径が大きいこと, 不完全切除は予後不良因子とされる.
- Ki-67 標識率 5% 以下では再発なし, 10% 以上は予後不良とする報告もある.
- 高悪性度転化癌 (脱分化癌) 成分を伴うものは極端に予後不良となる.

(駄阿　勉)

secretory carcinoma：SC

悪性唾液腺腫瘍
分泌癌

疾患の概要

- 筋上皮/基底細胞マーカーが陰性を示す低悪性度唾液腺癌である．
- 唾液腺のほか，乳腺，甲状腺，肺にも発生する．
- 本腫瘍の独立性が認識される以前はしばしば非典型的腺房細胞癌と診断されていた．
- 乳腺分泌癌との組織学的・遺伝子学的な近似性から，乳腺相似分泌癌（mammary analogue secretory carcinoma：MASC）として 2010 年に認知された．
- 唾液腺腫瘍 WHO 分類 2017 では，"乳腺相似" が削除され，分泌癌となった．本 WHO 分類で最も重要な変更点の 1 つである．

染色体・遺伝子異常

- t(12；15)(p13；q25)/*ETV6-NTRK3* 融合遺伝子が 80〜90％の症例に認められ，*ETV6-RET* 融合遺伝子が 10〜20％の症例に検出される．
- *ETV6-NTRK3* 融合遺伝子は乳腺分泌癌，小児型線維肉腫，先天性間葉芽腎腫，造血器悪性腫瘍などにおいても認められる．
- 上記のほか，*ETV6-MET* 融合遺伝子などまれな遺伝子異常もいくつか報告されている．

パラフィン標本を用いた融合遺伝子の検出と臨床病理学的意義

- *ETV6-NTRK3/RET* 融合遺伝子の検索法として，組織 FISH の信頼性は高い 図1a ．しかし融合遺伝子は切断点が比較的限られているため，パラフィン組織を用いた RT-PCR 法による遺伝子異常の検出が可能である 図1b〜d ．
- ETV6 は複数の遺伝子と転座するため，FISH 法を行う場合は，*ETV6-NTRK3* 融合遺伝子プローブより ETV6 分離プローブを用いることが望ましい．
- *ETV6-NTRK3/RET* 融合遺伝子は，唾液腺腫瘍では分泌癌に特異的で，その検出は病理診断に非常に有用である．
- *ETV6-NTRK3/RET* 融合遺伝子は分子標的治療の標的となりうる．

分泌癌　75

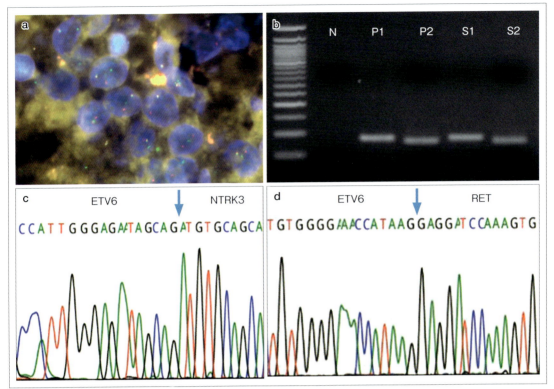

図1 分泌癌の分子病理学的解析
a：組織 FISH により腫瘍細胞には *ETV6* 分離シグナル（赤または緑シグナル）が認められる．
b：RT-PCR を行うと，多くの症例で *ETV6-NTRK3* 融合遺伝子（症例1），時に *ETV6-RET* 融合遺伝子（症例2）が検出される〔N：陰性コントロール，P1：*ETV6-NTRK3* 陽性コントロール，P2：*ETV6-RET* 陽性コントロール，S1：症例1（*ETV6-NTRK3* 陽性），S2：症例2（*ETV6-RET* 陽性）〕．
c：シーケンスにて *ETV6-NTRK3* 融合遺伝子が確認される（➡：切断点）．
d：シーケンスにて *ETV6-RET* 融合遺伝子が確認される（➡：切断点）．

臨床所見

■ 好発年齢，性
- 患者の平均年齢は 40〜50 歳（10〜86 歳）で，明らかな性差はない．

■ 好発部位
- 主に耳下腺で，口腔や顎下腺にもみられる．

■ 臨床症状
- 多くの症例は緩徐に増大する無痛性腫瘤を形成する．

■ 既往歴
- 多形腺腫由来癌として本腫瘍が発生することはきわめてまれである．

病理所見

■ 肉眼所見
- 腫瘍は弾性硬で，割面は褐色から灰色を呈する．

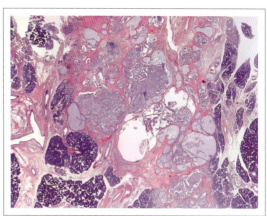

図2 分泌癌のルーペ像
分泌癌は比較的境界明瞭であるが被包化はされていない．腫瘍巣はしばしば線維性被膜で分画される分葉状発育を示す．大小の囊胞形成が目立つ．

- 時に囊胞形成性で，黄白色の液を入れる．

■ 組織学的所見
- 腫瘍境界は通常明瞭であるが，被膜は不完全で，腫瘍の唾液腺内浸潤がしばしば認められる 図2．
- 腫瘍は線維性隔壁により分割される分葉状発育を示すが 図3a，線維化が強い症例もある 図3b．
- 腫瘍は微小囊胞状，腺管状，濾胞状，乳頭状，囊胞状構造が混在する組織構築を示す 図3c, d．
- 時に神経周囲浸潤や脈管浸潤がみられる 図3e．
- 腫瘍細胞の異型は軽度で，円形または卵円形の核を有し，N/C比は増加している 図3f．
- 核は繊細〜粗ぞうなクロマチンを有し，明瞭な核小体がみられる．
- 細胞質は明るい好酸性で，細顆粒状である．細胞質内に多数の微細な空胞を有する場合もある 図3g．
- 通常，壊死はなく，核分裂像はまれである．
- 腺房細胞癌と異なり，細胞質内に分泌性チモーゲン顆粒は認めない．
- 高悪性度化を起こした腫瘍では，充実性増殖，分泌物産生消失，高度の細胞異型，壊死，分裂像増加などを認める 図3h．
- 空胞を伴う好酸性分泌物が豊富にみられる．
- 分泌物はPAS陽性を示し，ジアスターゼ抵抗性である．alcian blue, mucicarmine染色にも陽性である 図4a．

■ 細胞診所見
- 背景に豊富な粘液がみられる 図3a．
- 結合性の低下した一様な腫瘍細胞が，シート状，集塊状，乳頭状に増生する 図4b．
- 腫瘍細胞の細胞質は好酸性から空胞状であり，核は小型〜中型で小さな核小体を有する 図4c．
- 核分裂像は通常認めない．

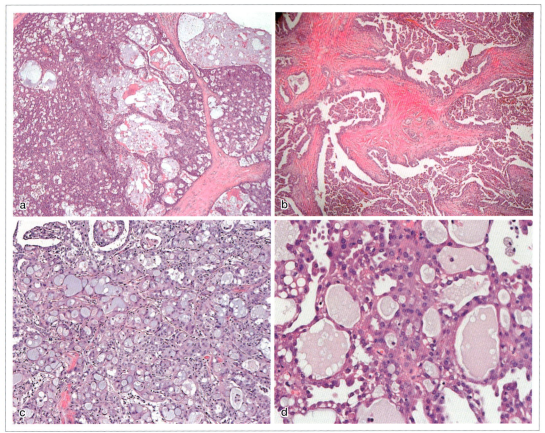

図3　分泌癌のミクロ像
a：分泌癌は多彩な組織パターンを示し，一部で囊胞形成が目立つ．
b：時に肥厚した線維性隔壁を認める．
c：腫瘍の微小囊胞状，濾胞状増生を認める．
d：囊胞内には空胞を含む好酸性で均一な分泌物を認める．

免疫組織化学

- 腫瘍細胞は単相性を反映して，上皮マーカー（cytokeratin や EMA など）に陽性を示すが，筋上皮/基底細胞マーカー（p63 図4d，calponin，α-SMA など）には通常陰性である．ただし，p63 は細胞質陽性所見がみられることがある．
- ほとんどの症例で，S-100 蛋白 図4e や mammaglobin（MGB）図4f に陽性を示し，DOG1 や α-amylase には陰性である．
- 腺房細胞癌は通常 MGB 陰性，DOG1 陽性，NR4A3 陽性を示すため，分泌癌との鑑別に有用である．
- 分泌癌に対する特異的な免疫染色マーカーは確立されていない．

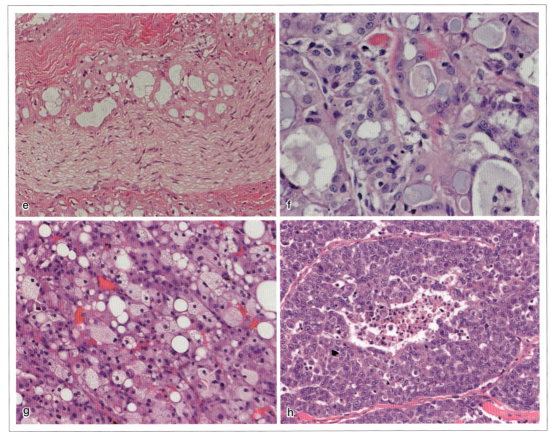

図3 分泌癌のミクロ像（つづき）
e：時に腫瘍の神経周囲浸潤が認められる．
f：腫瘍細胞核は異型が少ない円形・卵円形で小さな核小体が目立つ．
g：細胞質内に多数の微細な空胞が認められる．
h：高悪性度化を起こした症例では，充実性増殖，壊死，核分裂像の増加が顕著である．

組織診断

- 腫瘍境界は通常明瞭であるが，被膜は不完全で，唾液腺内浸潤がしばしば認められる．
- 腫瘍は微小囊胞状，腺管状，濾胞状，乳頭状，囊胞状構造が混在する組織構築を示す．
- 腺房細胞癌と異なり，細胞質内に分泌性チモーゲン顆粒は認めない．
- 好酸性分泌物はPAS染色，alcian blue染色に陽性である．
- 免疫組織化学的に，筋上皮/基底細胞マーカー陰性，S-100蛋白陽性，MGB陽性，DOG1陰性である．

細胞診

- 豊富な粘液を背景にもつ．
- 結合性の低い腫瘍細胞がシート状，集塊状，乳頭状に増生する．
- 腫瘍細胞の細胞質は好酸性から空胞状，核は小型〜中型で小さな核小体を有する．

分子病理学的所見

- *ETV6-NTRK3/RET*融合遺伝子は，唾液腺腫瘍では分泌癌に特異的で，その検出は病理診断に非常に有用である．
- *ETV6-NTRK3/RET*融合遺伝子は切断点が比較的限られているため，パラフィン組織を用いたRT-PCRによる遺伝子異常の検出が可能である．

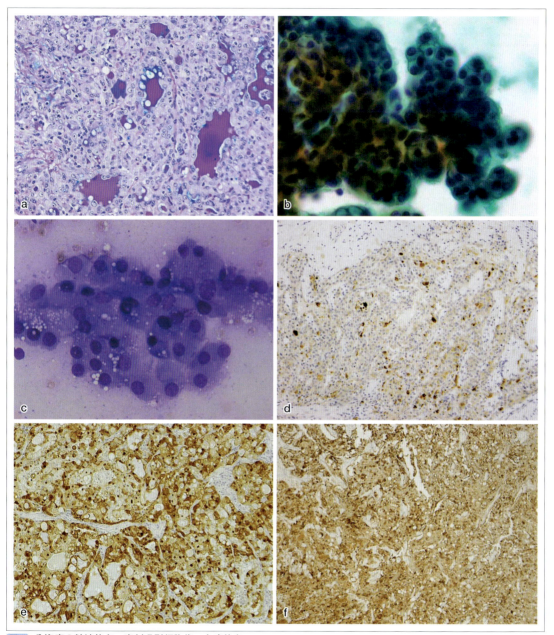

図4 分泌癌の粘液染色,穿刺吸引細胞像,免疫染色
a:空胞を伴う分泌物はPAS染色陽性,alcian blue染色陽性である.
b:Papanicolaou染色では,粘液を背景に,結合性の低下した上皮性腫瘍細胞の集塊状,乳頭状増生を認める.
c:Giemsa染色では細胞質内小空胞が目立つ.
d:腫瘍細胞はp63免疫染色(核に陽性)に陰性である.
e:腫瘍細胞はS-100蛋白免疫染色に陽性である.
f:腫瘍細胞はmammaglobin免疫染色に陽性を示す.

鑑別診断

悪性腫瘍

▶腺房細胞癌（acinic cell carcinoma：AcCC）

- 腺房細胞癌と分泌癌との鑑別が最も重要である．
- 典型的な腺房細胞癌とは組織学レベルで容易に鑑別できる．
- 腺房細胞癌ではジアスターゼ抵抗性PAS陽性チモーゲン顆粒を細胞質に認める．
- チモーゲン顆粒が少ない場合，腺房細胞癌と分泌癌の鑑別はかなり困難である．
- 免疫組織化学的に，腺房細胞癌はMGB陰性，DOG1陽性，NR4A3陽性を示す．
- 分泌癌では*ETV6-NTRK3/RET*融合遺伝子が検出される．

▶低悪性度粘表皮癌（low-grade mucoepidermoid carcinoma：MEC）

- 典型的な低悪性度粘表皮癌とは組織レベルで容易に鑑別できる．
- 分泌癌との鑑別が困難になる低悪性度粘表皮癌は，小さな検体で，中間細胞，表皮様細胞，粘液細胞が目立たない症例である．
- 粘表皮癌で時に認められる明細胞は分泌癌ではまれである．
- 免疫組織学的に，低悪性度粘表皮癌はp63陽性，S-100蛋白陰性，MGB陰性を示す．
- 低悪性度粘表皮癌では多くの症例で*CRTC1/3-MAML2*融合遺伝子が検出される．

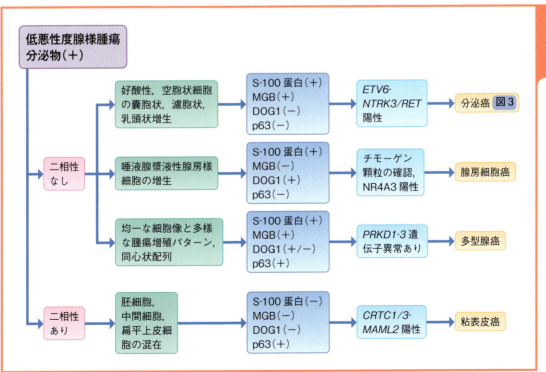

▶ 多型腺癌 (polymorphous adenocarcinoma)

- アジアでは頻度が低いが, 囊胞性, 乳頭状を含む多彩な組織構築を示し, 分泌癌の鑑別診断として重要である.
- 免疫組織化学的に分泌癌と同様, S-100 蛋白陽性, MGB 陽性を示すが, 分泌癌と異なり p63 陽性を示す.

▶ 低悪性度腺癌 (low-grade adenocarcinoma)

- 低悪性度腺癌 (囊胞型, 導管内型, 篩状型など) は, しばしば囊胞性発育を示し, 腫瘍細胞は好酸性で異型は少なく, 管腔内にしばしば分泌物が認められる.
- 導管内型では胞巣辺縁に p63 陽性細胞の縁取りが認められる.
- 本腫瘍の診断は, 形態に重点が置かれ, ほかの腫瘍型を除外することでなされる.

治療, 予後

- リンパ節郭清を含む腫瘍切除が行われ, 症例により術後放射線治療を追加する.
- 通常, 腫瘍切除により良好な予後が得られる.
- リンパ節転移率 9%, 再発率 9%.
- 無病生存率は平均 192 か月と報告されている.
- *ETV6-NTRK3* 融合遺伝子を有する分泌癌への TRK 阻害薬の有効性が報告されている.
- 臨床病期が高い症例や高悪性度化を起こした症例の予後は不良である.

(稲垣 宏, 村瀬貴幸)

salivary duct carcinoma

悪性唾液腺腫瘍

唾液腺導管癌

疾患の概要

- 高異型度浸潤性乳管癌と類似した組織像を示す高悪性度の癌腫である.
- *de novo* 症例もしくは, 多形腺腫由来癌に分けられる.
- 全唾液腺腫瘍の約 2% を占めるとされるが, 多形腺腫由来の唾液腺導管癌を含めると, まれな腫瘍ではない.
- 従来, 低悪性度唾液腺導管癌と呼ばれていた腫瘍は, WHO 分類 2017 で導管内癌と改名された.

染色体・遺伝子異常

- androgen receptor (*AR*) 遺伝子のコピー数多型やスプライシングバリアントが報告されている.
- *HER2* 遺伝子の増幅が約 40% の症例でみられる.
- 多くの多形腺腫由来の唾液腺導管癌では, *PLAG1* や *HMGA2* の再構成が認められる.

臨床所見

■好発年齢, 性
- 60〜70 歳代の高齢者に好発する. 男性に多い.

■好発部位
- ほとんどの症例が大唾液腺 (特に耳下腺) に発生するが, 小唾液腺や涙腺, 鼻腔, 副鼻腔などからの報告もある.

■臨床症状
- 急速に増大する腫瘤で, 顔面神経麻痺や疼痛, 頸部リンパ節腫脹を伴う.
- 多形腺腫由来の唾液腺導管癌では, 長期間大きさに変化のない腫瘤が急激に増大する.

■既往歴
- *de novo* 症例より若干, 多形腺腫由来の唾液腺導管癌が多いため, 多形腺腫の既往歴を有することが少なくない.

■画像所見
- 境界不明瞭な浸潤性充実性腫瘤として認められる.

- MRI の拡散強調像では，拡散係数がほかの癌腫と比べて低い傾向にある．
- CT では石灰化がしばしば認められる．

病理所見

■ 肉眼所見
- 多くが境界不明瞭な結節性病変を呈するが，非浸潤性病変の場合は境界明瞭なこともある．
- 割面の観察では，灰色〜白色調を示し，時に小囊胞や部分的な壊死を伴う 図1 ．

■ 組織学的所見
- コメド壊死や Roman-bridge 様の篩状構造を伴う大型囊胞状構造が特徴的で，乳管癌に類似した組織像を示す 図2a ．
- 上記組織像に移行して，線維化もしくは硝子化間質を背景に小胞巣状や小腺管状に浸潤性増生を示す scirrhous carcinoma 様の像が認められる 図2b ．
- リンパ管侵襲，血管侵襲，神経侵襲が高頻度にみられる．
- 多形腺腫が存在していた可能性を示唆する硝子化結節が，時に認められる 図3 ．
- 腫瘍細胞は，粗なクロマチンと明瞭な核小体をもつ多形性に富む核に，豊富な好酸性細胞質を有する 図2c ．核分裂像が目立つ．
- 粘液産生を示す細胞や，アポクリン様の断頭分泌を呈する細胞が認められることもある 図4 ．
- 一般的に高度の細胞異型を示すが，異型が比較的軽度に留まる症例もみられる．
- 亜型としては，紡錘形もしくは多形の腫瘍細胞からなる肉腫様亜型 図5a ，細胞外に豊富な粘液産生を示し粘液湖を形成する富粘液亜型 図5b ，桑実様の腫瘍細胞集塊とその周囲の空隙からなる浸潤性微小乳頭亜型 図5c ，ラブドイド亜型などが挙げられる．

■ 免疫組織化学
- pan-CK や EMA などの上皮性マーカーが陽性を示す．
- 筋上皮細胞マーカーである S-100 蛋白，α-SMA，p63 などは陰性である．

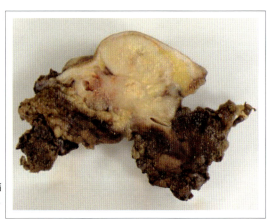

図1 唾液腺導管癌の肉眼所見
灰白色調の境界不明瞭な結節性病変であり，壊死巣や小囊胞がところどころでみられる．

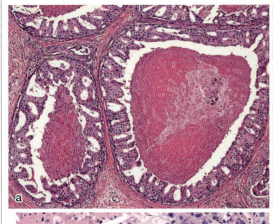
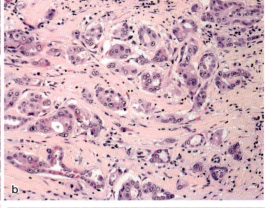
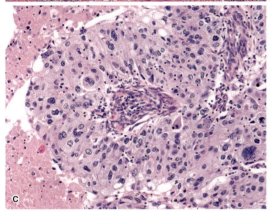

図2 唾液腺導管癌
a：Roman-bridge 様の篩状構造を呈する大型囊胞状構造を示し，コメド壊死を伴う．乳管癌に類似した組織像を呈する．
b：線維化もしくは硝子化間質を背景に小胞巣状や小腺管状に浸潤性増生を示す scirrhous carcinoma 様の像が認められる．
c：腫瘍細胞は，粗なクロマチンと明瞭な核小体をもつ多形性に富む核に，豊富な好酸性細胞質を有する．

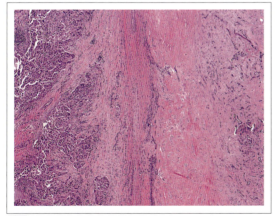

図3 多形腺腫由来の唾液腺導管癌
硝子化結節を形成する多形腺腫成分と，浸潤性増生を示す唾液腺導管癌成分がみられ，多形腺腫由来の唾液腺導管癌と判断される．

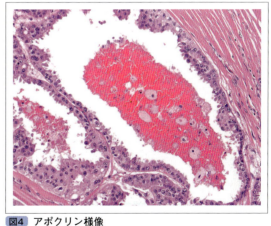

図4 アポクリン様像
腺腔内面にアポクリン様の断頭分泌を呈する腫瘍細胞が認められる．

- 男女ともに，高率（70〜97％）に AR が陽性を示す 図6a ．また 40％程度の症例で HER2 が強陽性を示す 図6b ．AR および HER2 は診断確定の補助に有用である．

- estrogen receptor および progesterone receptor は通常陰性である．

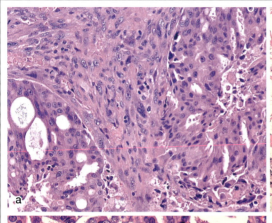
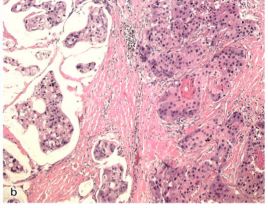
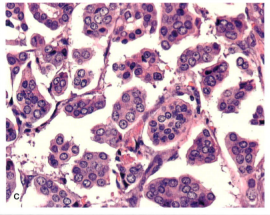

図5 唾液腺導管癌の亜型
a：肉腫様亜型．通常の唾液腺導管癌でみられる篩状構造を示す大型胞巣とともに，多形性に富む紡錘形細胞からなる肉腫様成分が認められる．両成分には，移行像がみられる．
b：富粘液亜型．通常型の唾液腺導管癌の像に加えて，細胞外に豊富な粘液を産生し粘液湖を形成する成分が混在している．
c：浸潤性微小乳頭亜型．桑実様の細胞集塊とその周囲の空隙からなる腫瘍である．

診断のポイント

組織診断

- 典型的には，Roman-bridge 様の篩状構造を呈する大型嚢胞状構造を示し，コメド壊死を伴う．
- 上記の典型像と移行的に，線維化もしくは硝子化間質を背景に小胞巣状や小腺管状に浸潤性増生を示す scirrhous carcinoma 様の像が認められることが多い．
- 腫瘍細胞は，多形性に富む核に豊富なライトグリーン好性顆粒状細胞質を有しており，アポクリン様の断頭分泌を示すことがある．
- *de novo* 症例と多形腺腫由来癌がある．多形腺腫由来癌では，硝子化結節が認められることが多い．
- 診断の補助に，AR および HER2 の免疫染色が有用である．

細胞診

- 壊死性背景に，重積性またはシート状の大型の細胞集塊，もしくは孤立散在性の腫瘍細胞が認められる．集塊内には，しばしば管腔構造や篩状構造がみられる 図7a．
- 腫瘍細胞は，明瞭な核小体を有する大型類円形核にライトグリーン好性の豊富な顆粒状細胞質を有する．核の多形性が目立つ 図7b．

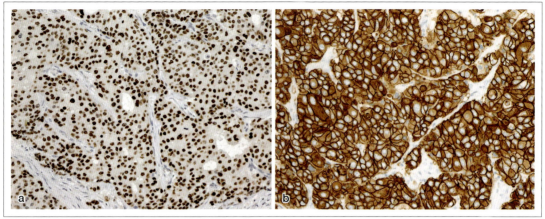

図6 唾液腺導管癌の免疫染色
a：腫瘍細胞の核に AR が陽性を示す．
b：腫瘍細胞の細胞膜に HER2 が陽性を示す（score 3＋相当）．

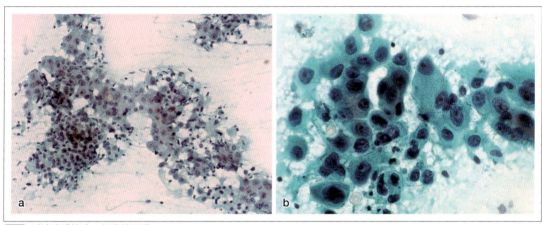

図7 唾液腺導管癌の細胞診所見
a：重積性またはシート状の大型の細胞集塊が認められ，ところどころで管腔構造がみられる．
b：腫瘍細胞は，明瞭な核小体を有する大型類円形核にライトグリーン好性の豊富な顆粒状細胞質を有しており，核の多形性が目立つ．

鑑別診断

悪性腫瘍

▶腺様嚢胞癌（adenoid cystic carcinoma）

- 導管上皮様細胞と，基底細胞様の腫瘍性筋上皮細胞からなる腫瘍であり，管状，篩状，充実状構造を示して浸潤増生する．
- 腫瘍性筋上皮細胞による偽腺管と，上皮細胞に囲まれた真の腺管構造が認められる．

▶高悪性度粘表皮癌 (high-grade mucoepidermoid carcinoma)

- 粘液細胞，中間細胞，類扁平上皮細胞からなる腫瘍である．高悪性度粘表皮癌では，類扁平上皮細胞および中間細胞が主体である．
- 免疫染色で p63 陽性，AR 陰性を示す．
- *CRTC1/3-MAML2* 融合遺伝子が認められることがある．

▶高悪性度転化癌 (carcinoma with high-grade transformation)

- 既存の癌成分（腺房細胞癌，腺様嚢胞癌，上皮筋上皮癌，筋上皮癌など）と，高悪性度転化した成分からなる腫瘍である．
- 高悪性度転化成分は，低分化腺癌 NOS や未分化癌の像を呈する．
- 既存の癌成分の典型像を見出すことが鑑別に有用である．

▶嚢胞腺癌 (cystadeno carcinoma)

- 種々の大きさや形状を示す嚢胞状胞巣が浸潤性に増生する腫瘍である．腫瘍細胞は，立方状〜円柱状を呈する．
- 一般的に，免疫染色で AR 陰性を示す．

▶低悪性度導管内癌 (low-grade intraductal carcinoma)

- 異型の乏しい円柱状ないし立方状の細胞が嚢胞構造，篩状構造をとる腫瘍であり，広範な導管内進展を示す．
- 免疫染色で S-100 蛋白に広範に強陽性を示す．AR，HER2 は通常陰性である．

▶腺房細胞癌 (acinic cell carcinoma)

- 空胞状もしくは淡明な腺房細胞および導管細胞が，充実性，微小嚢胞状，濾胞状構造を示して増生する．
- 腫瘍細胞の細胞質に，ジアスターゼ消化 PAS 染色陽性のチモーゲン顆粒が認められる．

▶分泌癌 (secretory carcinoma)

- 空胞状もしくは好酸性顆粒状細胞質を有する腫瘍細胞が，微小嚢胞状，充実性，管状，濾胞状，乳頭濾胞状構造を示して増生する．
- *ETV6-NTRK3/RET* 融合遺伝子が検出される．

▶オンコサイト癌 (oncocytic carcinoma)

- 豊富な好酸性顆粒状細胞質を有する異型オンコサイトが，胞巣状，索状，管状，孤在性に増生する腫瘍である．
- 一般にコメド壊死やアポクリン様像を欠く．
- PTAH 染色陽性かつ，免疫染色の抗ミトコンドリア抗体陽性である．

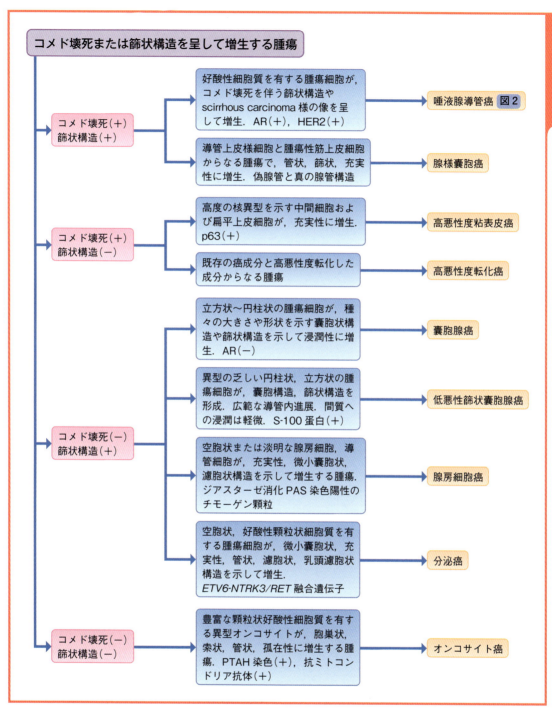

▶転移性扁平上皮癌（metastatic squamous cell carcinoma）

- 免疫染色でAR陰性，p63陽性を示す．

治療，予後

- 外科的切除および術後放射線療法が標準治療である．しかし，局所再発や遠隔転移が高率にみられる．
- 近年，AR 陽性症例におけるアンドロゲン遮断療法および，HER2 陽性症例における抗 HER2 療法の有用性が報告されている．
- 唾液腺悪性腫瘍で最も悪性度の高いものの1つで，5年生存率は35～45％と低い．
- 臨床的な予後規定因子としては，頸部リンパ節転移，腫瘍径，年齢などが挙げられる．
- 肉腫様亜型や浸潤性微小乳頭亜型は予後不良である．
- 免疫染色で AR 陰性，CK5/6 陽性もしくは p-Akt 陰性はいずれも予後不良因子とされる．

（平井秀明）

epithelial-myoepithelial carcinoma

悪性唾液腺腫瘍
上皮筋上皮癌

疾患の概要

- 唾液腺腫瘍全体の約 1% 未満，悪性唾液腺腫瘍の 5% 未満を占める．
- 組織学的に導管上皮系細胞と筋上皮系細胞の二相性構造を示す．

染色体・遺伝子異常

- *HRAS* 遺伝子の点突然変異（特にコドン 61）が 85% の症例で検出される．

臨床所見

■ 好発年齢，性
- 60〜70 歳代で，女性に多い．

■ 好発部位
- 大唾液腺の耳下腺に好発し，まれに顎下腺，鼻腔，口蓋にも発生する．

■ 臨床症状
- 無痛性の緩徐な発育を示す．顔面神経症状はなく，リンパ節腫脹もみられない．急速な増大や顔面神経症状がある場合には，高悪性度成分が混在する可能性がある．
- 小唾液腺発生の場合には，粘膜表面に潰瘍を形成することがある．
- 多形腺腫由来の癌腫として発生することもある．

病理所見

■ 肉眼所見
- 弾性硬の腫瘤で多結節性で圧排性発育を示す．被膜形成は部分的で，30% 程度の症例で囊胞性変化を認める 図1 ．
- 小唾液腺や副鼻腔の付属腺から発生の場合は，粘膜下腫瘤を形成し，被膜を有さず境界不明瞭で 40% 程度は表面に潰瘍を形成する．

■ 組織学的所見 図2, 3
- 導管上皮系細胞と筋上皮系細胞との二相性腺管を示す．
- 腺腔を形成する導管上皮は類円形核と好酸性の胞体を有する立方〜円柱状の細

上皮筋上皮癌　91

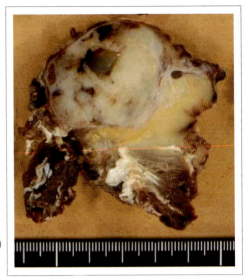

図1　上皮筋上皮癌の肉眼所見（耳下腺発生例）
被膜様の構造を一部に有し，分葉状を呈する．
白色充実性で一部に囊胞状変化を伴う．

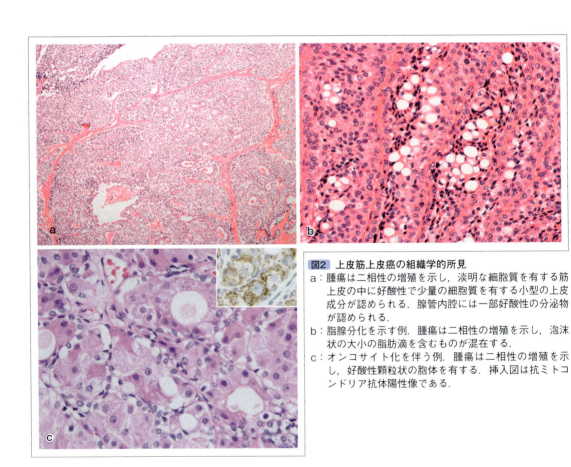

図2　上皮筋上皮癌の組織学的所見
a：腫瘍は二相性の増殖を示し，淡明な細胞質を有する筋上皮の中に好酸性で少量の細胞質を有する小型の上皮成分が認められる．腺管内腔には一部好酸性の分泌物が認められる．
b：脂腺分化を示す例．腫瘍は二相性の増殖を示し，泡沫状の大小の脂肪滴を含むものが混在する．
c：オンコサイト化を伴う例．腫瘍は二相性の増殖を示し，好酸性顆粒状の胞体を有する．挿入図は抗ミトコンドリア抗体陽性像である．

胞で，大型で多形性を示す細胞がその周囲を取り囲む．

■ 免疫組織化学

- 筋上皮系細胞はしばしば淡明な胞体を有し，PAS染色にて陽性，ジアスターゼにて消化されるグリコーゲンを豊富に含んでいる．

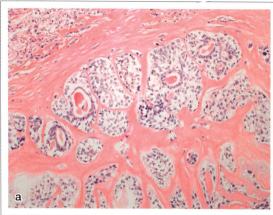
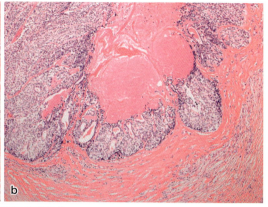

図3 上皮筋上皮癌のバリエーション
a：腫瘍は二相性の増殖を示し，外周に硝子化基質が目立つ．このような場合には腺様嚢胞癌や筋上皮癌などとの鑑別を要する．
b：胞巣中央に壊死を伴う場合には，唾液腺導管癌との鑑別を要する．

鑑別診断

▶腺様嚢胞癌（adenoid cystic carcinoma）

- 導管上皮系細胞と筋上皮系細胞からなり，篩状，導管状，充実性などの多彩な像を示す．上皮筋上皮癌とは部分像では類似することがある．
- 発育は緩徐であるが，長期的予後が不良である．

▶唾液腺導管癌（salivary duct carcinoma）

- 導管上皮系細胞からなり，高悪性度の浸潤性乳管癌に類似する腫瘍である．

診断のポイント

組織診断
- 筋上皮系細胞の関与する唾液腺癌である．
- 鑑別となる腺様嚢胞癌に比較して胞巣は大型で，篩状構造は一部に確認されるのみである．篩状構造や浸潤性発育をみた場合には，腺様嚢胞癌との鑑別を要する．
- 導管上皮系細胞が少量の場合に鑑別となる筋上皮癌，明細胞癌とは区別が難しいが筋上皮癌の場合には，EMA や pan-CK（AE1/3）など上皮性マーカーを染色することで判別が容易となる 図4．
- HE 染色においても，好酸性の内容物が確認される部を観察するとよい．
- 壊死や核分裂像はまれであるが，確認される場合に鑑別となるのは唾液腺導管癌で，導管上皮系細胞と筋上皮系細胞の判別を行い診断する．

細胞診
- 2種の細胞が確認され，筋上皮系細胞が比較的大型である．孤立細胞や裸核細胞がしばしば出現する 図5．
- 細胞診のみでの判断は困難なため，組織での判断が必要である．

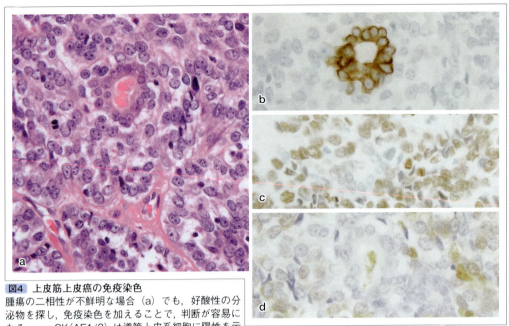

図4 上皮筋上皮癌の免疫染色
腫瘍の二相性が不鮮明な場合（a）でも，好酸性の分泌物を探し，免疫染色を加えることで，判断が容易になる．pan-CK（AE1/3）は導管上皮系細胞に陽性を示す（b）．p63（c），S-100蛋白（d）は筋上皮系細胞に陽性を示す．

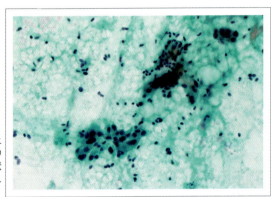

図5 上皮筋上皮癌の細胞診所見
細胞集塊は2種の細胞よりなり，ライトグリーン淡染の大型の筋上皮系細胞とエオジン好性の小型の導管上皮系細胞からなる．裸核状を呈する筋上皮系細胞も散見される．

- 予後は非常に悪い．

▶筋上皮癌（myoepithelial carcinoma）

- ほぼすべてが筋上皮系細胞からなり，類上皮細胞型，紡錘細胞型，類形質細胞型および上皮筋上皮癌との鑑別を要する明細胞型がある．
- 基本的には導管形成はみられない．
- 明細胞型では *EWSR1* 遺伝子再構成が報告されている．

▶明細胞癌（clear cell carcinoma）

- 胞体の淡明な単一の腫瘍細胞の増殖からなるが，好酸性胞体を有する細胞が混在する．筋上皮分化は確認されない．
- 明細胞癌では p63 は陽性となるが，SMA，S-100蛋白，CD10，calponin，sox10 な

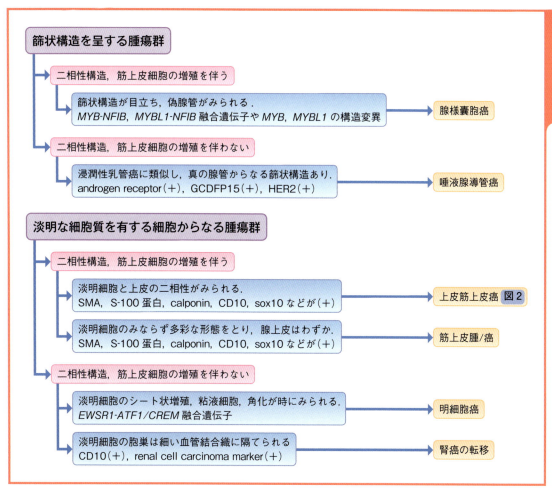

どは陰性となり，区別が可能となる．
- *EWSR1-ATF1/CREM* 融合遺伝子が検出される．

▶腎細胞癌（renal cell carcinoma）

- 胞巣は細い血管結合組織に隔てられ，淡明な細胞は明瞭な細胞膜を有する．

治療，予後

- 手術が第1選択となり，腫瘍が完全切除された場合の予後は良好である．Seethala らの報告では再発率は36.3％で，無病生存率の中央値は11.34年となっている．疾患特異的生存率は5年，10年がそれぞれ93.5％，81.8％となっている．
- 多形腺腫由来癌の場合には無病生存率は80か月で，多形腺腫成分の有無，*PLAG1*，*HMGA2* 変異の有無と予後には明瞭な関連はないと報告されている．
- 組織学的な予後予測因子として，脈管侵襲，壊死の有無，myoepithelial anaplasia が挙げられている．

（佐藤由紀子）

basal cell adenocarcinoma：BCAC

悪性唾液腺腫瘍
基底細胞腺癌

疾患の概要

- 唾液腺由来のまれな低悪性度の癌で，耳下腺に好発する．唾液腺に生じる癌のうち1〜3%程度と考えられている．
- 基底細胞腺腫と類似の組織像・細胞像を呈する．周囲組織への浸潤性増殖を示し，基底細胞腺腫の悪性型とみなされる．
- *de novo* 発生のものと基底細胞腺腫が悪性化したものとがあるとされるが，議論がある．

染色体・遺伝子異常

- 基底細胞腺腫と同様の *CTNNB1*（β-catenin をコードする遺伝子）の変異（主に p. I35T）が約30%の症例で認められる 図1．
- 組織像が類似する皮膚付属器の円柱腫（cylindroma）にみられる *CYLD* 変異の報告もある

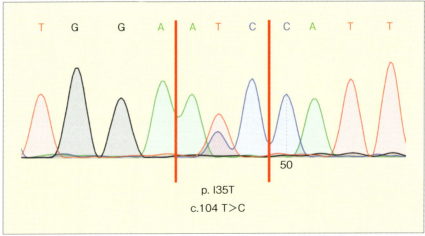

図1 基底細胞腺癌の *CTNNB1* 遺伝子（β-catenin をコードする遺伝子）の exon 3 のシークエンス解析
T→C の単塩基変異がみられる．

臨床所見

- 発生頻度が低く，また診断も容易ではないためデータは乏しい．症例を集積したいくつかの文献からは以下のような特徴が報告されている．

■ 好発年齢，性
- ほとんどの患者が60〜70歳代だが，より若い年齢での報告もある．
- 性差はない．

■ 好発部位
- 88％は耳下腺，11％は顎下腺とされる．小唾液腺からの発生も報告されている．

病理所見

■ 肉眼所見
- 淡黄褐色の硬い腫瘤を形成する．
- 境界不明瞭とされるが，境界明瞭なものもある．

■ 組織学的所見
- 基底細胞あるいは筋上皮系細胞と導管上皮系細胞からなる二相性分化を示す腫瘍である 図2a．
- 基底細胞腺腫同様にこれらの腫瘍細胞が管状，索状，篩状，充実性に増殖し 図2b，典型的には腫瘍細胞巣辺縁で柵状配列（palisading pattern）を示す．
- 基底細胞腺腫と異なり周囲組織に浸潤するが，被膜浸潤にとどまる症例の扱いには議論がある 図3．
- 神経周囲浸潤や脈管侵襲も1/4程度の症例で認められる 図4, 5．

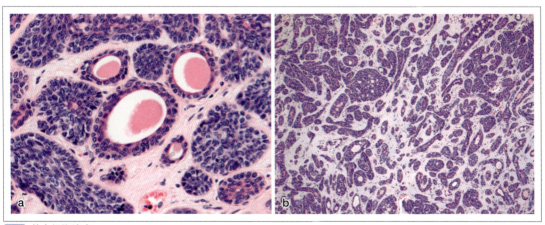

図2 基底細胞腺癌
a：好酸性の導管上皮系細胞とそれを取り囲む基底細胞あるいは筋上皮系細胞の二相性分化を呈する．細胞像や二相性分化は基底細胞腺腫と同様である．
b：索状・管状・篩状構造をなして増殖し，幾何学模様のようなパターンを形成する．浸潤の有無が基底細胞腺癌の診断には必須であり，この写真のみでは基底細胞腺腫との鑑別はできない．

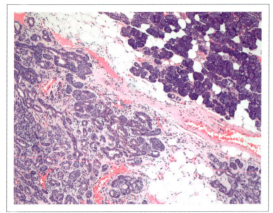
図3 基底細胞腺癌の被膜外浸潤
左下にみられる腫瘍は被膜を越えて周囲脂肪組織への浸潤を伴う．

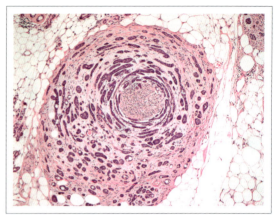
図4 基底細胞腺癌の神経周囲浸潤
神経を取り囲むように腫瘍細胞が増殖する．

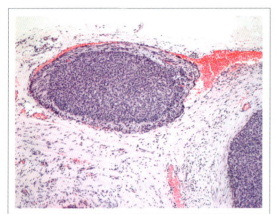
図5 基底細胞腺癌の静脈侵襲
静脈内に充満するように増殖する腫瘍．

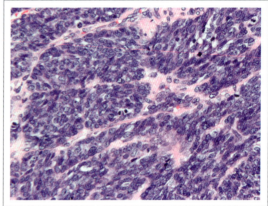
図6 細胞異型の著しい基底細胞腺癌
多数の分裂像を認め，核異型も著しい．本例はKi-67標識率も35％程度と高率を示した．

- 細胞学的には均質で丸みを帯びた核が典型的である．細胞異型は弱い症例が多いが，一部の症例では分裂像の増加や高度な細胞異型を伴う 図6．
- 基底膜様物質の沈着，扁平上皮への分化が観察されることがある．

■ 免疫組織化学
- 基底細胞腺腫と同様に，p63，calponin，SMAなどの免疫染色で二相性分化を確認することができる．

- 疾患名からは，基底細胞のみからなる腫瘍のように誤解をしやすいが，基本的には二相性分化を呈する腫瘍である．
- 基底細胞腺腫と同様の細胞像や組織構築を示すため，浸潤の有無の判定が困難な細胞診や生検での確定診断は避ける．
- 典型例の腺様嚢胞癌や上皮筋上皮癌とは組織像が明らかに異なるが，実際には鑑別困難な場合も多く，腫瘍全体での評価，免疫染色や分子生物学的所見も併せて判断する．

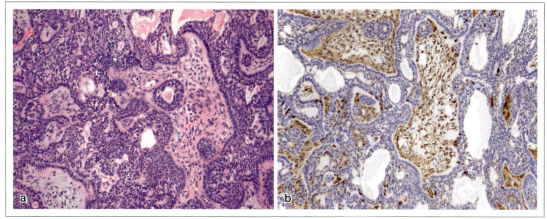

図7 基底細胞腺癌にみられる S-100 蛋白陽性間質細胞
a：細胞巣辺縁には柵状配列がみられ，紡錘形細胞の疎な増生からなる"間質"との境界が明瞭である．
b：S-100 蛋白免疫染色．"間質細胞"が明瞭に陽性である．これらの細胞は筋上皮・基底細胞マーカー陰性である．

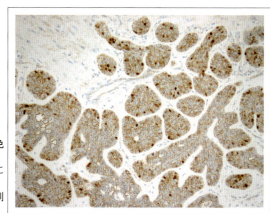

図8 基底細胞腺癌のβ-catenin 免疫染色
基底細胞あるいは筋上皮系細胞に散在性に核陽性細胞がみられる．膜あるいは細胞質陽性は陰性と判断する．

- S-100 蛋白陽性の"間質細胞"が存在する症例があり，診断の補助となる 図7．
- 基底細胞腺腫と同様に，基底細胞・筋上皮系細胞の核に散在性にβ-catenin が陽性に染まる（文献上 30〜100％の症例にみられる）図8．

鑑別診断

良性腫瘍

▶基底細胞腺腫（basal cell adenoma）

- 周囲への浸潤性，神経周囲浸潤，脈管侵襲の有無が鑑別点となる．そのため，細胞診や小型の針生検での鑑別は困難である．
- Ki-67 標識率が鑑別に役立つときがある．

基底細胞腺癌

導管上皮系細胞と筋上皮系細胞の二相性分化を示す腫瘍

→ 周囲浸潤性の増殖が判別できない（生検検体）
　→ 下記の多岐にわたる疾患からの鑑別を要する → 典型例を除けば良悪性含めて確定診断困難である

→ 周囲浸潤性の増殖はない
　→ 軟骨などの基質成分を伴う → 多形腺腫
　→ 軟骨などの基質成分を伴わない二相性腺管の増殖 → 基底細胞腺腫

→ 周囲浸潤性の増殖がある
　→ 高度な神経周囲浸潤，小型の角ばった核，濃縮したクロマチン，MYB/MYBL1-NFIB 融合遺伝子 → 腺様嚢胞癌
　→ 淡明な筋上皮細胞，管状・乳頭状主体の増殖，HRAS 変異 → 上皮筋上皮癌
　→ 細胞巣辺縁の柵状配列，丸みを帯びた核，S-100 蛋白陽性"間質細胞"の存在，β-catenin 核陽性所見 → 基底細胞腺癌

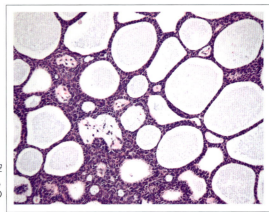

図9 基底細胞腺癌の篩状構造
腺様嚢胞癌よりもやや広い偽腺腔からなる篩状構造を形成しているが，この写真のみでは腺様嚢胞癌との鑑別は困難である．

悪性腫瘍

▶腺様嚢胞癌（adenoid cystic carcinoma）

- 基底細胞腺癌と同様に二相性分化を示す唾液腺悪性腫瘍である．
- 管状・篩状・充実型など増殖形態は類似する部分が多く，特に篩状構造を呈するときは慎重な鑑別を要する 図9．
- 基底細胞腺癌同様に浸潤を伴うが，神経に沿ったより広範囲の浸潤がみられることが多い．
- 腺様嚢胞癌は濃染するクロマチンと角ばった核を有しているが，基底細胞腺癌ではより空胞状で丸みを帯びた核形態を示す．

- 基底細胞腺癌は細胞巣辺縁の柵状配列を伴う.
- 腺様嚢胞癌では，扁平上皮や脂腺分化がみられることは例外的である.
- FISHなどで*MYB/MYBL1-NFIB*融合遺伝子を認めれば腺様嚢胞癌と診断できる.
- *β*-catenin の核陽性所見や *CTNNB1* 変異の存在は基底細胞腺癌を疑う所見である.

▶上皮筋上皮癌（epithelial-myoepithelial carcinoma）

- 基底細胞腺癌と同様に二相性分化を示す唾液腺悪性腫瘍である.
- 上皮筋上皮癌の筋上皮系細胞は淡明な胞体をもつ.
- 上皮筋上皮癌においても篩状構造を呈することもあるが，通常は管状あるいは乳頭状構造を呈する.
- 基底細胞腺癌にみられることがある S-100 蛋白陽性の"間質細胞"はない.
- *HRAS* 変異が高率にみられる．基底細胞腺癌には *HRAS* 変異はなく，一部で *CTNNB1* の変異がみられる.

治療，予後

- 断端陰性の局所切除で治癒可能であるが，1/3 の症例では局所再発がみられる.
- リンパ節転移や遠隔転移，腫瘍死はまれである.

（中黒匡人，長尾俊孝）

myoepithelial carcinoma

悪性唾液腺腫瘍

筋上皮癌

疾患の概要

- 筋上皮腫の悪性型で，腫瘍のほとんどが腫瘍性筋上皮細胞で構成される．
- 唾液腺腫瘍の1%に満たない，まれな組織型である．
- 多形腺腫や筋上皮腫から悪性化した症例が半数程度を占める．

染色体・遺伝子異常

- *EWSR1*遺伝子の再構成が明細胞型の症例で報告されている．
- 近年，*FGFR1-PLAG1*，*TGFBR3-PLAG1*，*ND4-PLAG1*融合遺伝子の検出が報告された．

臨床所見

■ 好発年齢，性
- 平均年齢は50歳代であるが，高齢者に多い．
- 性差はない．

■ 好発部位
- 耳下腺に好発するが，25%の症例は小唾液腺に発生する．
- 小唾液腺では口蓋に多い．

■ 臨床症状
- 通常，無痛性の腫瘤が耳下部や顎下部にみられ，時折，急速に増大することがある．
- 顔面神経へ侵襲があると，顔面神経麻痺が出現することもある．

■ 既往歴
- 約半数の症例で多形腺腫，筋上皮腫が先行病変として認められる．

■ 画像所見
- 境界不明瞭な分葉状や多結節性陰影を示す．
- 造影CT像で内部にenhanceされない嚢胞状やスリット状の陰影を示すことがある．

102 | 3章 唾液腺腫瘍の概要と鑑別診断

病理所見

■ 肉眼所見

- 割面は充実性・多結節状で，灰白色を呈し，通常被膜を有さない 図1 .
- 局所的に出血や壊死巣を伴うことや，囊胞性変化を示すこともある．
- 腫瘍の大きさは 0.9〜20 cm までみられ，平均径は約 3 cm である．

■ 組織学的所見

- 腫瘍は被膜を欠き，多結節性で圧排性の浸潤様式をとることが多い 図2a .
- 約半数の症例では同一腫瘍内に多形腺腫や筋上皮成分が存在する．
- 組織構築は充実性 図2b ，シート状 図2c ，胞巣状 図2b ，索状 図2d ，腺様，網状増殖など多彩である．
- 硝子様・基底膜様 図2e や粘液性の基質を伴うことも多い．
- 腫瘍胞巣の中心部に壊死や粘液腫様変性 図2f がみられることもある．
- 導管への分化は通常認められない．
- 多彩な腫瘍性筋上皮細胞がみられる．腫瘍は優位な組織型により，4つの亜型〔類上皮細胞型（epithelioid cell type），紡錘形細胞型（spindle cell type），類形質細胞型（plasmacytoid cell type），明細胞型（clear cell type）〕に分類される 図3 .
- 類上皮細胞型が約 55％と最も多く，残りは紡錘形細胞型，類形質細胞型，明細胞型がほぼ同率である．
- 各組織型はしばしば混在し，類上皮細胞型が混在することが多い．
- 類上皮細胞型は，類円形の核と好酸性の細胞質を有する．紡錘形細胞型は淡好酸性の細胞質で，細長い核をもち，明細胞型は豊富なグリコーゲンを有する．
- 扁平上皮 図4a や軟骨への分化がみられることがある．
- 細胞異型は軽度なものから高度で多形に富むものまでみられる 図4b, c .核分裂像は通常強拡大 10 視野 7 個以上で，神経侵襲 図4d ，脈管侵襲を認めることが多い．

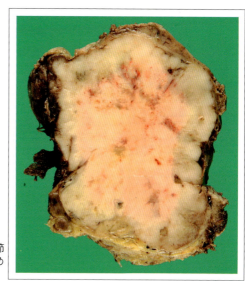

図1 筋上皮癌の肉眼所見
線維性被膜形成を欠き充実性・多結節状の灰白色の色調を呈する腫瘍を認める．

筋上皮癌 103

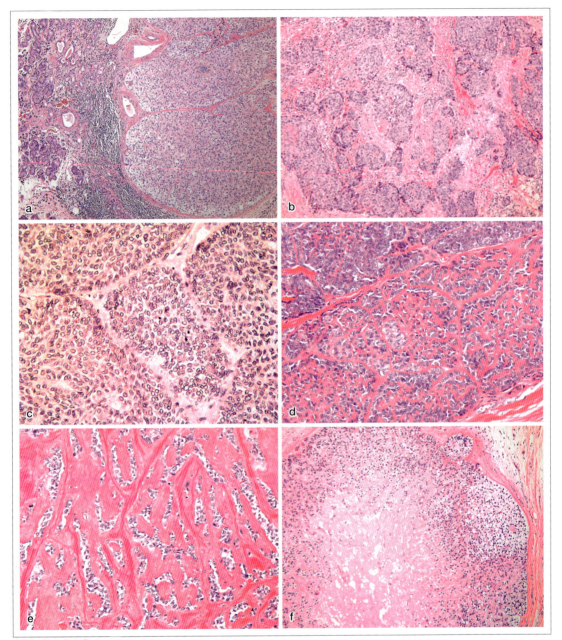

図2　筋上皮癌①
a：多結節状で圧排性浸潤を示す．
b：不整な充実性胞巣形成をみる．
c：シート状の増殖を認める．
d：索状の増殖を認める．
e：腫瘍の索状増殖と豊富な硝子様基質を認める．
f：胞巣中心部が壊死や細胞成分に乏しい粘液腫様変性をきたしている．

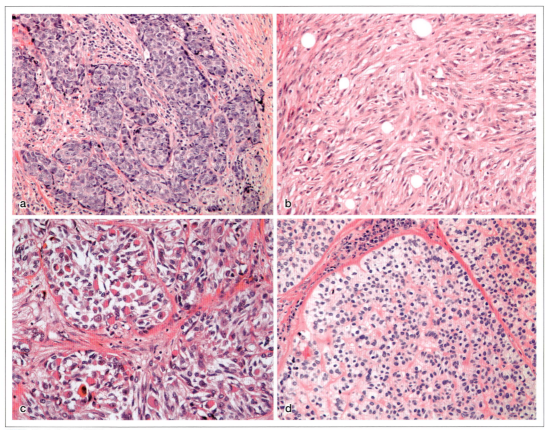

図3 筋上皮癌の亜型
a:類上皮細胞型　　b:紡錘形細胞型　　c:類形質細胞型（一部類上皮細胞が混在）　　d:明細胞型

■ 免疫組織化学

- pan-CK（AE1/AE3）がほぼ全例で陽性である 図5a .
- 腫瘍細胞は筋上皮への分化を示すため，特異性の高い筋上皮マーカーの α-smooth muscle actin（SMA）図5b , calponin 図5c , muscle specific actin（MSA），caldesmon，筋上皮・基底細胞マーカーの p63 図5d , p40, CK14 図5e , 非特異的筋上皮マーカーの S-100 蛋白 図5f , vimentin, GFAP が陽性である．CEA と desmin は通常陰性である．
- 特異的筋上皮マーカー α-SMA の反応は弱いことが多いが，非特異的筋上皮マーカーの S-100 蛋白，vimentin が多くの症例で陽性である．
- 症例により，筋上皮系マーカーの染色性が異なるため，可能な限り多くのマーカーの検索を行うことが望ましい．
- 枚数の限られた標本での検索では，pan-CK（AE1/AE3），calponin，α-SMA, p63 と S-100 蛋白の染色を行うと診断が進めやすい．
- Ki-67 標識率が 10％以上や p53 陽性細胞 50％以上であることが多い 図6 .

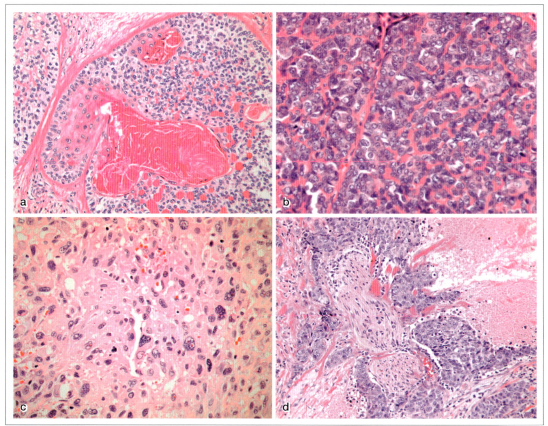

図4 筋上皮癌②
a：扁平上皮への分化を伴う．
b：腫瘍の細胞異型は軽度である．
c：多形に富む細胞がみられる．
d：腫瘍周囲の壊死と神経浸潤を認める．

診断のポイント

- 腫瘍の構成細胞のほとんどが悪性の筋上皮系細胞からなる腫瘍で，筋上皮腫の悪性型とみなされる．
- 多形腺腫や筋上皮腫からの悪性化が半数にみられる．
- 筋上皮系腫瘍のため，細胞形態は類上皮様，紡錘形，類形質細胞，明細胞型に大きく分類され，混在していることも多い．
- 筋上皮腫との鑑別の指標として，浸潤，壊死のほか，核分裂像強拡大7個以上やKi-67標識率10%以上が診断の目安となる．
- 多彩な細胞像を呈するため，細胞形態によって他の唾液腺腫瘍や肉腫など多くの疾患との鑑別が必要である．筋上皮癌は導管への分化がみられないことや，pan-CKが陽性で，筋上皮系マーカーが1つ以上陽性になることを手がかりとすると診断にたどり着きやすい．

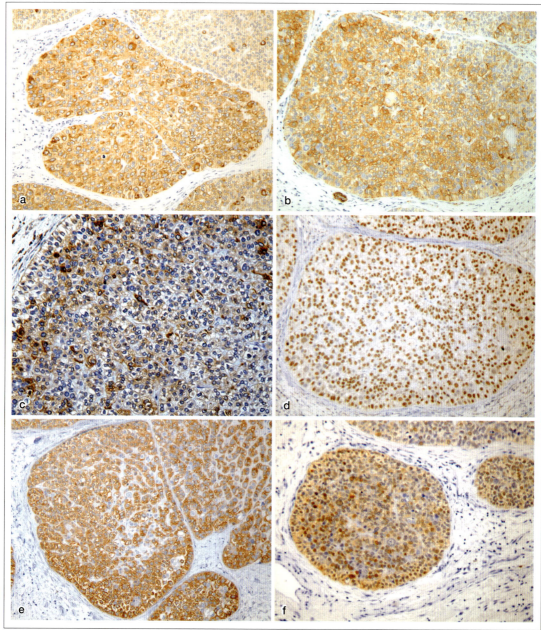

図5 筋上皮癌の免疫染色①
a：pan-CK（AE1/AE3）　　b：α-SMA　　c：calponin　　d：p63　　e：CK14　　f：S-100蛋白

鑑別診断

良性腫瘍

▶筋上皮腫（myoepithelioma）

- 周囲組織への浸潤，細胞異型が乏しく，壊死がみられない．

筋上皮癌 | 107

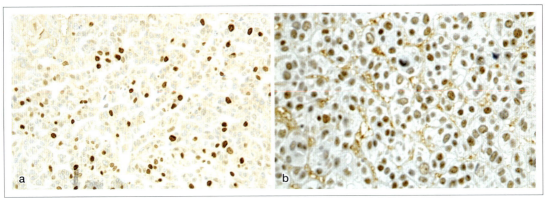

図6 筋上皮癌の免疫染色②
a：Ki-67　　b：p53

- 免疫染色で Ki-67 標識率が 10% 以下，p53 が 50% 以下である．

▶多形腺腫 （pleomorphic adenoma）

- 二相性腺管がみられる．
- 多形腺腫由来癌の可能性もあるため，多くの切片で評価を行う．

悪性腫瘍

- 細胞形態別に鑑別点を挙げる．主な免疫染色のマーカーについては，鑑別フローチャートを参照のこと．

■類上皮細胞型との鑑別

▶腺様嚢胞癌 （adenoid cystic carcinoma）

- 二相性腺管を有し，管状，篩状，充実性の構造がみられる．
- 角ばった濃染核がみられる．
- *MYB* の再構成が多くの症例で認められる．

▶基底細胞腺癌 （basal cell adenocarcinoma）

- 二相性腺管を有し，充実性，管状，膜性構造がみられる．
- 類円形核を有する．
- β-catenin が高率に核陽性所見を呈する．

▶多型腺癌 （polymorphous adenocarcinoma）

- 小唾液腺例がほとんどである．
- 管状，篩状や乳頭状構造がみられる．
- 筋上皮性分化は一般にない．

■肉腫様細胞の増殖（類上皮・紡錘形・類形質細胞型）との鑑別

- 筋上皮癌は pan-CK が陽性となるため，肉腫との鑑別は免疫染色で除外できるこ

とが多い.

▶平滑筋肉腫（leiomyosarcoma）

- 紡錘形細胞の束状配列，葉タバコ様の核を有する.
- α-SMA 陽性，S-100 蛋白陰性.

▶悪性末梢神経鞘腫（malignant peripheral nerve sheath tumor）

- 束状や wavy な紡錘形細胞の増殖がみられる.
- α-SMA 陰性，S-100 蛋白陽性.

▶形質細胞腫（plasmacytoma）

- 異型形質細胞様細胞の増殖を認める.
- immunogloblin 陽性，κ または λ 陽性.

▶滑膜肉腫（synovial sarcoma）

- 上皮性の分化がある.
- 二相性や単相性の細胞増殖がみられる.
- *SS18-SSX* 融合遺伝子の確認が有用である.

■明細胞型との鑑別

- 多くの腫瘍が挙げられ，組織形態および免疫染色と併せて鑑別を行う.

▶上皮筋上皮癌（epithelial-myoepithelial carcinoma）

- 二相性の腺管形成がみられる.

▶明細胞癌（clear cell carcinoma）

- 淡明な胞体を有する単一な腫瘍細胞の増殖よりなる低悪性の癌腫である.
- 多くの症例で *EWSR1-ATF1* 融合遺伝子がみられる.

▶粘表皮癌，明細胞型（mucoepidermoid carcinoma, clear cell type）

- 粘液細胞，中間細胞，類扁平上皮細胞の増殖を認める.
- *CRTC1/3-MAML2* 融合遺伝子の確認が有用である.

▶腺房細胞癌，明細胞型（acinic cell carcinoma, clear cell type）

- 腺房細胞よりやや小型の淡明～泡沫細胞の増殖がみられる.
- ジアスターゼ消化後 PAS 陽性の顆粒を認める.

▶オンコサイト癌（oncocytic carcinoma）

- 好酸性顆粒状の細胞質を有するオンコサイトの増殖がみられる.
- PTAH 染色，ミトコンドリア抗体が陽性である.

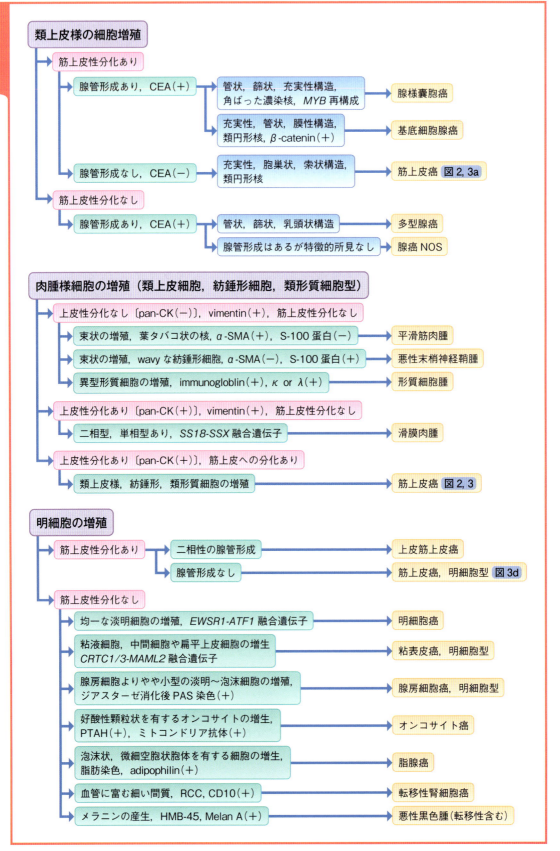

▶脂腺癌 (sebaceous carcinoma)

- 泡沫状，微細空胞状の胞体を有する細胞の増殖がみられる．
- 脂肪染色，adipophilin が陽性である．

▶転移性腎細胞癌 (metastasizing renal cell carcinoma)

- 血管に富む細い間質がみられる．
- RCC の免疫染色が有用で，CD10 も陽性である．

▶悪性黒色腫（転移性を含む）(malignant melanoma)

- メラニンの産生がみられる．
- HMB-45，Melan A が陽性である．

治療，予後

- 一般的に中〜高悪性度と考えられているが，症例によって生物学的態度はさまざまである．
- 予後因子として，壊死，細胞異型，細胞増殖能，浸潤の程度，神経周囲侵襲の有無が挙げられる．
- 多形腺腫や筋上皮腫の有無や組織型と予後との関連性はないとされる．
- しばしば再発がみられ，頸部リンパ節転移よりも遠隔転移化が高い（約30%）．遠隔転移の好発部位は肺である．

(矢田直美)

polymorphous adenocarcinoma/polymorphous low-grade adenocarcinoma：PA/PLGA

悪性唾液腺腫瘍
多型腺癌（多型低悪性度腺癌）

疾患の概要

- 乳頭状構造を含む多彩な増殖像を示す口腔の低悪性腺癌群を統合し，1984 年に Evans と Batsakis が提唱した疾患単位である．
- 小唾液腺の悪性腫瘍に占める割合は数〜20％，発生頻度は人種間で相当な差異があるとされ，本邦ではまれな腫瘍である．
- 多彩な組織構築を示し，いずれのパターンが主体を占めるかによって個々の症例間で組織像が著しく異なる．
- WHO 分類 1991（第 2 版）より掲載されたが，WHO 分類 2017（第 4 版）において low-grade の語句が削除され，多型腺癌（polymorphous adenocarcinoma）の名称となった．
- 唾液腺での改訂に先立って公表された乳腺腫瘍の WHO 分類でも同様の変更がなされている．
- 症例によって low-grade の表記を用いてもよい旨の記載があるが，どのような事例で可能なのか明確な基準は示されていない．広範な骨破壊をきたすような症例であっても最終的には予後良好であることが本来の疾患規定である．

臨床所見

■ 好発年齢，性
- 50〜60 歳代に好発し，女性に多くみられる．

■ 好発部位
- 口腔内の小唾液腺に発生し，6〜7 割は口蓋腺に集中する．
- 大唾液腺ではきわめてまれである．

■ 臨床症状
- ほとんどの場合，腫瘤形成を訴え，緩徐に増殖し，無痛性である．
- 被覆粘膜にびらんや潰瘍を生じることは少ない．

■ 画像所見
- 境界明瞭な腫瘤として描出されるが，口蓋に発生したものでは鼻腔・副鼻腔直下に及ぶ骨破壊がみられることもある．

3 章　唾液腺腫瘍の概要と鑑別診断

病理所見

■ 肉眼所見
- 通常明瞭な被膜を欠くが，浸潤傾向は一般に弱く，肉眼上境界明瞭な腫瘤を形成する．

■ 組織学的所見
- 腺様嚢胞癌に類似する篩状，索状，管状の構造がみられ 図1 ，細胞が1列に規則正しく配列する（indian-filing），血管あるいは末梢神経束を取り囲む同心円状（射的様）〔concentric whorl（targetoid arrangement）〕などのパターンに加えて cyclone-like pattern，流れるような配列（streaming）などの語句も用いられる．時に辺縁の palisading を伴う充実性胞巣もみられる．
- 多くの場合，多少なりとも乳頭嚢胞状を呈する領域が混在し，小型の嚢胞状構造内に乳頭状構造が突出する糸球体様パターン（glomerular-like pattern）は特徴的である 図2 ．
- 腺管は基本的には単層性で，重層化する場合でも，管腔上皮と筋上皮と形態的差異の明確ないわゆる「二層(相)性」は欠如する 図3 ．
- 一般に光顕上の形態からは筋上皮への分化はうかがい難いが，基底膜様物質の形成は種々の程度に認められ，充実性胞巣内に小型球状のものが散見されることもある．

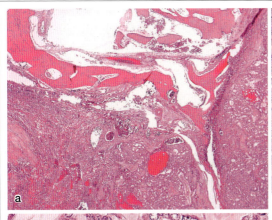

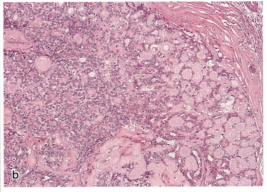

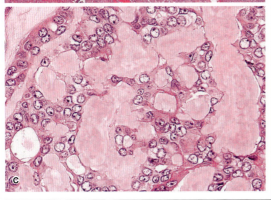

図1 多型腺癌の櫛状構造
a：腫瘍は不整な腺管および櫛状構造を形成しながら増殖し，右方顎骨への浸潤破壊がみられる．
b，c：腺様嚢胞癌の櫛状構造に類似した像を示す領域．b では下方に小腺管と胞巣構造が混在している．c では偽腺腔内に互いに癒合する不整な形状の基底膜様物質を含み，腫瘍細胞は淡く繊細な核クロマチンと小型の核小体を有する特徴的な核所見を示す．

多型腺癌 113

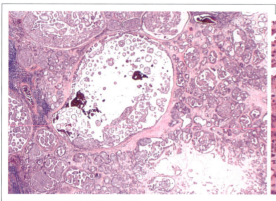
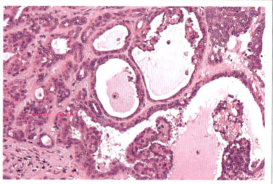

図2 多型腺癌の乳頭嚢胞状領域
乳頭嚢胞状の増殖が優位を占める領域．糸球体様パターンをとる構造の大きさや形状は種々さまざまである．

- 多彩な組織構築にかかわらず，基本的に細胞像は均質で，異型性，多形性，核分裂像に乏しい．
- 核は類円形ないし楕円形，核クロマチンは淡く，小型の核小体が1ないし2～3個みられる 図1c．
- 部分的に明細胞や基底細胞様細胞あるいは紡錘形細胞が混在することがあり 図4，時に化生性の粘液細胞もみられる．
- 間質も硝子様から粘液様まで症例によりさまざまである．
- WHO分類2005（第3版）では多型低悪性度腺癌の項目本文内で"cribriform adenocarcinoma of the tongue"が紹介され，同様のものが舌以外の種々の部位でも見い出されているが，一般に疾患単位としての独立性は認知されるに至らず，WHO分類2017（第4版）でもcribriform variantの名称で多型腺癌の亜型との位置づけに留まっている．組織学的には呼称のとおり篩状構造を主体とする組織像を示す．

■ 免疫組織化学

- S-100蛋白，vimentin，種々のcytokeratinが比較的広範かつ明瞭に発現し，組織

- 本邦ではまれな腫瘍だが，口腔ではその存在も念頭に置く必要がある．
- 一般に異型に乏しい点では多形腺腫と，構築上の類似点からは腺様嚢胞癌と誤認されやすいが，ともに腺管は二層性であり，この腺管の性状の差異を的確に見抜くことが重要である．
- 中等度の細胞質を有し，淡く繊細な核クロマチンも大きな特徴であり，この点もhyperchromaticな基底細胞様細胞を主体とする腺様嚢胞癌とは異なる．
- 免疫組織化学的にS-100蛋白，vimentin，p63が陽性である点も大きな特徴である．筋上皮の関与しない腫瘍にもこれらが陽性を示す症例も少なくはないため，二層性の欠如と基底膜様物質の形成といった筋上皮の関与というポイントで一見相反する特徴を的確に認識することも大きなヒントになる．
- p63（＋）/p40（－）の免疫染色パターンをとらえられれば生検標本でも鑑別診断上の有用性はある．

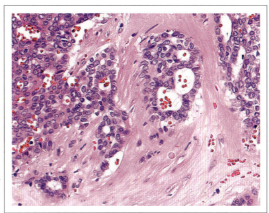

図3 多型腺癌の腺管構造
癒合傾向を示し，硝子化間質を背景に浸潤する腺管構造．明らかな二層(相)性は認められない．

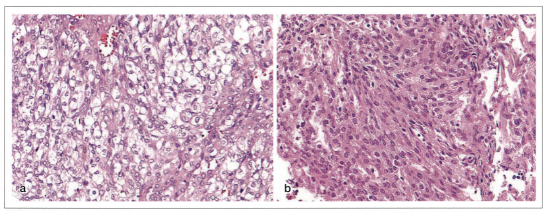

図4 多型腺癌の充実性領域
充実性領域には明細胞（a）や紡錘形細胞（b）が混在することもある．

　　構築とその中での局在には明確な関連はない．
- 一般に actin 陽性のものは少なく，陽性でも反応は限局性だが，GFAP 陽性のものがある．
- ほとんどの症例で p63 陽性，かつ p40 陰性である．

鑑別診断

良性腫瘍

▶多形腺腫（pleomorphic adenoma）

- 唾液腺腫瘍のなかで最も頻度の高い組織型で，特に口腔では被膜が欠落することが多いため，注意が必要である．
- 口腔では不明確なことも多いが，脂肪織や軟骨形成は多形腺腫特有である．
- 腺管には二層性がみられる．
- 基本的に浸潤性増殖を欠くため，神経周囲浸潤はみられない．

▶基底細胞腺腫 （basal cell adenoma）

- 索状配列や充実性胞巣は多型腺癌に類似する像を示すが，口腔では著しく頻度が低い．
- 腺管は二層性である．
- 特徴的な S-100 蛋白陽性の間質を有する．

悪性腫瘍

▶腺様囊胞癌 （adenoid cystic carcinoma）

- 唾液腺悪性腫瘍のなかで頻度が高く，口腔にも多いため注意が必要である．
- 構造的に多型腺癌に類似するが，乳頭状構造は少なく，腺管は二層性である．
- 基底細胞様細胞を主体とし，全体としては好塩基性色調が強い．

▶筋上皮癌 （myoepithelial carcinoma）

- 構造的に多型腺癌に類似するが，乳頭状構造は少なく，腺癌としての明確な特徴を示さない．
- 細胞形態はさらに多彩である．

▶上皮筋上皮癌 （epithelial-myoepithelial carcinoma）

- 組織像は多彩で，時に口腔にもみられる．
- 通常明細胞を主体とし，腺管は二層性である．

▶基底細胞腺癌 （basal cell adenocarcinoma）

- 口腔では著しく頻度が低く，組織学的特徴は基底細胞腺腫に類似する．

▶腺癌 NOS （adenocarcinoma, NOS）

- このなかでも特に旧来の囊胞腺癌に相当するものが多型腺癌との鑑別を要する．
- これらは二層性を欠き，囊胞状構造とともに乳頭状構造を伴う．
- 同様に扁平上皮化生を伴う場合 p63 は陽性だが，基本的に筋上皮系マーカーは陰性である．

▶腺房細胞癌 （acinic cell carcinoma）

- 二層性を欠き，囊胞状構造とともに乳頭状構造を伴う．
- 好塩基性のチモーゲン様顆粒を有する腺房類似細胞が出現する．
- まれに S-100 蛋白陽性のものもあるが，一般にほかの筋上皮系マーカーは陰性である．

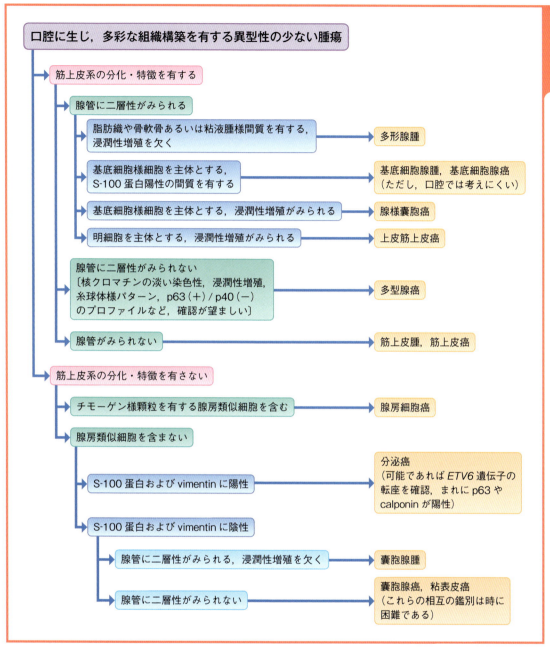

▶ 分泌癌 (secretory carcinoma)

- 二層性を欠き，囊胞状構造とともに乳頭状構造を伴う．
- 免疫組織化学的にS-100蛋白およびvimentin陽性のことが多いため，大唾液腺においても多型腺癌と誤認の可能性がある．
- ごくまれにp63やcalponin陽性のものもある．
- *ETV6*の転座を主体とする遺伝子変異がみられる．

▶**粘表皮癌**（mucoepidermoid carcinoma）

- 唾液腺悪性腫瘍のなかで最も頻度の高い組織型で，口腔にも多いため注意が必要である．
- 二層性を欠き，低悪性型では異型が軽度で，囊胞状構造とともに多彩な増殖像を示す．
- 扁平上皮系細胞を含むため多くは p63 陽性であるが，S-100 蛋白や vimentin は通常陰性である．

治療，予後

- 一般に完全な切除がなされれば予後は良好で，腫瘍径は予後に影響しない．
- しばしば再発し，初発から平均 7 年間で約 1 割に再発がみられるとされる．
- リンパ節転移も 2 割前後の頻度だが，遠隔転移はきわめてまれである．
- 高悪性転化（脱分化）を伴わない限り，現病死はまずない．

（原田博史）

carcinoma ex pleomorphic adenoma：CXPA

悪性唾液腺腫瘍
多形腺腫由来癌

疾患の概要

- 唾液腺腫瘍全体の 3.6％（0.9〜14％），唾液腺悪性腫瘍の 12％（2.8〜42.4％）を占め，12％（7〜27％）の症例が再発性多形腺腫から発生する．
- 組織学的には，先行する多形腺腫の存在とともに，その中にあるいはそこから被膜外に癌腫成分が認められる一連の病態に付けられる疾患名である．
- 癌腫の浸潤の程度により被膜内癌（導管内癌を含む），微小浸潤癌（被膜より 4〜6 mm）および広範浸潤癌（＞6 mm）に分けられ，浸潤の有無により予後が異なる 図1 ．
- 本稿での「導管内癌」は，多形腺腫の二層性腺管の内層成分だけに腺上皮系悪性腫瘍を認める場合に用いるものとする．WHO 分類 2017（第 4 版）に記載されている de novo 発生の「導管内癌」の意味ではない．
- 多形腺腫の約 5％が悪性転化するとされている．発生する浸潤癌成分の組織像は多種多様であるが，唾液腺導管癌である場合が多い．
- 被膜外浸潤癌の場合には，de novo 発生の癌腫との鑑別が必要である．

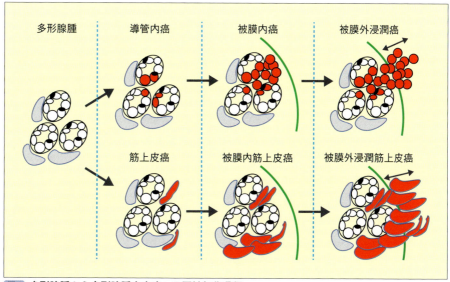

図1 多形腺腫から多形腺腫由来癌への悪性転化過程
導管系癌腫は導管内癌，被膜内癌，被膜外浸潤癌へと進展する．一方，筋上皮系癌腫は被膜内癌から被膜外浸潤癌に進展するが，理論上，導管内癌はありえない（赤が悪性細胞，緑線が多形腺腫の被膜）．

- 被膜外浸潤癌の典型的臨床経過としては，長期にわたり無痛性の腫瘤を自覚するも放置していた後に，急速に増大するケースが多い．
- 導管内癌や被膜内癌の場合の臨床経過は，通常の多形腺腫と同様である．

染色体・遺伝子異常

- 多形腺腫由来癌は，多形腺腫の悪性転化のモデルとして考えられ，特に被膜外浸潤癌（導管系癌腫の場合）では，HER2 の過剰発現や遺伝子増幅が多い．p53 蛋白の異常蓄積や *TP53* 遺伝子の点突然変異あるいは遺伝子欠損も被膜外浸潤癌成分で認められる．
- 近年，*MDM2* 遺伝子の増幅，High-Mobility Group Protein AT-hook2 (*HMGA2*)-*WIF1* 融合遺伝子の存在や *HMGA2* 遺伝子の増幅，Pleomorphic adenoma gene 1 (*PLAG1*) と *c-Myc* の遺伝子増幅などが主に導管癌系の被膜外浸潤癌で報告されている（免疫染色では PLAG1 蛋白は陰性化するとの報告もある）．
- 先行する多形腺腫からの筋上皮癌の発生における遺伝子異常については詳細は不明であるが，fibroblast growth factor receptor 1 (*FGFR1*) 遺伝子の増幅を認めたとの報告がある．

臨床所見

■ 好発年齢，性
- 50~70 歳代に好発し，30 歳以下の発生はまれである．女性にやや多い．
- 患者の平均年齢は多形腺腫より約 15 歳高い．

■ 好発部位
- 耳下腺に最も多く（70％）発生するが，顎下腺，舌下腺，小唾液腺にも発生する．
- 涙腺や気管にもまれに発生する．

■ 臨床症状
- 10~30 年にわたる唾液腺腫瘤を放置しており，急激な腫瘤の増大をきたし，顔面神経麻痺や有痛性になるなどの場合や潰瘍形成を認める場合には，多形腺腫の悪性転化，すなわち多形腺腫由来癌を臨床的に考える．
- 導管内癌や被膜内癌の場合には，臨床症状は多形腺腫と同様に緩徐に増大する腫瘤として触知され，神経症状などは示さない．

■ 既往歴
- 長期無治療あるいは術後再発の多形腺腫の既往がある場合に限る．

■ 画像所見
- 被膜外浸潤癌では，結節状~不整形の境界不明瞭な充実性腫瘤として認められる．先行する多形腺腫を示す所見として，MRI T2 強調像で，球状の著明な信号低下領域を認める場合がある．
- 導管内癌や被膜内癌では通常の多形腺腫と同様の画像所見を呈する．

病理所見

■ 肉眼所見

- 腫瘍径は1~10 cm程度で，被膜外浸潤が高度な場合には腫瘍径が大きい傾向にある．
- 導管内癌や被膜内癌の場合には，通常の多形腺腫と同様の肉眼所見であるが，性状や色調の変化，壊死を思わせる領域が認められることがある 図2a．
- 被膜外浸潤癌の場合には，被膜を欠く境界不明瞭な充実性腫瘤として認められ，割面では白色調であり，出血・壊死を認めるが，その中に，多形腺腫の存在を示唆する球状の構造物を認めることが多い 図2b．特に多形腺腫が長期にわたり存在していた場合には，硝子化結節となり，nodule-in-noduleの像を呈する場合がある 図3．
- 時に囊胞形成をみる．

■ 組織学的所見

- 多形腺腫由来癌は組織学的に「導管内癌」「被膜内癌」および「被膜外浸潤癌」に分類され，発生した癌腫成分の組織像から「唾液腺導管癌」「腺癌」などの高悪性度腺系悪性腫瘍，筋上皮細胞系への分化を示す「筋上皮癌」「上皮筋上皮癌」などの低悪性度悪性腫瘍，上皮性・間葉系成分の両方に悪性転化を認める「癌肉腫」などに分類される．しかし，癌腫成分としてはほとんどが「唾液腺導管癌」（8割）と「筋上皮癌」（2割）である．
- 被膜外浸潤癌では，WHO分類第3版では被膜より1.5 mm，第4版では被膜より<4~6 mm浸潤している場合が微小浸潤癌と規定されている．それ以上の浸潤を示す場合には広範浸潤癌として扱う．
- **導管内癌** 乳腺の非浸潤型導管癌や唾液腺導管癌に伴う非浸潤・導管内成分に似た組織像を示す．多形腺腫の二層性の導管内の内層細胞に相当する部分に，好酸性の細胞質と中等度~高度の核異型を示す悪性の導管上皮が，充実性~篩状に増殖する状態で，その周囲を既存の多形腺腫の良性筋上皮細胞が取り囲む 図4．コ

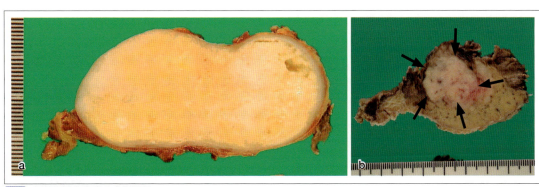

図2 多形腺腫由来癌の肉眼所見
a：被膜内癌．境界明瞭な腫瘤であるが，内部に壊死を思わせる黄色調の部分を認める．
b：被膜外浸潤癌．耳下腺に浸潤する乳白色の境界やや不明瞭な腫瘍の中に球状の白色の結節性病変（多形腺腫の痕跡）を認める（➡）．

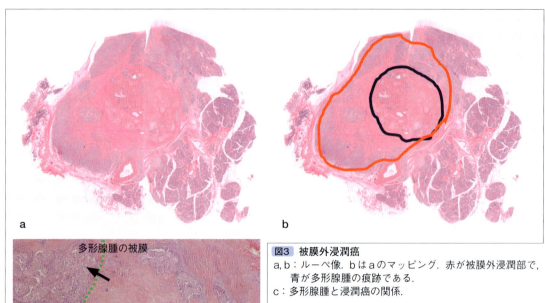

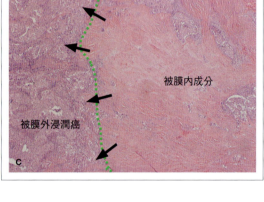

図3 被膜外浸潤癌
a,b：ルーペ像．bはaのマッピング．赤が被膜外浸潤部で，青が多形腺腫の痕跡である．
c：多形腺腫と浸潤癌の関係．

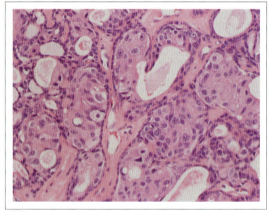

図4 導管内癌の組織学的所見
異型の著明な好酸性の大型導管上皮細胞とその周囲に異型の弱い筋上皮細胞/基底細胞を認める．

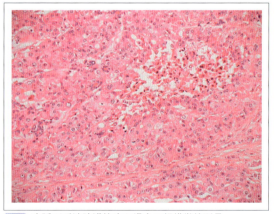

図5 癌腫が唾液腺導管癌の場合の組織学的所見
好酸性で，やや大型の異型の著明な導管上皮が断頭分泌を示しながら，増殖している．内部にコメド壊死を認める．

メド壊死を示すこともある．免疫染色にて，良性筋上皮細胞を同定することが重要である．

・唾液腺導管癌　被膜内癌や被膜外浸潤癌のほとんどが，この組織像をとる．アポクリン化生を示し，好酸性で大型の細胞質と高度な核異型，明瞭で腫大した核小

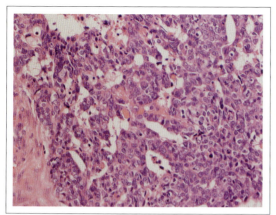

図6 癌腫が腺癌の場合の組織学的所見
異型の著明な導管上皮細胞が不明瞭な篩状・シート状に増殖している．

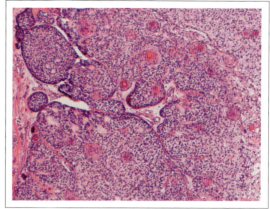

図7 癌腫が筋上皮癌の場合の組織学的所見
淡明な細胞質を有する異型細胞がシート状・分葉状に増殖しており，ところどころに扁平上皮化生を示す．明細胞型筋上皮癌である．

体を有する悪性導管上皮細胞の浸潤性増殖からなる．コメド壊死や篩状構造，充実性増殖を示す 図5 ．*de novo* 発生の唾液腺導管癌と同様の組織像で，特に被膜外浸潤癌では，周囲組織への破壊的増殖・浸潤，神経周囲浸潤，脈管侵襲，健常唾液腺の導管内への進展がしばしば認められる．

- **腺癌** 本稿では WHO 分類第 4 版での「腺癌 NOS」という意味ではなく，特徴的な構造や組織構築を欠く導管上皮系悪性腫瘍という意味で用い，第 3 版での「嚢胞腺癌」や「粘液腺癌」「腸型腺癌」は除く．唾液腺導管癌の特徴を欠く腺癌で，管状，胞巣状あるいは索状に増殖する腫瘍を指す，「いわゆる高悪性度腺癌」という意味合いである 図6 ．

- **筋上皮癌** 分葉状の膨張性増殖を示し，好塩基性の粘液腫様間質や好酸性の硝子化間質を伴い，紡錘形，類上皮様，類形質細胞様あるいは明細胞からなる腫瘍細胞が，シート状，胞巣状，索状あるいは偽腺管状に配列して増殖する 図7 ．壊死や核分裂像を伴う．粘液腫様間質は alcian blue 染色陽性だが，mucicarmine 染色は陰性である．時に扁平上皮化生が目立つ場合がある．

- **上皮筋上皮癌** 上皮筋上皮癌も多形腺腫と同様に二層性腺管構造を示す．多形腺腫に被膜外浸潤があり，浸潤癌が二層性腺管構造をとり，壊死などを認める場合には，上皮筋上皮癌が癌腫成分として発生した可能性がある．通常，外層細胞が淡明な細胞質を有する筋上皮細胞で，内層細胞がやや小型の導管上皮細胞であるが，*de novo* 発生の上皮筋上皮癌よりも異型度が高い傾向にある．

- **癌肉腫** まれであるが，上皮成分として腺癌，扁平上皮癌や未分化癌などが混在し，間葉様成分として軟骨肉種や未分化多形肉腫あるいは粘液肉腫（myxosarcoma）などに相当する異型細胞の増殖が認められる腫瘍が，多形腺腫から発生することがある 図8 ．

- **扁平上皮癌** 唾液腺に純粋な扁平上皮癌が発生することは非常にまれであり，多形腺腫から発生することはさらにまれである．組織像は頭頸部粘膜に発生する扁平上皮癌と同様で，棘細胞への分化と角化を種々の程度に示す．時に棘融解型扁

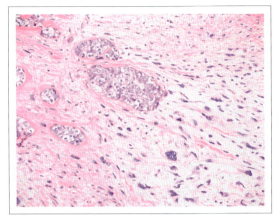
図8 癌腫が癌肉腫の場合の組織学的所見
淡明な導管上皮細胞の胞巣状の増殖をその周囲の異型紡錘形細胞の増殖からなる腫瘍を認める．

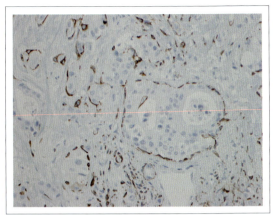
図9 導管内癌のCK5/6免疫染色
癌細胞の周囲の異型の弱い筋上皮細胞/基底細胞に陽性となる．癌腫は導管内に位置することがわかる．

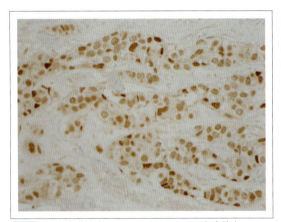
図10 唾液腺導管癌のandrogen receptor免疫染色
核に陽性である．

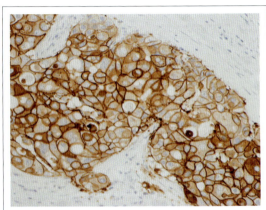
図11 唾液腺導管癌のHER2免疫染色
細胞膜に強陽性である．

平上皮癌の像や腺扁平上皮癌の像を示す場合がある．多くの場合，被膜内の癌腫成分は唾液腺導管癌であり，被膜外浸潤癌成分が扁平上皮癌からなる．

・**低分化癌** WHO分類2017でいうところの「低分化癌」とは「小細胞癌」「大細胞癌」および「未分化癌」を指す．きわめてまれに大細胞癌や未分化癌が発生するとの報告がある．

■ 免疫組織化学

- 導管内癌では，癌腫成分はEMAやcytokeratin（CK）7に陽性であるが，癌腫成分の周囲にはCK14やCK5/6あるいはp63，p40などで陽性になる良性の（多形腺腫の）筋上皮細胞が認められる **図9** ．
- 癌腫成分が唾液腺導管癌の場合には，androgen receptor（AR）**図10**，gross cystic disease fluid protein（GCDFP）-15が陽性になり，HER2も2+〜3+になることが多い **図11** ．
- 癌腫成分が腺癌である場合には，GCDFP-15やARは陰性であり，CK7やEMAのみが陽性であることが多い．

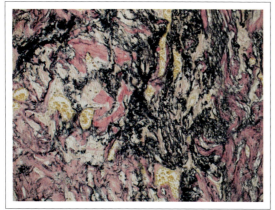

図12 多形腺腫由来癌における EvG 染色
多形腺腫の部分は EvG 染色で，著明な弾性線維の凝集（elastosis）を示す．

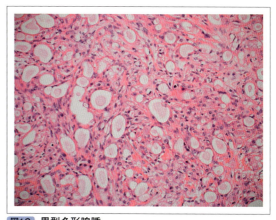

図13 異型多形腺腫
歪な形状の腺管構造を認める．腺細胞は核の大小不同などの中等度の細胞異型を示し，胞体は好酸性である．癌とまではいえない．

- 癌腫成分が筋上皮癌である場合には，CK14, CK5/6, S-100 蛋白, vimentin, α-smooth muscle actin（α-SMA），p63, calponin, glial fibrillary acidic protein（GFAP）などの筋上皮マーカーが種々の程度に陽性になる．
- 癌腫成分が上皮筋上皮癌である場合には，外層細胞が筋上皮マーカーに陽性で，内層細胞が EMA や CK7 に陽性である．多形腺腫に比べると，Ki-67 標識率はやや高い．
- 癌腫成分が扁平上皮癌である場合には，CK5/6 や高分子ケラチン，p63, p40 などの扁平上皮マーカーが陽性になるが，α-SMA や calponin などの筋上皮マーカーは陰性である．

> **診断のポイント**
> - 多形腺腫の痕跡あるいは共存を見つけることが必須である．そのためには腫瘍内に硝子化間質を認めた場合，EvG 染色などの弾性線維染色で elastosis を確認することや CK14, p63 陽性の良性の腫瘍性筋上皮細胞を確認することが重要である 図12 .
> - 肉眼的に多形腺腫に見えても，導管内癌や被膜内癌の場合があるので，色調の変化や壊死を思わせる黄色調・顆粒状物を認めた場合には全割するべきである．
> - 壊死性多形腺腫では良性の多形腺腫成分にも反応性の異型を認めることがしばしばあるので，壊死所見のみではなく，Ki-67 などで腫瘍性異型か反応性異型かを確認する必要があるが，その鑑別はしばしば困難である．そのような場合には，p53 や HER2 免疫染色を追加すべきである．
> - 多形腺腫由来では約 7 割が唾液腺導管癌であるので，悪性腫瘍（特に導管内癌や被膜内癌）の存在を疑う場合には，最低，AR, GCDFP-15, HER2, p53 および Ki-67 の免疫染色を施行すべきである．
> - 報告では約 2 割に筋上皮癌が発生するとされている．しかし，筋上皮癌が発生する場合には，導管内癌ではなく，被膜内癌や被膜外浸潤癌の形をとる．特に被膜内癌では異型多形腺腫との鑑別が必要な場合があり，後者は通常，内層の導管上皮細胞に異型を認めることが大部分である．また，診断には複数の筋上皮マーカーの免疫染色が必要である．

- 癌腫成分が低分化癌である場合には，chromogranin A，synaptophysin，CD56 などの神経内分泌マーカーや pan-CK が種々の程度に陽性になる．

鑑別診断

良性腫瘍

▶多形腺腫（pleomorphic adenoma）

- 多形腺腫には時に bizarre な大型核を有する細胞が孤立・散在性に認められることがあるが，これは悪性の指標にはならない．
- 被膜を欠いて，粘液腫様成分や腫瘍性筋上皮細胞が周囲脂肪組織に直接，接していることもあるが，核異型がない場合には，これも多形腺腫では悪性の根拠にはならない．

▶異型多形腺腫（atypical pleomorphic adenoma）

- 二層性腺管構造の内層細胞や腫瘍性筋上皮細胞に軽度の異型を認めたり，または中等度～高度な異型を限局性に認めたりする場合には，多形腺腫と悪性転化の中間的な疾患概念として，異型多形腺腫と呼称することがある 図13 ．
- p53 蛋白の核内異常蓄積，GCDFP-15 や AR などの陽性所見を認めることがあるが，通常は HER2 の発現は認めないことが多い．
- Ki-67 標識率もやや高い傾向にあるが，被膜内であれば，臨床的には良性の多形腺腫と同様に扱って構わない．

▶転移性多形腺腫（metastasizing pleomorphic adenoma）

- WHO 分類第 3 版までは，転移性多形腺腫は悪性腫瘍に分類されていたが，第 4 版では，良性腫瘍として多形腺腫の項目に記載されている．
- 組織像は転移巣でも良性の多形腺腫と同様であり，多形腺腫由来癌のような明らかな悪性像はとらない．また，転移をしていても通常，予後は良好である．

悪性腫瘍

▶ほかの *de novo* 癌（*de novo* carcinoma）

- 前述の癌腫（唾液腺導管癌，腺癌，筋上皮癌，上皮筋上皮癌，扁平上皮癌，低分化癌，癌肉腫など）成分のみからなる *de novo* 発生の悪性腫瘍はすべて，鑑別診断に入ってくる．
- 多形腺腫の痕跡がある場合には，多形腺腫由来癌と診断され，*de novo* 癌には分類されない．良性の多形腺腫の組織像が明らかでなくても，硝子化間質がある場合やその中に異型の弱い筋上皮細胞がみられる場合には多形腺腫由来癌となる．

126　3 章　唾液腺腫瘍の概要と鑑別診断

多形腺腫由来癌

多形腺腫から腺癌や筋上皮癌が発生した場合の病態の総称

導管内に異型導管上皮細胞の増殖．被膜に部分的欠如

- 大型で bizarre な核の細胞を一部に認めるのみ → 多形腺腫

- 軽度異型導管上皮細胞がびまん性．中等度の異型導管上皮細胞が限局性．HER2（−）or（1＋）．Ki-67 標識率がやや高い → 異型多形腺腫 **図13**

- 導管内に高度な異型導管上皮細胞の増殖．HER2（2＋〜3＋），AR（＋），GCDFP-15（＋），Ki-67 標識率が高い → 多形腺腫由来癌（導管内癌で唾液腺導管癌の場合）

導管の外層部分に異型筋上皮細胞の増殖

- 部分的な場合．N/C 比が低い → 多形腺腫あるいは富細胞性多形腺腫

- 軽度異型細胞がびまん性．中等度の異型細胞が限局性．Ki-67 標識率がやや高い → 異型多形腺腫 **図13**

- 被膜内に留まる異型筋上皮細胞の増殖．KI-67 標識率が高い → 多形腺腫由来癌（被膜内癌で筋上皮癌の場合）

転移あり

- 転移巣も良性の多形腺腫の組織像 → 転移性多形腺腫

- 転移巣は異型の著明な導管上皮細胞あるいは筋上皮細胞からなる．Ki-67 標識率が高い → 多形腺腫由来癌

異型の著明な導管上皮細胞あるいは筋上皮細胞の増植

多形腺腫の痕跡あり

- 球状の硝子化構造．EvG 染色で elastosis あり．異型の弱い筋上皮細胞 → 多形腺腫由来癌（被膜外浸潤癌の場合）

多形腺腫の痕跡なし

- 高度な異型を示す導管上皮からなる癌．好酸性の細胞質．AR（＋），GCDFP-15（＋），HER2（2＋〜3＋） → *de novo* の唾液腺導管癌

- 高度な異型を示す導管上皮からなる癌．CK7（＋），EMA（＋） → *de novo* の腺癌（NOS）

- 高度な異型を示す筋上皮からなる癌．α-SMA（＋），CK14（＋），S-100 蛋白（＋），vimentin（＋） → *de novo* の筋上皮癌

- 異型を示す導管上皮と筋上皮とからなる二層性の癌．内層細胞は CK7（＋），EMA（＋）で外層細胞は淡明で筋上皮マーカー陽性 → *de novo* の上皮筋上皮癌

- 高度な異型を示す扁平上皮からなる癌 → *de novo* の扁平上皮癌あるいは転移性扁平上皮癌

- 高度な異型を示す癌腫と肉腫様の混在した腫瘍 → *de novo* の癌肉腫

- 高度な異型を示す分化の悪い癌．chromogranin-A（＋），synaptophysin（＋），CD56（＋） → *de novo* の低分化癌

- 多形腺腫ではなく基底細胞腺腫と癌腫がある場合．β-catenin の核陽性像．高度な異型を示す導管上皮からなる癌．AR（＋），GCDFP-15（＋），HER2（＋）or EGFR（＋） → 基底細胞腺腫由来癌（唾液腺導管癌の場合）

- 多形腺腫ではなく，2 種類の癌腫が共存する場合．PLAG1（−） → 高悪性度転化癌あるいは混成癌

多形腺腫由来癌 | 127

▶ **基底細胞腺腫由来癌**（carcinoma ex basal cell adenoma）

- きわめてまれであるが，基底細胞腺腫から癌腫（腺様嚢胞癌のほか，唾液腺導管癌）が発生する場合がある．
- 発生母地が基底細胞腺腫であることを組織学的に確かめると同時に，免疫染色で，β-catenin が核に陽性になることを確認すべきである．

▶ **高悪性度転化癌**（carcinoma with high-grade transformation）
あるいは混成癌（hybrid carcinoma）

- まれな癌腫である．
- 高悪性度転化癌は以前は「脱分化癌」とも呼ばれていたが，低悪性度の癌腫に隣接して高悪性度の癌腫が存在する病態である．この場合ではあくまでも低悪性度の癌腫が発生母地になっている点に注意する．
- 混成癌は典型的な組織像の悪性腫瘍が2種類以上共存している病態であり，この場合でも，ともに悪性腫瘍である点，多形腺腫（の痕跡）がみられない点に注意する．

治療，予後

- 導管内癌の場合には，基本的に多形腺腫内に癌腫が限局しているので，多形腺腫に準じた浅葉切除術や部分切除術が行われる．
- 被膜内癌ではまれにリンパ節に転移を認める場合があるので，腫瘍切除に加えて，予防的郭清術が推奨されるが，術前にはその判断は困難である．
- 微小浸潤癌ではリンパ節や遠隔転移の頻度は低く，おおむね予後は良好であるが，少ないとはいえ転移を起こす可能性があるので，追加治療や注意深い経過観察が必要である．
- 広範浸潤癌は悪性度の高い腫瘍であるので，耳下腺全摘や拡大手術および十分なリンパ節郭清が必須である．
- 広範浸潤癌は70〜80%でリンパ節転移を認め，70%で局所再発や遠隔転移を起こす．5年生存率は21〜65%である．
- 再発例や切除不能例に対しては，近年，分子標的治療薬が試みられている．HER2陽性の広範浸潤癌にはトラスツズマブを，AR陽性の広範浸潤癌には抗アンドロゲン遮断薬を投与する治験が行われており，一定の成績が報告されている．
- pT因子については，腫瘍径による分類ではなく，浸潤度で規定すべきである点に注意しなければならない．

（草深公秀）

salivary gland lymphoma

悪性唾液腺腫瘍

唾液腺リンパ腫

疾患の概要

- 唾液腺原発のリンパ腫はまれな疾患で，唾液腺悪性腫瘍の2〜5%を占める.
- Sjögren 症候群を同時性，異時性に合併して発症する症例と，*de novo* に発症する症例があるが，後者が多い.
- 耳下腺に発症するものが最も多く，顎下腺がそれに次ぐ.
- 耳下腺部に発症するリンパ腫は唾液腺から発生する場合と耳下腺内リンパ節から発生する場合とがあるが，どちらからか区別できないことも多い.
- 片側あるいは両側の唾液腺に病変がみられる限局性病変がほとんどで，進行期の唾液腺病変は唾液腺以外の臓器からの転移の可能性がある.

臨床所見

■ 好発年齢，性
- 50歳以上の高齢者に好発し，やや女性に多い.
- Sjögren 症候群を背景に発症する症例は，特に女性優位である.
■ 臨床症状
- 無痛性の唾液腺腫脹や唾液腺腫瘤が最も多く，前者はしばしば両側性で，硬い.
- 頸部リンパ節腫脹を伴うこともある.
- 唾液腺周囲に浸潤すると，顔面神経麻痺や疼痛などを訴えることがある.

病理所見

■ 肉眼所見
- 充実性の硬い腫瘤が形成される.
- 割面は白色〜灰白色の充実性腫瘤で，唾液腺組織との境界は明瞭なことが多いが，一部で周囲に浸潤し，不明瞭となることもある.
■ 組織学的所見
- B 細胞性リンパ腫がほとんどであり，T 細胞性リンパ腫や Hodgkin リンパ腫はごくまれである.
- B 細胞性のなかでも MALT リンパ腫（extranodal marginal zone lymphoma of MALT）図1〜3，濾胞性リンパ腫（follicular lymphoma）図4a，びまん性大細胞

唾液腺リンパ腫　129

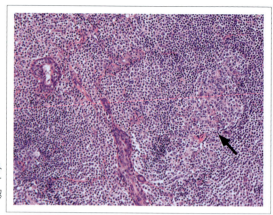

図1 MALTリンパ腫
リンパ濾胞（➡）周囲に残存する外套帯と，外側に明るい胞体を有する centrocyte-like cell の増殖が認められる．

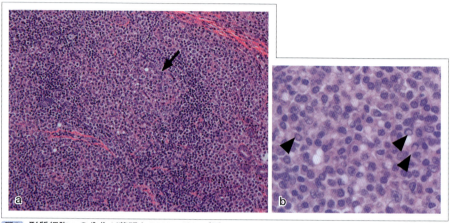

図2 形質細胞への分化が著明な MALT リンパ腫
a：リンパ濾胞（➡）周囲に多数の形質細胞の浸潤を認める．
b：強拡大．形質細胞に Dutcher body（▶）を認める．

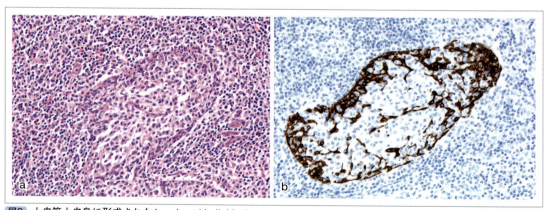

図3 上皮筋上皮島に形成された lymphoepithelial lesion
a：HE染色　　b：pan-CK（AE1/AE3）

型B細胞性リンパ腫（diffuse large B-cell lymphoma：DLBCL）**図5a** が多い．
- Sjögren 症候群を背景に発症する唾液腺リンパ腫は MALT リンパ腫が最も多く，背景に myoepithelial islands が観察される〔リンパ上皮性唾液腺炎（lymphoepithelial sialadenitis）〕．

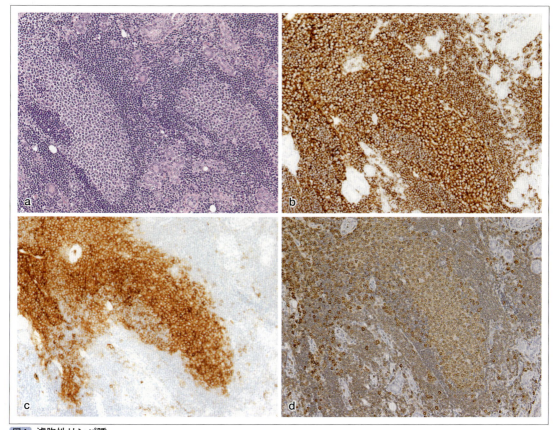

図4 濾胞性リンパ腫
a：HE染色　　b：CD20　　c：CD10　　d：bcl-2

- 腫瘍は唾液腺実質を破壊性に腺房細胞や導管を置き換えて増殖する．また，神経周囲侵襲を示すこともある．進行すると，周囲結合組織や脂肪組織にも浸潤する．
- MALTリンパ腫では腫瘍の増殖巣の中に反応性リンパ濾胞の残存がしばしば確認される．
- 反応性リンパ濾胞内に腫瘍細胞が浸潤し，集簇してみられることがある（follicular colonization）．
- 腫瘍細胞は成熟小リンパ球よりやや大きく，核に軽度のくびれがみられ，わずか

診断のポイント

唾液腺MALTリンパ腫におけるリンパ上皮性病変

・唾液腺MALTリンパ腫の約半数はSjögren症候群を背景に発症する．
・Sjögren症候群の唾液腺病変では導管上皮が増殖し，上皮細胞間へ小リンパ球の浸潤した，上皮筋上皮島と呼ばれる特徴的な病変がみられる．
・唾液腺MALTリンパ腫においても，この上皮筋上皮島の部位にlymphoepithelial lesionが形成される．このlymphoepithelial lesionの特徴はmonocytoid B-cellが主に集簇していることで，周囲よりも明るい部位として観察される．進行すると周囲に拡大していき，lymphoepithelial lesion同士が融合するようになる．このような所見がみられる場合，唾液腺MALTリンパ腫の可能性が高い．

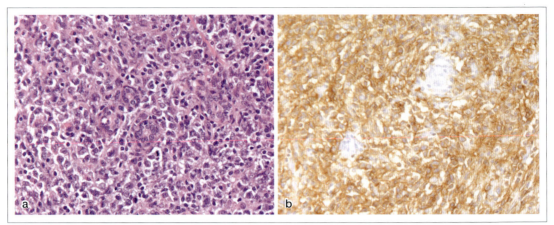

図5 びまん性大細胞型 B 細胞性リンパ腫
a：HE 染色　　b：CD20

に明るい細胞質からなる centrocyte-like cell や類円形ないし腎形の核と中等量の明るい細胞質を有する monocytoid B-cell，成熟リンパ球に類似した腫瘍細胞がさまざまな割合で混じて増殖する．
- 導管上皮細胞の中に monocytoid B-cell の浸潤，さらには周囲への集簇，lymphoepithelial lesion 図3 がみられる．
- 形質細胞に分化した腫瘍細胞がさまざまな比率で混じてみられる．
- 大型 B 細胞が増加して DLBCL に移行することがある．
- DLBCL や濾胞性リンパ腫はほかの臓器に発症するものと形態上違いはない．

■ 免疫組織化学
- MALT リンパ腫，濾胞性リンパ腫，DLBCL は pan-CK 陰性，CD20 陽性 図4b，5b，CD79a 陽性，CD3 陰性，CD5 陰性である．
- 濾胞性リンパ腫のほとんどは CD10 陽性 図4c，bcl-6 陽性，bcl-2 陽性 図4d である．
- 形質細胞分化がみられる場合，軽鎖のクロナリティを確認することも診断に有用である．

鑑別診断

▶ MALT リンパ腫とリンパ上皮性唾液腺炎 (lymphoepithelial sialadenitis)

- MALT リンパ腫の多くが Sjögren 症候群を背景に発症することが多いため，両者の鑑別は時として困難なことが多く，免疫組織化学，フローサイトメトリー，遺伝子検査などの結果も参考にして鑑別する必要がある．
- centrocyte-like cell や monocytoid B-cell の増殖，monocytoid B-cell からなる lymphoepithelial lesion などがみられれば MALT リンパ腫が示唆される．
- 形質細胞分化がみられる場合は，核内封入体（Dutcher body）の確認や免疫グロブリン軽鎖のクロナリティの検討が鑑別に有用である．

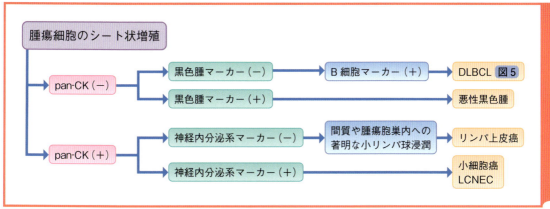

▶ MALT リンパ腫と慢性硬化性唾液腺炎（küttner tumor）

- 慢性硬化性唾液腺炎は主に顎下腺に発症する炎症性疾患で，小葉周囲の高度の線維化と著明なリンパ球や形質細胞浸潤，リンパ濾胞の形成などを特徴とする．
- 近年，IgG4 関連症候群の唾液腺症状であることが明らかとなった．
- 浸潤するリンパ球は小型でT細胞とB細胞が混在することや，lymphoepithelial lesion がみられないこと，形質細胞の免疫グロブリンにモノクロナリティが認められないことなどの点で MALT リンパ腫と鑑別可能である．

▶ MALT リンパ腫と濾胞性リンパ腫（follicular lymphoma）

- MALT リンパ腫で結節性増殖や follicular colonization が顕著なとき，濾胞性リンパ腫との鑑別が必要になる．
- 濾胞性リンパ腫ではB細胞マーカーのほか，CD10 や bcl-6 が腫瘍細胞に陽性になるが，MALT リンパ腫ではこれらは陰性になる．

▶ DLBCLと小細胞癌(small cell carcinoma)，大細胞神経内分泌癌(LCNEC)，リンパ上皮癌（lymphoepithelial carcinoma），転移性腫瘍，悪性黒色腫 (malignant melanoma)

- 大型の核を有する腫瘍細胞がシート状に増殖する場合に鑑別が必要なことがある．
- 唾液腺原発小細胞癌はほかの臓器に発症する場合と同様に裸核状細胞が増殖を示す．LCNEC と共に pan-CK，CD56，synaptophysin，chromogranin A が陽性であり，T細胞・B細胞マーカーが陰性である点で鑑別が可能である．
- リンパ上皮癌は著明なリンパ形質細胞浸潤を伴った大型の癌細胞からなる未分化癌で，pan-CK，EMA，c-kit，p53 などが陽性となる．腫瘍細胞には EBV の潜伏感染を認める．周囲に浸潤したリンパ球は成熟したT細胞である点でリンパ腫との鑑別が可能である．
- 転移性腫瘍では，pan-CK とリンパ球系マーカーにより鑑別が可能である．
- 悪性黒色腫との鑑別には S-100 蛋白，HMB45，Melan A，SOX-10 などのメラノサイトマーカーとリンパ球系マーカーを組み合わせることで鑑別が可能である．

（大澤政彦，桑江優子）

pleomorphic adenoma

良性唾液腺腫瘍
多形腺腫

疾患の概要

- 唾液腺腫瘍全体の約60%，良性腫瘍の約80%を占める代表的な唾液腺腫瘍である．
- 大唾液腺，特に耳下腺に好発し，口蓋・口唇などの小唾液腺にも約10%が発生する．
- 導管上皮細胞と筋上皮細胞よりなる二相性分化（biphasic differentiation）を示す．
- 管状，シート状などの上皮域と粘液腫様，軟骨様の間葉様域からなる多彩な組織像を示し，軟骨様域の形成は特異的である．
- 間葉様域も上皮細胞によって形成され，いずれも同一の細胞に由来する単クローン性であることがヒトアンドロゲンレセプター分析（human androgen receptor assay：HUMARA）で証明されている．
- 多形腺腫と同じ組織像，細胞像を示すにもかかわらず，転移をきたし，転移巣でも原発巣と同様に良性腫瘍の所見を呈する転移性多形腺腫（metastasizing pleomorphic adenoma）がきわめてまれに発生する．

染色体・遺伝子異常

- 8q12に位置するpleomorphic adenoma gene 1（*PLAG1*）の関与する融合遺伝子 *PLAG1-CTNNB1*，*PLAG1-FGFR1*，*PLAG1-LIFR* などが約50%の症例に認められる．*PLAG1* の発現亢進の結果，細胞成長因子が活性化し，腫瘍化が生じると考えられている．
- 12q14-15に位置するhigh-mobility group AT-hook2（*HMGA2*）が関与する融合遺伝子 *HMGA2-NFIB*，*HMGA2-WIF1* などが約15%に認められる．

臨床所見

■ 好発年齢，性
- 平均年齢は40歳代であるが，小児～高齢者まで幅広い年代に発生する．小児や若年者に発生する上皮性腫瘍でも最も多い．
- 女性にやや多い．

■ 好発部位
- 耳下腺，特に浅葉に好発する．顎下腺と口蓋，口唇や頬粘膜などの小唾液腺にもまれではなく，咽頭，気道などの唾液腺以外の腺組織からも発生する．

134　3章　唾液腺腫瘍の概要と鑑別診断

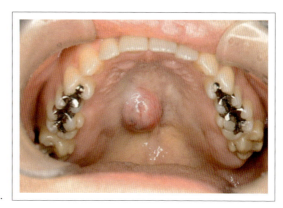

図1 口蓋多形腺腫の口腔内所見
境界明瞭で，正常粘膜で覆われる．

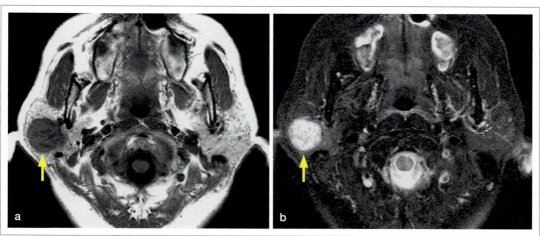

図2 耳下腺多形腺腫のMRI所見
a：T1強調像．中信号を示す．　　b：T2強調像．不均一な高信号を示す．
(Kakimoto N. CT and MR images of pleomorphic adenoma in major and minor salivary glands. Eur J Radiol 2009；69：464-72. Figs. 2c, 2d)

- まれに複数の病変が同時に，あるいは異時性に発生する．

臨床症状

- 無痛性で緩徐な増大を示す腫瘤として自覚される．周囲組織との境界は明瞭で，癒着はなく，可動性を示す．
- 耳下腺，顎下腺例では表面の皮膚は正常であり，舌下腺や小唾液腺例でも正常粘膜で覆われるが 図1 ，二次的に潰瘍が生じる場合もある．
- 長期間，緩徐に増大していた無痛性腫瘤が増殖速度を増したり，疼痛や周囲組織との癒着をきたすようになった場合には悪性転化を示唆する．

画像所見

- 超音波検査では境界明瞭，辺縁整，内部エコー均一な良性腫瘍としてのパターンを示す．
- 造影CTでは腫瘍の組織像により均一あるいは不均一に造影され，細胞成分が多いと高い造影効果を示す．
- MRIではT1強調像で低～中信号，T2強調像で高信号を示すが 図2 ，造影CTと同様に，組織像により不均一となる．

- PETでは集積を認める場合があり，注意を要する．

病理所見

■ 肉眼所見

- 線維性被膜に覆われた境界明瞭な腫瘍であるが，周囲組織への突出 図3 や被膜の部分的な欠如を認めることがある．
- 小唾液腺例では被膜が明らかではない場合がある．
- 多彩な組織像を反映して，割面では光沢のある灰白色，乳白色充実性〜透明感のある領域が混在している 図3 ．
- 大型の囊胞形成はまれである．
- 術前の穿刺吸引細胞診により出血や壊死をきたす場合がある．
- 再発例ではしばしば多結節性となる．

■ 組織学的所見

- 定型例では線維性被膜で全周が覆われるが 図4 ，被膜の部分的な断裂，周囲組織への突出 図5 や口腔発生例では被膜を欠くこともある．
- 導管上皮細胞と筋上皮細胞よりなる二相性分化を示し，管状，囊胞状，索状，シート状などの上皮域と粘液腫様，軟骨様の間葉様域が移行混在する 図6 ．両領域の割合は症例により，あるいは同一症例でも部位によってさまざまである 図7 ．
- 管状構造は，立方形〜扁平な導管上皮細胞とその外層の筋上皮細胞で形成され 図8a ，好酸性でPAS染色強陽性の上皮性粘液を入れている 図8b ．
- 筋上皮細胞は，正常の筋上皮細胞とは異なる細胞像を示すことから腫瘍性筋上皮細胞（neoplastic myoepithelial cell）と呼ばれ，立方形に加えて，紡錘形細胞（spindle cell）図9a ，硝子様の豊富な好酸性胞体と偏在核を有する形質細胞様細胞（plasmacytoid cell）図9b ，グリコーゲンに富む明細胞（clear cell）図9c と特徴

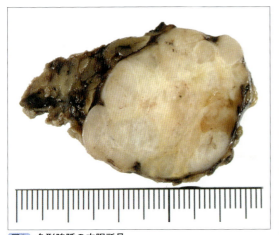

図3 多形腺腫の肉眼所見
表面は凹凸不整で，灰白色，黄白色の領域と透明感のある領域が混在している．

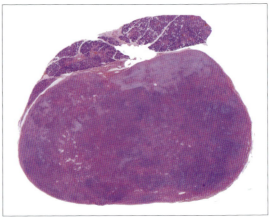

図4 多形腺腫のルーペ像
線維性被膜で全周が覆われ，境界明瞭である．

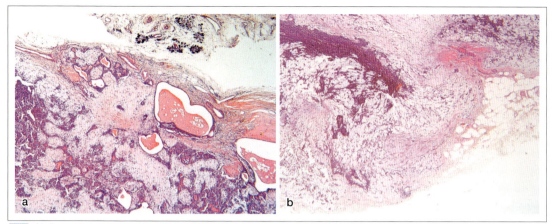

図5 被膜が不完全な多形腺腫
被膜の断裂（a）や腫瘍の周囲組織への突出（b）がみられる．

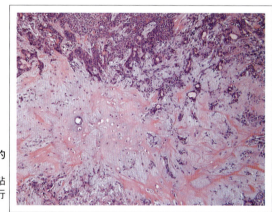

図6 多形腺腫の定型的組織学的所見
管状，索状，シート状の上皮域と粘液腫様，軟骨様の間葉様域が移行混在する．

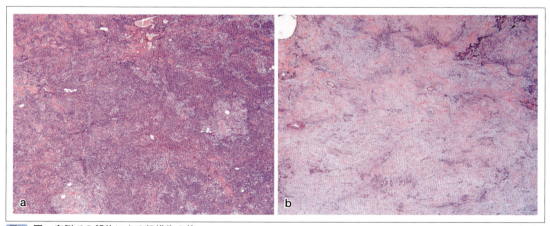

図7 同一症例での部位による組織像の差
上皮細胞に富む領域（a）と間葉様域が主体の領域（b）がある．

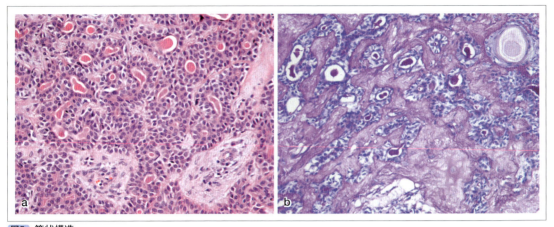

図8 管状構造
管状構造は，立方形〜扁平な導管上皮細胞とその外層の筋上皮細胞で構成され（a），腔には好酸性でPAS染色強陽性の上皮性粘液を入れている（b）．

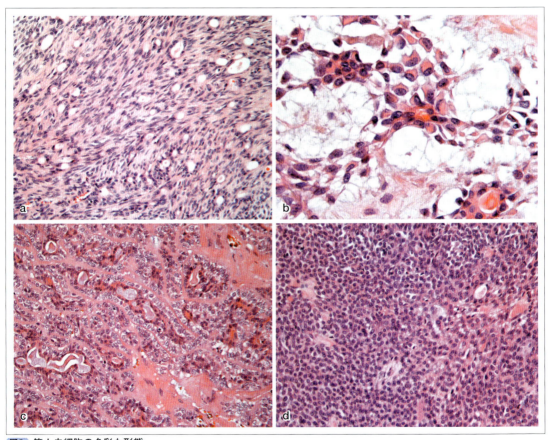

図9 筋上皮細胞の多彩な形態
紡錘形細胞（a），形質細胞様細胞（b），明細胞（c），類上皮細胞（d）がある．

に乏しい小型の類上皮細胞（epithelioid cell）図9d など多彩な形態をとる．形質細胞様細胞は，多形腺腫，筋上皮腫/筋上皮癌のみに出現する特徴的な細胞で，その同定は，診断の確定に有用である．

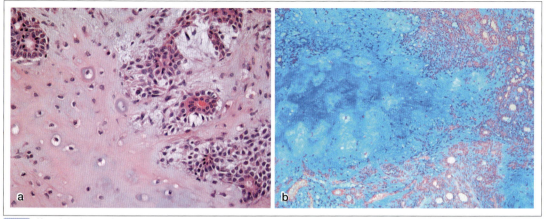

図10 筋上皮細胞の間葉様域への移行
筋上皮細胞の細胞間が開き，間質との境界は不明瞭で，間葉様域へと移行する（a）．筋上皮細胞間と間葉様域には alcian blue 染色陽性の間質性粘液が豊富に存在する（b）．

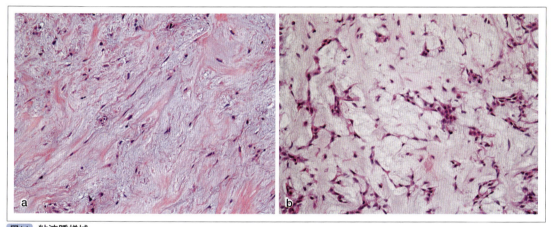

図11 粘液腫様域
淡好塩基性の豊富な粘液様基質内に筋上皮細胞が孤在性（a）に，あるいは小集塊を形成（b）して疎に分布している．

- 筋上皮細胞は，alcian blue 染色陽性，Giemsa 染色で異染性を示す間質性粘液を産生して細胞間が開き，間葉様域に移行する 図10 ．
- 粘液腫様域では淡好塩基性の豊富な粘液様基質内に紡錘形，星芒状や形質細胞様の筋上皮細胞が孤在性に，あるいは小集塊を形成して疎に分布する 図11 ．
- 軟骨様域では軟骨小窩内に小型濃縮核を有する筋上皮細胞が入り，硝子軟骨に類似する 図12a ．まれに骨の形成もみられる 図12b ．
- 豊富な硝子様基質がみられる場合もある 図13 ．
- 筋上皮細胞が間質性粘液や硝子様基質を含む篩状構造を形成することもある 図14 ．
- tyrosine-rich crystalloid，collagenous crystalloid など，さまざまな結晶成分が認められることがある 図15 ．
- 扁平上皮細胞（しばしば角化を伴う），粘液細胞，オンコサイトや脂肪細胞への化生を認め 図16 ，それらが広範に生じることもある．

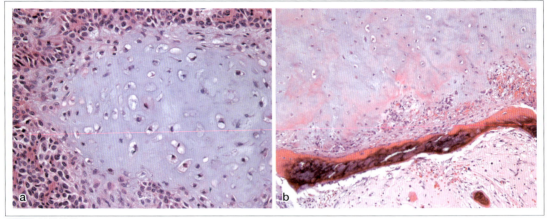

図12 軟骨様域
a：軟骨小窩内に小型濃縮核を有する筋上皮細胞が入っている．　b：まれに骨の形成もみられる．

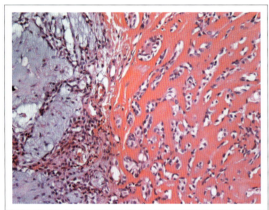

図13 硝子様基質
豊富な硝子様基質内に腫瘍胞巣が埋没している（右側）．

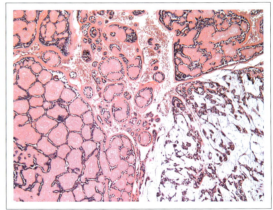

図14 篩状構造
硝子様基質を含む篩状構造が粘液腫様域と混在している．

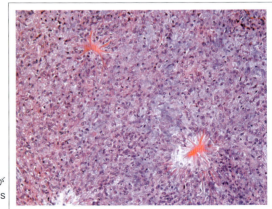

図15 結晶構造
筋上皮細胞間に細い針状の線維が放射状に配列する collagenous crystalloid が形成されている．

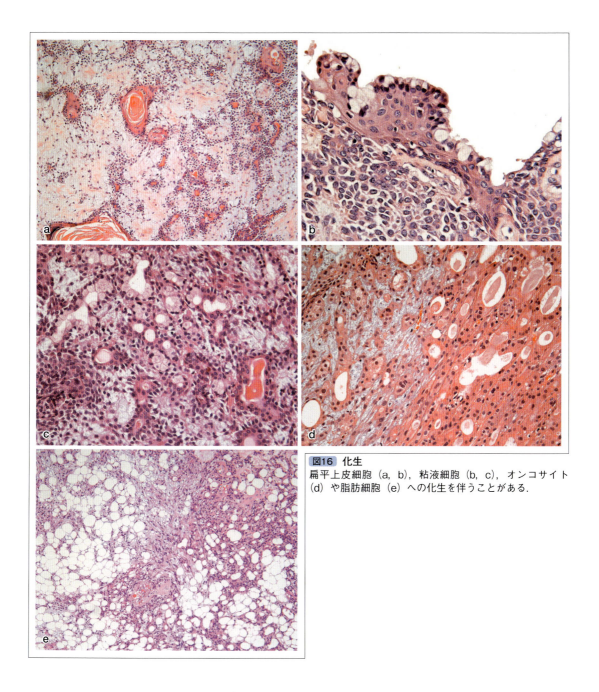

図16 化生
扁平上皮細胞（a, b），粘液細胞（b, c），オンコサイト（d）や脂肪細胞（e）への化生を伴うことがある．

- 症例の約10%は細胞成分に富み，間質様構造に乏しい富細胞性多形腺腫（cellular pleomorphic adenoma）図17 で，小唾液腺発生例に多い．
- 小唾液腺発生例は，潰瘍に陥ると潰瘍縁で腫瘍と粘膜上皮が連続し，粘膜上皮の過形成や腫瘍表面の広範な扁平上皮化生がみられる場合があり 図18 ，表面のみの生検では扁平上皮癌との鑑別を要する．
- 大型や複数，過染色性の核を有する筋上皮細胞が孤在性に散見されることがあるが 図19 ，反応性異型であり，悪性化としない．
- 脈管内に腫瘍細胞塊をみることがあるが 図20 ，転移との関係は明らかではない．
- 再発例では多結節性腫瘍を形成し，しばしば被膜を欠く 図21 ．

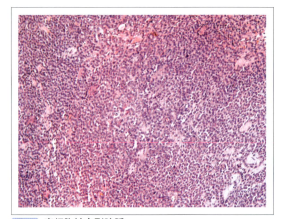
図17 富細胞性多形腺腫
類上皮細胞，形質細胞様細胞が密に増殖し，間葉様域に乏しい．

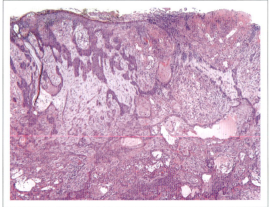
図18 潰瘍縁での変化
潰瘍縁で腫瘍と粘膜上皮とが連続し，粘膜上皮の過形成や腫瘍の扁平上皮化生を認める．

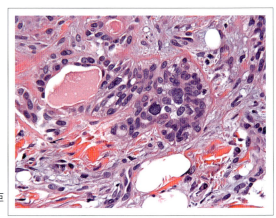
図19 筋上皮細胞の核異型
筋上皮細胞に反応性異型である巨核や過染色核が散見される．

- 多形腺腫内の導管上皮細胞に核の大型化，過染色性などの多形，分裂像や壊死をみる領域がある場合には，悪性化により唾液腺導管癌や腺癌NOSが発生した多形腺腫由来癌，非浸潤型と診断する．
- 多形腺腫由来癌には，筋上皮成分が悪性化して筋上皮癌が発生する場合もある．

■ 免疫組織化学

- 導管上皮細胞は，cytokeratin（CK），EMA 図22a，CEA陽性で，正常唾液腺の介在部導管上皮細胞と同様にラクトフェリン，分泌成分（secretory component）陽性のものもある．
- 筋上皮細胞は，CKに加えて，正常筋上皮細胞の発現するα-平滑筋アクチン（α-SMA）図22b，calponin，p63 図22c が種々の程度に陽性になる．
- S-100蛋白 図22d，vimentin，glial fibrillary acidic protein（GFAP）図22e，WT-1 図22f も筋上皮性マーカーとして使用されることがある．

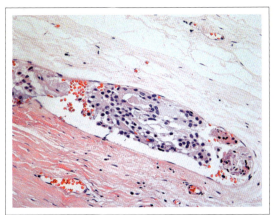

図20 血管内腫瘍細胞塊
被膜の血管内に腫瘍細胞塊を認める．

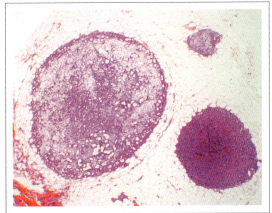

図21 再発性多形腺腫
脂肪組織内に被膜を欠く複数の腫瘍結節を形成している．

鑑別診断

- 導管上皮細胞と筋上皮細胞よりなる二相性管状構造と粘液腫様あるいは軟骨様の間葉様域が混在して認められれば診断は容易であるが，症例により，また同一症例内でも各成分の比率はさまざまで，特に間葉様域に乏しい症例や広範に化生を示す症例の生検では多くの疾患が鑑別に挙がる．

診断のポイント

組織診断
- 導管上皮細胞と筋上皮細胞よりなる二相性分化を示す代表的な唾液腺良性腫瘍で，管状，充実性などの上皮域に加えて粘液腫様や軟骨様の間葉様域を種々の程度に形成する．
- 軟骨様域，形質細胞様筋上皮細胞の存在は，診断的価値がある．
- 間葉様域に乏しく，管状構造が主体の多形腺腫は，二相性分化を示すさまざまな腫瘍との鑑別を要する．多形腺腫の診断には，浸潤性がなく，細胞外基質の産生を伴って筋上皮の細胞間が広がり，間質との境界が不明瞭になる像の確認が重要である．
- 広範な化生を伴う例では，免疫染色も用いて筋上皮細胞への分化を確認する．
- 被膜内に留まる非浸潤性の多形腺腫由来癌を見落とさないよう注意する．

細胞診
- 導管上皮細胞，筋上皮細胞と粘液，軟骨様成分を認める場合は多形腺腫の組織推定が可能である．
- 筋上皮細胞が粘液を伴い，刷毛で掃いたような分布を示す像は特徴的である 図23a ．
- Giemsa染色の併用により，異染性（鮮紅色）を示す間質性粘液の確認が推定に役立つ 図23b ．
- 特徴像をとらえるため，複数箇所からの採取が推奨される．

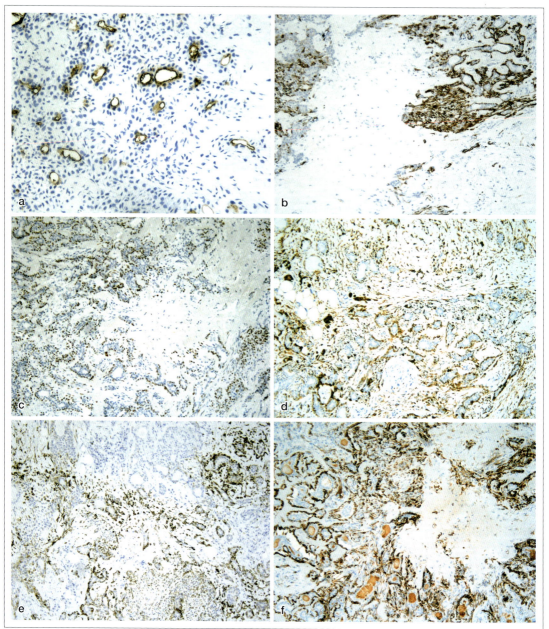

図22 多形腺腫の免疫染色
導管上皮細胞は，腔面の細胞膜にEMA（a）を強く発現する．管状構造の外層を形成し，あるいは充実性に増殖するとともに間葉様域に移行する筋上皮細胞は，正常の筋上皮細胞が発現するα-SMA（b），p63（c）に加えて，S-100蛋白（d），GFAP（e），WT-1（f）を種々の程度に発現する．

管状構造を形成する病変

- 粘液腫様や軟骨様域に乏しく，管状構造が主体の例では鑑別が必要となる．

▶ **基底細胞腺腫/基底細胞腺癌**(basal cell adenoma/basal cell adenocarcinoma)

- 基底細胞腺腫は被膜で囲まれ，基底細胞腺癌は浸潤性増殖を示す．
- 細胞形態は単調で，胞巣形態より管状，索状，充実性と硝子様基質の豊富な膜性

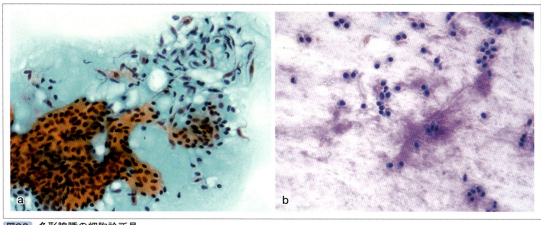

図23 多形腺腫の細胞診所見
a：Papanicolaou 染色．導管上皮細胞と筋上皮細胞からなる集塊から紡錘形の筋上皮細胞が粘液基質を伴ってほつれる像が定型的である．
b：Giemsa 染色．異染性を示す間質性粘液内に形質細胞様細胞が散在する．

に亜分類される．
- 胞巣と間質との境界は明瞭である．
- 胞巣最外層細胞の柵状配列がみられる．
- 間質の S-100 蛋白陽性紡錘形〜星芒状細胞の集簇巣は特異的である．
- 実質では S-100 蛋白は，導管上皮細胞に不規則に発現する傾向がある．
- β-catenin の核内発現が高率にみられる．

▶細管状腺腫 (canalicular adenoma)

- 大部分が上唇に発生する．
- 円柱〜立方形細胞が単層性の細管状，ビーズ状に配列する．
- 筋上皮細胞の関与はない．
- 間質は疎で，水腫状である．

▶硬化性多嚢胞腺症 (sclerosing polycystic adenosis)

- 乳腺の硬化性腺症や線維嚢胞性変化に類似する組織像を呈し，分葉状の腫瘤を形成する．
- 線維化，硝子化，炎症所見に加えて，上皮の嚢胞化，過形成やアポクリン細胞，オンコサイトへの化生などの多彩な像が混在する．
- 好酸性の分泌顆粒を有する腺房様構造は特異的である．
- 上皮の外層にしばしば α-SMA，calponin 陽性の筋上皮細胞が存在する．
- 筋上皮細胞の充実性増殖はない．

▶上皮筋上皮癌 (epithelial-myoepithelial carcinoma)

- 多結節性で，部分的には浸潤性増殖を示す．
- 立方形の導管上皮細胞とグリコーゲンに富む明細胞性筋上皮細胞よりなる管状胞巣を特徴とするが，紡錘形細胞の束状増殖，扁平上皮細胞，アポクリン細胞や

オンコサイトへの化生，豊富な硝子様基質を伴うなど，多形腺腫と類似する多様な組織像，細胞像を示す．

- 胞巣と間質との境界は明瞭である．

▶腺様嚢胞癌（adenoid cystic carcinoma）

- 浸潤性が明らかで，しばしば神経周囲浸潤像が観察される．
- 管状，篩状，充実性胞巣を形成する．
- 真の腺腔を囲む導管上皮細胞は好酸性細胞質と明るい核を有し，間質性粘液や硝子様基質を含む偽嚢胞腔を囲む筋上皮細胞は，N/C比が高く，過染色核を有する．
- 異型性や分裂像には乏しい．
- S-100蛋白は，導管上皮細胞に不規則に発現される傾向がある．
- 約半数の症例で *MYB-NFIB* 融合遺伝子が検出され，*MYBL1-NFIB* 融合遺伝子を有する例もあり，*MYB*，*NFIB*，*MYBL* の分離プローブによる FISH 解析が診断に有用である．

▶多型腺癌（polymorphous adenocarcinoma）

- 小唾液腺，特に口蓋腺に好発する，本邦ではまれな腫瘍である．
- 限局性で比較的境界明瞭であるが，被膜を欠き，浸潤性に増殖する．
- 小腺管状，篩状，乳頭状，索状，充実性，同心円状などの多彩な組織構築（morphological diversity）を示すが，その割合は症例により，また，同一症例内でも部位によってさまざまである．
- 組織構築にかかわらず，核小体が不明瞭で，クロマチンの増加もない類円形核を有する単一な細胞よりなり（cytological uniformity），異型性や分裂像に乏しい．
- 腺管は一相性で，外層に筋上皮細胞を伴わない．
- 間質は，粘液様や硝子様基質を含むことが多い．
- 組織構築にかかわらず，S-100蛋白，vimentin を広範に発現する．
- *PRKD1* 遺伝子変異が特異的とする報告がある．

╭─ オンコサイト，粘液細胞，扁平上皮細胞よりなる腫瘍 ─╮

- 化生を広範に伴う多形腺腫では鑑別が必要な場合がある．

▶オンコサイトーマ（oncocytoma）

- 腫大したミトコンドリアである好酸性顆粒を充満したオンコサイトが細い結合組織性間質を伴って索状，胞巣状，小腺管状に増殖する．
- 筋上皮細胞の関与はない．

▶低悪性度粘表皮癌（low-grade mucoepidermoid carcinoma）

- 粘液細胞，扁平上皮と中間細胞よりなる．
- 筋上皮細胞の関与はない．
- *CRTC1/3-MAML2* 融合遺伝子陽性の例が多い．

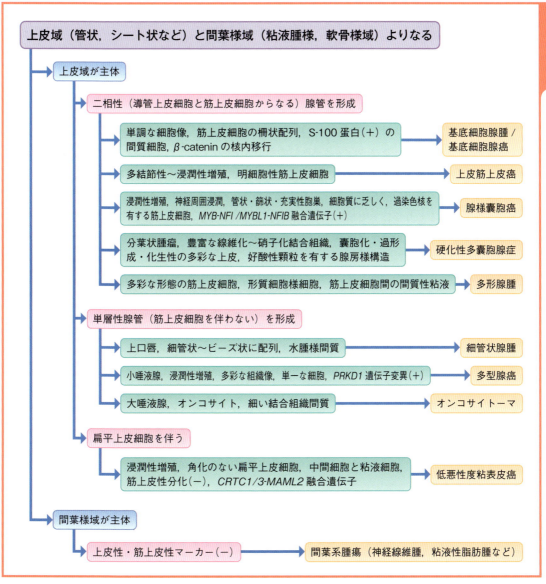

細胞異型のみられる腫瘍

- 多核や大型核, 過染色性核を有する筋上皮細胞が散見される多形腺腫では鑑別が必要となる.

▶多形腺腫由来癌, 被膜内型
(carcinoma ex pleomorphic adenoma, intracapsular type)

- 多形腺腫内に異型細胞が認められ, 被膜外への浸潤はない.
- 異型細胞は集簇し, 分裂像の増加や壊死も伴うことが多い.

治療，予後

- 腫瘍核出術では再発率が高いため，耳下腺例に対しては浅葉切除や耳下腺切除，小唾液腺例では腫瘍周囲の組織も含めて切除されることが多く，再発率は7%以下となっている．
- 術中に被膜の破綻が生じると粘液様基質に富む腫瘍が流出し，再発の一因となる．再発では多結節性腫瘤を形成する．
- 5〜10%に悪性化が生じ，多形腺腫由来癌が発生する．長期経過，複数回の再発，耳下腺深葉，男性，高齢者で悪性化のリスクが高い．
- 転移性多形腺腫は，転移までの期間が3〜52年，複数回の再発後に生じることが多い．遠隔転移は，骨，頭頸部，肺が多いが，予後は一般的に良好である．

（小川郁子，大林真理子）

myoepithelioma

良性唾液腺腫瘍
筋上皮腫

疾患の概要

- 腫瘍性筋上皮細胞を主な構成成分とするきわめてまれな良性腫瘍であり，その発生頻度は全唾液腺腫瘍の 1.5% である．
- WHO 分類 1991 に独立した腫瘍型として提唱され，当初は腺管形成がないものとされたが，2015 年の改訂版ではごく少数の腺管形成は許容されている．
- 腫瘍を構成する腫瘍性筋上皮は，上皮様細胞，紡錘形細胞，形質細胞様細胞（硝子細胞様），明細胞，オンコサイト様細胞と，非常に多彩な細胞形態を示す．
- 組織構築にも多様性があり，充実型，索状型，網状型，また間質には種々の程度に粘液様，硝子様の基質成分を伴うが，実質と間質の境界は明瞭である．
- 多形腺腫と同様の組織学的多様性を示す．好発部位・年齢，また近年では予後の点では，両者にそれほど差異はないものとされている．このように 2 つの腫瘍は多くの類似性をもつが，筋上皮癌（myoepithelial carcinoma）へと悪性転化をきたす筋上皮腫に対し，多形腺腫では筋上皮癌よりも唾液腺導管癌などの導管上皮由来の癌腫が多く出現する点は注目すべき相違である．

臨床所見

■ 好発年齢，性
- 9〜85 歳（平均 44 歳）と幅広く，30 歳代に最も多い．
- 性差はみられない．

■ 好発部位
- 耳下腺発生が最も多く約 40% を占める．次いで軟口蓋腺，硬口蓋腺である．
- 発生頻度は全唾液腺良性腫瘍の中で，大唾液腺が 2.2%，小唾液腺が 5.7% である．

■ 臨床症状
- 無痛性で発育緩慢，境界明瞭な腫瘤を形成する 図1 ．
- 健常粘膜に覆われるが，機械的刺激により潰瘍形成を伴うことがある．

■ 画像所見
- 境界明瞭な充実性陰影を示す．
- 病理組織学的に多彩な像を示すため，それに対応した MRI の信号強度を示す 図2a ．

筋上皮腫　149

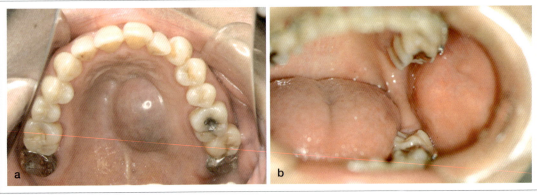

図1 筋上皮腫の口腔内所見
a：左側口蓋部に表面粘膜色の境界明瞭な腫瘤状病変を認める.
b：頰粘膜発生症例. 表面粘膜色, 頰粘膜を膨隆する腫瘤が形成されている. 機械的刺激により潰瘍形成を伴う場合もある.

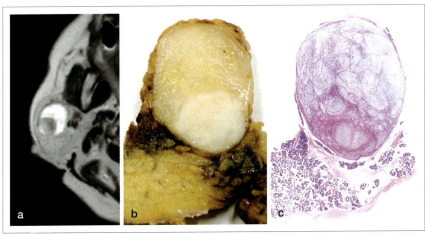

図2 筋上皮腫（紡錘形細胞）のMRI像，肉眼像，ルーペ像
a：MRI T2強調像. 境界明瞭で, 高信号領域と低信号領域がみられる.
b：肉眼像. 線維性被膜に覆われた境界明瞭な白色〜黄色調を示すやや光沢感のある割面像を示す.
c：ルーペ像. 被膜によって周囲組織と明瞭に境界される充実性腫瘍. 粘液様基質が豊富な部分（上部：T2強調像で高信号）と, 細胞密度の高い部分（T2強調像で低信号）を示す.

病理所見

肉眼所見

- 被膜に覆われた境界明瞭な充実性腫瘍. 割面像は光沢感のある灰黄白色〜褐色調を呈し, 粘液基質が豊富な場合は乳白色調で透明感がある 図2b .
- 通常3cm以下である.

組織学的所見

- 線維性被膜に覆われた境界明瞭な結節性病変である 図2c . 小唾液腺では被膜形成を認めないことが多い.

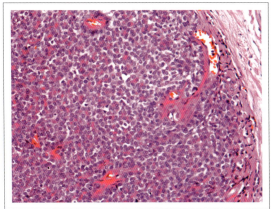

図3 筋上皮腫（上皮様細胞）
好酸性の胞体に円形核を有する類円形〜多角形細胞が密在性に増殖する．腫瘍実質と間質とは明瞭に境界されている．

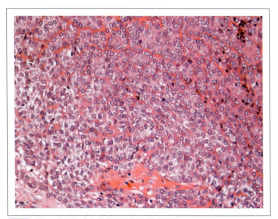

図4 筋上皮腫（上皮様細胞と明細胞）
好酸性の胞体を有する上皮様細胞が明るい胞体を有する明細胞へと移行的に観察される．

- 構成する細胞にはバリエーションがあり，上皮様（epithelioid または epithelial），紡錘形（spindle），形質細胞様（plasmacytoid）または硝子細胞様（hyaline cell），明細胞（clear cell），ごくまれにオンコサイト様細胞（oncocytic myoepithelial cell）がみられる．
- 好酸性の細胞質を有し，核が中心に位置する類円形〜多角形を示す上皮様細胞からなる組織型が最も頻度が高く，約半数を占め，充実性または他の細胞形態を示す腫瘍性筋上皮と混在する 図3．
- 細胞質に PAS 陽性のグリコーゲン顆粒を豊富にもつ明細胞は上皮様細胞と移行的，または混在して観察される 図4．
- 紡錘形細胞は，好酸性細胞質の中心に核が位置し，細胞境界が不明瞭な細胞が，束状に密に増殖する 図5．充実性に増殖する場合，間葉系腫瘍との鑑別を要する．
- 形質細胞様細胞は，豊富な硝子様好酸性細胞質に核が偏在する特徴的な細胞で，筋上皮腫，多形腺腫，その悪性型に特徴的にみられる．時に核の大小不同がみられるが，核分裂像はほとんど認められないため，変性と考えられている 図6．
- ごくまれに好酸性細胞質に多量のミトコンドリアを含むオンコサイト様細胞がみられ，腫瘍の大半を占めることがある．
- 腫瘍細胞が扁平上皮化生を示し，角化傾向を伴うことがある．
- 豊富なムチンを含む好酸性，泡沫状の細胞質を有し，軽度の核異型を示す上皮様，または形質細胞様細胞類似の細胞がシート状に増殖する粘液筋上皮腫（mucinous myoepithelioma）が新たな亜型として近年報告され，細胞内ムチンや印環様細胞（signet ring-shaped cell）の出現については，WHO 分類 2015 でも触れられている．
- 組織構築は，充実型（solid）が半数以上を占め，次いで網状型（reticular），粘液様型（myxoid）となり，10%程度にこれらの混合型がある．
- 充実型では線維性間質を伴い腫瘍細胞が密に増殖し，粘液様型では粘液様基質の中に索状，島状の腫瘍胞巣が散在性に増殖する．
- 網状型では，粘液様あるいは硝子様基質を背景に，索状胞巣が互いに吻合するよ

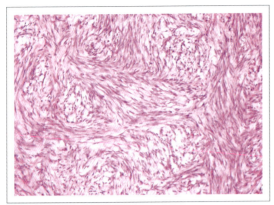

図5 筋上皮腫（紡錘形細胞）
細胞境界の不明瞭な紡錘形細胞が束状となって錯綜し充実性に増生する．

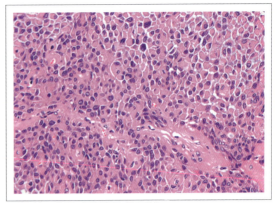

図6 筋上皮腫（形質細胞様細胞）
好酸性の豊富な細胞質に偏在する類円形核を有する形質細胞様細胞からなる充実性胞巣が乏しい線維性間質を伴って増殖している．核腫大や大小不同を示す細胞が混在するが，核分裂像は認めず，変性に伴う変化とみなされる．

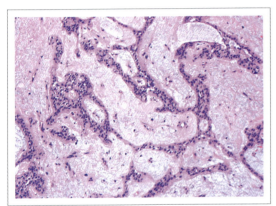

図7 筋上皮腫（網状型）
索状を呈する腫瘍胞巣が粘液様基質を背景に網状に増殖している．構成細胞は，硝子様好酸性の胞体に類円形核が偏在する形質細胞様細胞からなる．

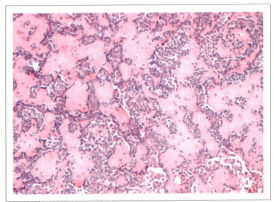

図8 筋上皮腫（硝子様基質）
特徴のない類円形の上皮様細胞，一部形質細胞様細胞の増殖からなる．腫瘍細胞間には豊富な硝子様基質の沈着を認める．

うに増殖する 図7 ．
- 豊富な硝子様基質の沈着を伴う部分，また偽嚢胞や好酸性に染まる小球状の粘液様基質が散見されることがある 図8, 9 ．
- いずれの増殖パターンにおいても，境界明瞭な胞巣を形成する．

■ **免疫組織化学**
- 上皮・筋組織の両者の性格を併せもつことで，細胞形態にバリエーションがあり，免疫染色性が異なるため，診断には筋上皮細胞特異的マーカー以外にも補助的に多種の免疫染色を組み合わせて判定する必要がある．
- cytokeratin（CK）7・14，α-SMA，MSA，calponin が発現するが，細胞形態により発現状態は異なる．
- 紡錘形細胞は α-SMA 陽性，CK は陰性〜弱陽性を示す．形質細胞様細胞は，α-SMA にはほとんど染まらず，CK 陽性を示す 図10 ．
- p63 もほとんどの症例で陽性となるが，基底細胞や扁平上皮にも陽性となるため

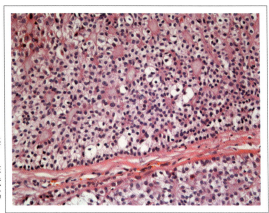

図9 筋上皮腫（小球状の粘液様基質）
類円形核を有する明細胞が充実性に増殖し，好酸性に染まる小球状の粘液様基質が散見される．腫瘍と線維性間質の境界は明瞭である．

注意を要する．
- 上記マーカー以外に，vimentin，S-100 蛋白，GFAP の発現がみられ，特に GFAP は多型腺癌を例外として，唾液腺腫瘍の中では筋上皮腫，多形腺腫，筋上皮癌に特異的である．
- 多形腺腫発生に関与する *PLAG1*（pleomorphic adenoma gene 1）が，免疫染色で弱陽性を示すことがある．

組織診断
- 構成する細胞が著しく筋上皮系に偏った腫瘍であり，腺管形成に乏しく，上皮様，紡錘形，形質細胞様，明細胞などの多彩な細胞形態を示す細胞が，単一，時に混在し，充実性，索状，網状を呈して増殖する．
- 通常は被膜形成はみられるが，小唾液腺発生例では欠く場合もある．
- 腫瘍細胞のバリエーションにより，同系の細胞でも免疫染色態度が異なるため，筋上皮マーカーに加えて，vimentin，S-100 蛋白，GFAP などを補助的に用いる必要がある．
- 間質は，粘液様背景や硝子化を伴う場合があるが，胞巣の境界は明瞭であり，腫瘍細胞が粘液様基質を伴って解離する像は多形腺腫に特徴的な所見である．
- 形質細胞様細胞（硝子細胞様型）は，多形腺腫と筋上皮腫，その悪性型に特有に出現するため，形質細胞様細胞がみられた場合は，悪性を示唆する所見や，多形腺腫特有の組織像がみられないことの確認が必要となる．
- 多形腺腫との鑑別にはまず腺管形成量が挙げられるが，腫瘍辺縁部に腺管構造が散見される症例があるため，腫瘍全体の切片を作製し詳細に観察する必要がある．
- 多形腺腫との鑑別については異論もあるが，実際に生物学的態度に大きな差異がみられないことから，鑑別として紡錘形細胞の充実性増殖からなる間葉系腫瘍や，明細胞からなる腎細胞癌の転移などを念頭に置くことが重要である．

細胞診
- 粘液様背景の中に，組織を模倣する紡錘形，上皮様，形質細胞様，明細胞など，多彩な形態を示す細胞が孤在性，または集塊状に出現する．
- 形質細胞様細胞を除き，細胞中心に異型の乏しい核がみられる．

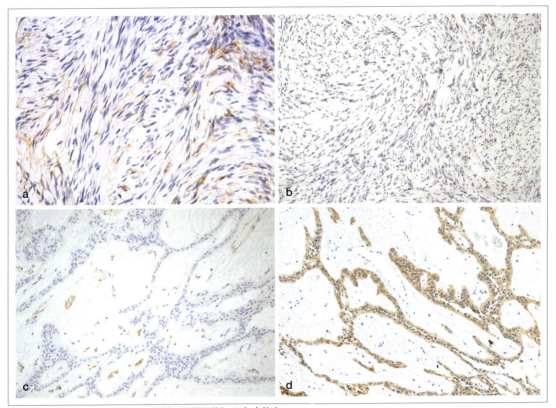

図10 筋上皮腫(紡錘形細胞と形質細胞様細胞)の免疫染色
a, b：紡錘形細胞の増殖からなる充実型．紡錘形細胞にα-SMAはびまん性に陽性を示し(a)，CK14は弱陽性を示す(b)．
c, d：形質細胞様細胞からなる網状型．網状に増殖する形質細胞様細胞はα-SMA陰性を示し(c)，腫瘍細胞はpan-CK(AE1AE3)にびまん性に陽性を示す(d)．

鑑別診断

腫瘍細胞が筋上皮への分化を示さない

▶神経鞘腫 (schwannoma)

- 核の観兵様配列を示す紡錘形細胞の束状増殖を特徴とし，浮腫状，粘液腫様の背景を示す．Antoni B型でも同様である．
- 腫瘍細胞はS-100蛋白陽性を示すが，上皮系マーカーは陰性である．

▶平滑筋腫 (leiomyoma)

- 核型が長楕円形(葉巻タバコ型)を示す紡錘形細胞の錯綜増生からなり，管腔形成を認めない．
- 紡錘形細胞優位な筋上皮腫との鑑別には，S-100蛋白，上皮系マーカーを組み合わせた評価が有用である 図10a, b ．

▶髄外性形質細胞腫（extramedullary plasmacytoma）

- 純粋な形質細胞の増殖であり，粘液様基質成分を伴わない．
- 上皮系，神経系，平滑筋マーカーに陰性である．

▶明細胞が出現する上皮性腫瘍

- 明細胞の出現が特徴的である低悪性度粘表皮癌，腺房細胞癌，脂腺腺腫，オンコサイトーマ，また腎細胞癌の転移は，筋上皮への分化を示さず，またそれぞれが特異的組織像を示す（各稿を参照）．
- 明細胞癌では *EWSR1-ATF1/CREM* 融合遺伝子が証明される．

腫瘍細胞が筋上皮への分化を示す

▶多形腺腫（pleomorphic adenoma）

- 二相性腺管の形成が明瞭である．
- 粘液腫様や軟骨様基質を含めて腫瘍の実質部分とみなされており，腫瘍性筋上皮細胞が基質を伴いながら間質内へと解離するように移行している．
- 軟骨様組織は多形腺腫に特有とされる．

▶基底細胞腺腫（basal cell adenoma）

- 基底膜に包まれた二相性腺管の形成や胞巣辺縁に柵状配列がみられる．
- しばしば豊富な基底膜様（硝子様）基質を伴う．
- 間質に S-100 蛋白陽性細胞が散見される．
- 形質細胞様細胞を認めない．
- β-catenin が核に高率に陽性となる．

▶筋上皮癌（myoepithelial carcinoma）

- 筋上皮腫の組織学的特徴をベースに，浸潤性増殖や壊死，また細胞異型や核分裂像の増加が鑑別となる．
- p53，Ki-67 標識率が 10％以上である．

▶腺様嚢胞癌（充実型）（adenoid cystic carcinoma, solid type）

- 管腔形成を欠き，基底細胞様細胞優位な充実性胞巣よりなる亜型では時に鑑別を要するが，種々の程度に篩状型，管状型の胞巣が混在する．
- 浸潤性増殖や神経周囲浸潤像，核分裂像の有無・頻度，Ki-67 標識率も鑑別となる．
- 充実型では c-kit（CD117），p53 が強く発現する．
- 特異的な遺伝子転座として，*MYB-NFIB*，*MYBL1-NFIB* 融合遺伝子が報告されている．

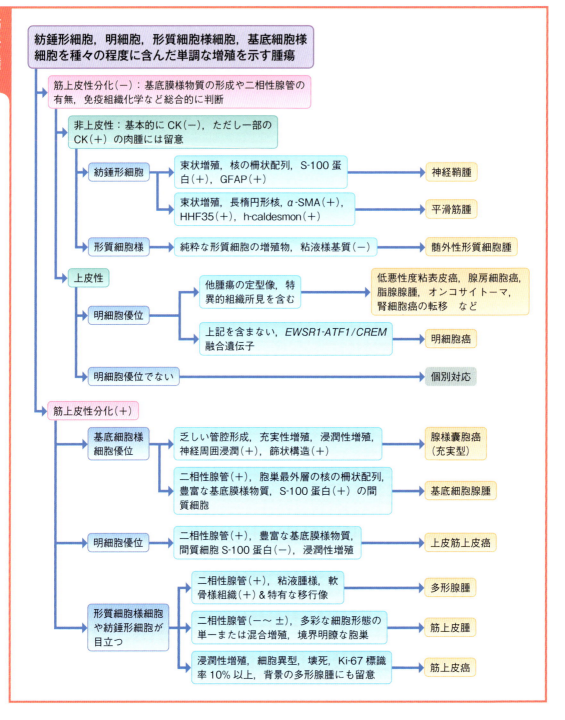

▶上皮筋上皮癌（epithelial-myoepithelial carcinoma）

- 二相性腺管の増殖が特徴的である．
- 管腔形成に乏しく明細胞，紡錘形を示す筋上皮細胞の充実性増殖が目立つ組織型では，CK や EMA を用いて腺管構造を確認する．
- 周囲への浸潤性増殖，壊死，神経周囲浸潤を確認する．

治療，予後

- 全摘出術を行う．
- 耳下腺発生例は比較的被膜形成が明瞭であるが，口蓋発生例では被膜形成が不明瞭な場合は注意を要する．表在性であり一般的には摘出は容易である．
- 予後は良好．完全摘出されれば，再発はまれである．
- 長期化した場合，筋上皮癌へと悪性転化をきたす症例が少なからずあり，多発性再発を起こす．

(伊藤由美)

Warthin tumor

良性唾液腺腫瘍
ワルチン腫瘍

疾患の概要

- 多形腺腫に次いで頻度の高い代表的な唾液腺の良性腫瘍で，全唾液腺腫瘍の5〜15%を占める.
- 特徴的な好酸性上皮細胞とリンパ球の増生からなるもので，同義語には adeno-lymphoma もある.
- ワルチン腫瘍の組織発生には，耳下腺内外にあるリンパ節内の迷入導管上皮由来説と，耳下腺導管上皮由来の腫瘍に二次的にリンパ球浸潤が惹起されたものという説がある.
- リンパ球成分が非腫瘍性であることはよく知られているが，腫瘍性とみなされていた上皮細胞成分にもクローン性は証明されず，ワルチン腫瘍は真の腫瘍ではなく，腫瘍類似病変とする説もある.
- 病因は不明で，疫学的には喫煙との関連が高いといわれている．その他，放射線照射，自己免疫，EB ウイルス感染との関連も議論されている.

染色体・遺伝子異常

- いくつかの染色体の欠失や過剰が報告されているが，特異的な遺伝子異常は知られ ていない.

臨床所見

■ 好発年齢，性
- 50 歳以上の高齢の男性に多い.
■ 好発部位
- ほとんどすべて耳下腺浅葉下極あるいはその近傍のリンパ節に発生する.
- 多発性（同時性，異時性），両側性の頻度が高い.
- 他の目的で切除された耳下腺に偶発的に認められることもある.
■ 臨床症状
- 成長速度の遅い無痛性腫瘤として発症する．二次的に炎症や梗塞を伴う場合には疼痛を訴える.
- 触診上は通常軟らかく，波動がある.
■ 画像所見
- テクネシウム（^{99m}Tc）シンチグラムで hot nodule を示す.

158 | 3 章　唾液腺腫瘍の概要と鑑別診断

病理所見

■ 肉眼所見

- 周囲との境界明瞭な，球状ないし楕円球状の腫瘍で，単結節ないし多結節性である．
- 割面は褐色調で，囊胞状の部分と充実性の部分とが種々の割合で混在する．
- 囊胞内には混濁した不透明の褐色内溶液が認められる．内溶液が半透明の粘液であることもある 図1a ．
- 囊胞内容液を除去すると，内面には顆粒状の突出が多数観察される 図1b ．個々の突出はリンパ濾胞や上皮の乳頭状増殖部位に相当する．
- ワルチン腫瘍には広範な壊死を伴うことがあり，壊死性ワルチン腫瘍あるいは梗塞性ワルチン腫瘍と呼ばれている．

■ 組織学的所見，免疫組織化学

- 好酸性で細顆粒状の細胞質をもった上皮細胞（好酸性細胞）が，リンパ球に富んだ間質を伴って乳頭状ないし管状構造を呈して増殖する 図2a ．

上皮成分

- 上皮細胞には，高円柱上皮細胞と基底部の立方状ないし多角形の細胞（基底細胞）とが区別され，核が表層と基底層の二層性の配列を示すように見える．表層の円柱上皮細胞ではしばしば核濃縮を示す 図2b ．
- 核は小型でよくそろい，異型性に乏しく，明瞭な1個の小型核小体を有する．
- 免疫染色では，円柱上皮細胞と基底細胞はともにpan-CK（AE1/AE3）陽性 図3a ，

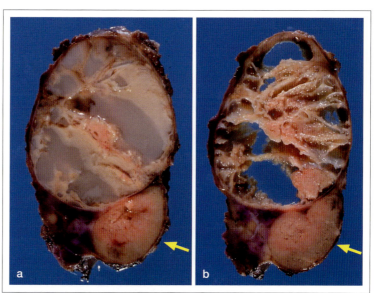

図1 ワルチン腫瘍の割面肉眼所見
多房性囊胞性腫瘍で，囊胞内容液には混濁した部分や半透明部分がみられる (a)．囊胞内容液を除去すると，乳頭状腫瘍やリンパ濾胞に一致した顆粒状隆起が認められる (b)．囊胞性腫瘍に接して，小型の充実性腫瘍も認められるが（⇨），これもワルチン腫瘍である．乳頭状・管状腫瘍成分が密に増殖する場合，肉眼的に充実性に見えることもある．

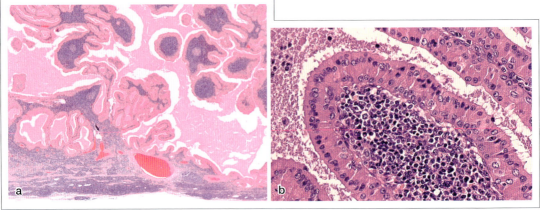

図2 ワルチン腫瘍の組織学的所見
a：弱拡大．上皮細胞がリンパ組織を伴って乳頭状に増殖している．
b：強拡大．好酸性顆粒状細胞質を有する円柱上皮細胞と基底細胞が二層性に配列しており，間質には多数のリンパ球浸潤が認められる．円柱上皮細胞には核濃縮を示すものもみられる．

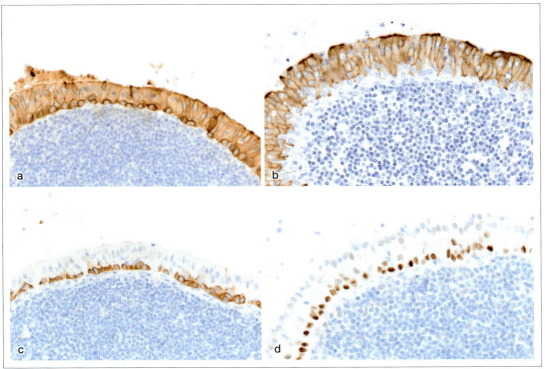

図3 ワルチン腫瘍の免疫染色
pan-CK(AE1/AE3) は円柱上皮細胞と基底細胞の両方が陽性を示し (a)，CK7 は円柱上皮細胞のみが陽性 (b)，CK5/6 (c)，p63 (d) は基底細胞のみが陽性を示すため，両者を明瞭に識別することができる．

　　　　　　CK（34βE12）陽性．
- 円柱上皮細胞はさらに cytokeratin（CK）7 陽性 図3b，EMA 陽性を示す．
- 基底細胞は，基底細胞マーカーである p63 や CK5/6 が陽性を示すが 図3c, d，筋上皮細胞マーカーの calponin や α-smooth muscle actin（α-SMA）は陰性で，筋上皮細胞への分化は認められず，予備細胞としての性格が強いものと考えられる 表1．

表1 ワルチン腫瘍の上皮細胞の免疫染色所見

	基底細胞	円柱上皮細胞
pan-CK（AE1/AE3）	+	+
CK（34βE12）	+	+
CK7	−	+
CK20	−	−
CK5/6	+	+
p63	+	−
α-SMA	−	−
calponin	−	−
S-100蛋白	−	−
EMA	−	+
GCDFP-15	−	−/+
ミトコンドリア	+	+

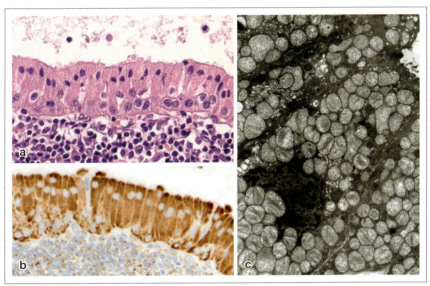

図4 ワルチン腫瘍の細胞質内顆粒
a：上皮細胞の細胞質は好酸性顆粒状である．
b：ミトコンドリアの免疫染色では，円柱上皮細胞，基底細胞ともにびまん性に陽性を示す．
c：電顕でも円形のミトコンドリアが充満していることがわかる．

- 好酸性細胞の細胞質にみられる微細顆粒 図4a は充満したミトコンドリアで，ミトコンドリアの免疫染色を施行すると，円柱上皮細胞，基底細胞のいずれも著明な陽性を示す 図4b ．
- 電顕的にも，円柱上皮細胞，基底細胞ともに無数のミトコンドリアが充満していることが確認される 図4c ．このミトコンドリアは，正常と比べて数のみならず大きさも形態も機能も異常であることが知られている．
- 症例によっては，特徴的な好酸性細胞のほかに，化生性と考えられる杯細胞がしばしば混在する 図5 ．

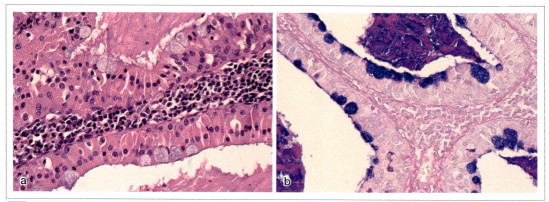

図5 ワルチン腫瘍細胞の杯細胞化生
好酸性円柱上皮細胞の間に杯細胞が混在しており(a), alcian blue-PAS染色を施行するとその存在が明瞭に示される(b).

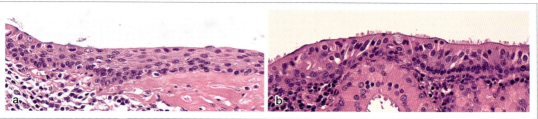

図6 ワルチン腫瘍細胞の扁平上皮化生（a）と線毛細胞化生（b）
扁平上皮化生は炎症や線維化を伴う場合に出現することが多い．

- 炎症や壊死を伴う場合や，拡張伸展して線維化を伴った囊胞壁には，扁平上皮化生もしばしば認められる 図6a．
- 線毛化生細胞が出現することもある 図6b．

間質成分

- 間質のリンパ組織には，しばしば胚中心を有するリンパ濾胞がみられる 図7．リンパ球に細胞異型はなく，非腫瘍性の性格を示す．免疫染色上も，非腫瘍性のリンパ組織と変わらない所見を示す．
- 二次的な変化として，上皮の破綻に伴う好中球浸潤 図8 や，類上皮肉芽腫の形成が認められることがある 図9．また，これら二次的な炎症性変化の終末像と思われる瘢痕様の線維化巣がみられることがある．

囊胞内容

- 囊胞内容液には，脱落して種々の程度の変性を伴った好酸性細胞，顆粒状壊死物質，同心円状構造や不定形を示す濃縮分泌物，類殿粉小体様構造，コレステリン結晶，リンパ球，好中球，マクロファージなどが認められる．

■ 細胞診所見

- 腫瘍の実質部分の細胞である好酸性上皮細胞とリンパ球，および囊胞内容液が採取されてくる．
- 好酸性細胞は，大型集塊を形成したり，緩やかな結合性を示す細胞集塊を形成したり，あるいは孤立散在性に出現したりする．
- 好酸性細胞は，種々の染色性を示す顆粒状の豊富な細胞質を有し，高円柱状，立

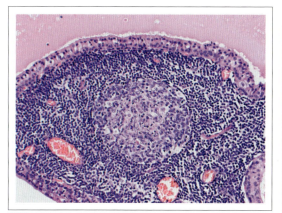

図7 ワルチン腫瘍の間質成分
豊富なリンパ組織からなり,しばしばリンパ濾胞の形成が認められる.

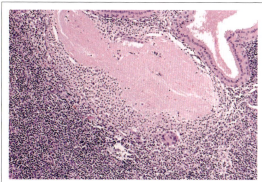

図8 二次的な炎症を伴うワルチン腫瘍
上皮成分の破綻部分には好中球浸潤が認められることがある.

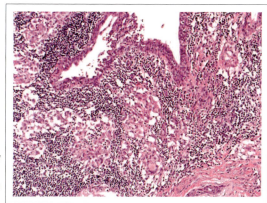

図9 肉芽腫性炎症反応を伴うワルチン腫瘍
間質に類上皮肉芽腫が認められることがある.

- まず,年齢,性別,部位などの臨床的特徴を理解し,実際の症例が比較的若年層の女性で非喫煙者の場合や,耳下腺から離れた部位の腫瘍の場合には,ワルチン腫瘍の可能性は低いと考える必要がある.

組織診断
- 組織像はきわめて特徴的な好酸性上皮細胞とリンパ球性間質からなるため,唾液腺腫瘍のなかでは最も診断に迷うことの少ない組織型と思われる.
- ただし,上皮成分と間質成分の量比は症例により異なること,種々の化生性変化や炎症性変化が起こりうることを知っておく必要がある.

細胞診
- 組織像を理解したうえで,特徴的な好酸性細胞とリンパ球の両者が採取されていれば判定は容易である.
- 囊胞内容液のみが採取されてくることも多いが,その場合にも検体不良とせずに,特徴的な変性好酸性細胞を見出すことが肝要である.すなわち,囊胞内容液中の細胞は,変性・壊死に陥り,核が陰影状になっていても,細胞質が好酸性細胞の特徴を保っていることが少なくないので,この細胞の同定が診断の鍵となる.

ワルチン腫瘍 ● 163

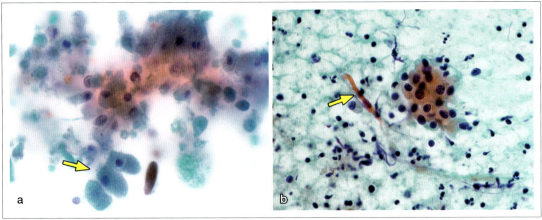

図10　ワルチン腫瘍の細胞診所見
a：顆粒状の細胞質と核濃縮を示す円柱上皮細胞がみられ（⇨），ワルチン腫瘍に特徴的である．
b：特徴的な好酸性細胞に加え，扁平上皮化生細胞（⇨）が認められることもまれではない．

方状ないし多角形と，種々の形態を示す 図10a ．好酸性細胞の核は小型正円形で 図10b ，小型ながら明瞭な核小体を有する．
- リンパ球は，背景に散在する場合と，集塊状に出現する場合とがある．
- 囊胞内容液は変性を伴った脱落好酸性細胞や顆粒状壊死物質を含み，特徴的な汚い背景（dirty background）を形成する．

鑑別診断

▶好酸性細胞の出現する病変

- ワルチン腫瘍の好酸性細胞とよく似た細胞からなる腫瘍には，オンコサイトーマがある．オンコサイトーマは囊胞化や乳頭状増殖，リンパ球性間質を有することはないため，鑑別可能である．
- 多形腺腫や粘表皮癌などで，腫瘍細胞が好酸性化を示すことがあるが，全体像を見ればワルチン腫瘍と鑑別することは容易である．

▶リンパ球性間質を有する病変

- 唾液腺腫瘍では，種々の組織型で間質に顕著なリンパ球浸潤を伴うことがあり，腫瘍随伴性リンパ球増殖（tumor associated lymphoid proliferation：TALP）と呼ばれている．
- ワルチン腫瘍の診断の際には，特にTALPを伴う粘表皮癌との鑑別が問題となることがある．上皮成分の特徴に注意して鑑別する必要がある．また，*CRTC1/3-MAML2*融合遺伝子の検出が粘表皮癌の確定診断につながる．

▶囊胞化を示す病変

- 非腫瘍性病変としてはリンパ上皮囊胞や鰓原性囊胞，後天性免疫不全症候群

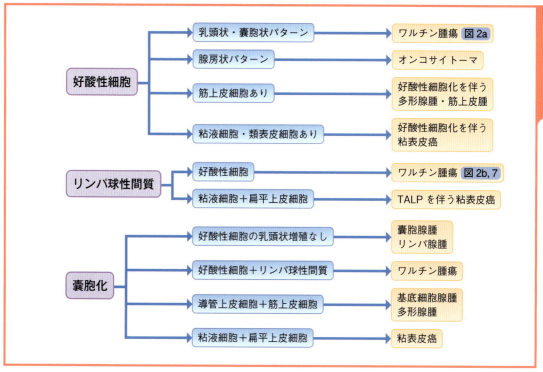

（acquired immune deficiency syndrome：AIDS）関連唾液腺病変，良性腫瘍としては囊胞腺腫やリンパ腺腫，基底細胞腺腫，多形腺腫，悪性腫瘍としては粘表皮癌などがある．
- ワルチン腫瘍の特徴的な組織構築と上皮細胞の性格に着目して診断する．

▶細胞診

- 上記の組織診断上の鑑別対象に加えて，扁平上皮癌（原発性および転移性），悪性リンパ腫，正常リンパ節などとの鑑別が必要となる．

治療，予後

- 外科的切除で治癒するが，まれに不完全切除または多発病変によると考えられる局所再発が起こる．
- きわめてまれに，ワルチン腫瘍の上皮からは扁平上皮癌や粘表皮癌などの癌，間質のリンパ球からは悪性リンパ腫などの悪性腫瘍が二次的に発生することがあるとされる．
- 多形腺腫と比較すると悪性化のリスクはきわめて低いこと，また，高齢の喫煙者では手術のリスクが高い場合があることから，穿刺吸引細胞診などでワルチン腫瘍と診断がつけば経過観察が選択されることもある．

（森永正二郎）

basal cell adenoma：BCA

良性唾液腺腫瘍
基底細胞腺腫

疾患の概要

- 全唾液腺腫瘍の1～3.7％を占める．唾液腺の良性腫瘍では多形腺腫，ワルチン腫瘍に次いで頻度が高い．
- 基底細胞様細胞の増生が主体であり，充実型，管状型，索状型，膜型の4種の亜型に分類される．
- 浸潤性発育や脈管侵襲，神経周囲浸潤は認めない．

染色体・遺伝子異常

- *CTNNB1* 遺伝子の点突然変異が約60％の症例で認められる．
- 8p22，19q13.4，16q12-13 の変異や Brooke-Spiegler 症候群との関連などが報告されている．

臨床所見

好発年齢，性
- 好発年齢は50～60歳代で，女性にやや多い．

好発部位
- 耳下腺が約80％と最も多く，次いで顎下腺，上口唇，頬粘膜，口蓋などに発生する．

臨床症状
- 通常，緩徐な発育を示す単発で無痛性の可動性腫瘤として認められる．
- 大きさは最大3cm程度までである．
- 特殊な組織亜型である膜型では多発したり，皮膚の円柱腫（cylindroma）や毛包上皮腫（trichoepithelioma）を合併することがある．

病理所見

肉眼所見
- 境界明瞭な被膜を有する結節で，割面では灰白色～桃赤色の充実性病変である 図1a ．

166 | 3章　唾液腺腫瘍の概要と鑑別診断

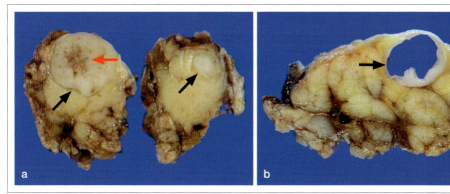

図1 基底細胞腺腫の肉眼所見
a：周囲との境界明瞭な充実性白色腫瘤（➡）がみられる．一部では出血により褐色調を呈している（➡）．
b：周囲との境界明瞭な白色腫瘤であるが，囊胞性変化が目立つ（➡）．

- 割面で囊胞形成が目立つ場合もある 図1b ．

■ 組織学的所見

- 組織学的には線維性被膜を有し，背景の唾液腺組織とは境界明瞭であり，浸潤性発育はみられない 図2a ．
- 腫瘍細胞の発育形態により，充実型，索状型，管状型および膜型の4亜型に分類され 図3 ，それらがさまざまな割合で混在する．
- 腺様囊胞癌に類似した篩状構造がみられることもある 図2b ．
- 多くの腫瘍細胞は基底細胞類似の細胞であり，細胞境界は不明瞭で，細胞質に乏しく，核は卵円形〜類円形である．また，核クロマチンは均一で，核小体は目立たず，細胞異型は軽度である 図2c ．
- 管腔や腺腔様構造を形成する腫瘍細胞はやや大型で，好酸性の細胞質を有する 図2b, 3c ．
- 紡錘形の核を有する腫瘍細胞や淡明な腫瘍細胞が出現することもある 図2d ．
- 通常，腫瘍間質は目立たないが，浮腫状の広い間質を背景に線維芽細胞様の紡錘形細胞の増生がみられることがある 図2e ．

■ 免疫組織化学

- pan-CK(AE1/AE3)，CK7，CK14，p63，α-SMA，calponin，vimentin，S-100蛋白が種々の程度に陽性となる．
- pan-CK(AE1/AE3)はほぼすべての腫瘍細胞の細胞質が陽性となるが，基底膜側の腫瘍細胞より腺腔側の腫瘍細胞でより強く発現する 図4a ．
- CK7は腺腔側の腫瘍細胞が陽性となり 図4b ，CK14，p63 図4c ，α-SMA 図4d ，calponinおよびvimentinは基底膜側の腫瘍細胞が陽性となる傾向を示す．
- β-cateninの核陽性所見が高率に認められ，それは主として基底膜側の腫瘍細胞にみられる 図4e ．
- 浮腫状の間質がみられる部位では間質および間質細胞核にS-100蛋白の強陽性像がみられ 図4f ，この所見は本腫瘍の診断に有用である．
- p53の過剰発現はみられず，Ki-67標識率は5%以下である 図4g ．

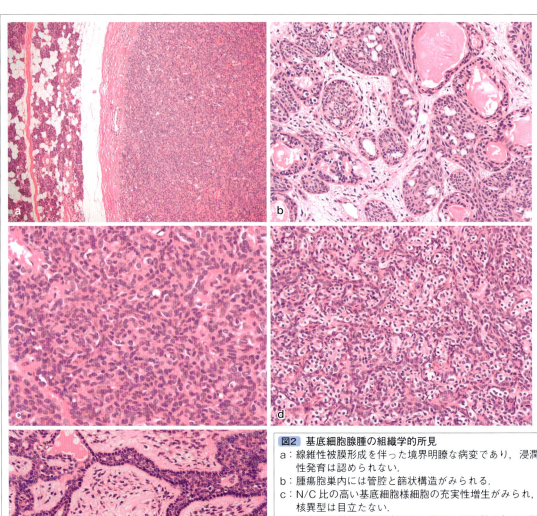

図2 基底細胞腺腫の組織学的所見
a：線維性被膜形成を伴った境界明瞭な病変であり，浸潤性発育は認められない．
b：腫瘍胞巣内には管腔と篩状構造がみられる．
c：N/C比の高い基底細胞様細胞の充実性増生がみられ，核異型は目立たない．
d：基底細胞様紡錘形腫瘍細胞と淡明な細胞質を有する腫瘍細胞が混在してみられる．
e：索状・管状構造を示す腫瘍内には紡錘形細胞の増生を伴った浮腫状の間質を認める．

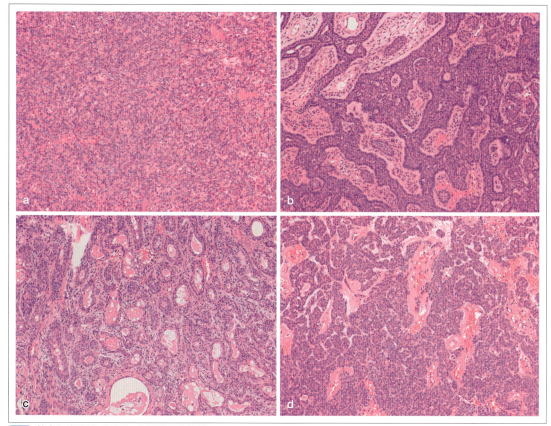

図3 基底細胞腺腫（亜型）の組織学的所見
a：充実型．腫瘍細胞は充実性発育を示す．
b：索状型．索状構造が認められ，核の柵状配列がみられる．
c：管状型．好酸性の細胞質を有する腫瘍細胞に取り囲まれた管状構造が散見され，内腔には好酸性物質が含まれている．
d：膜型．腫瘍胞巣周囲には好酸性の基底膜様物質が沈着している．

診断のポイント

組織診断

- 基底細胞様細胞の増生が主体の良性腫瘍である．
- 線維性の被膜で被包化され，境界明瞭である．
- 充実型，索状型，管状型および膜型の発育を示す．前3者は単発であるが，出現頻度がまれな膜型では多発例や皮膚腫瘍の合併がある．
- 基底細胞腺癌との鑑別が最も重要である．浸潤性発育がみられないこと，Ki-67標識率が低値でp53の過剰発現がないことが基底細胞腺腫を支持する所見である．
- 他の唾液腺腫瘍との鑑別には β-catenin と S-100 蛋白の免疫染色が有用である．

細胞診

- 背景にPap染色でライトグリーン好性の不定形基底膜様物質がみられ 図5a ，Giemsa染色では異染性を示す．
- N/C比の高い基底細胞様細胞が主体であるが，好酸性の細胞質を有する細胞も混在する 図5b ．

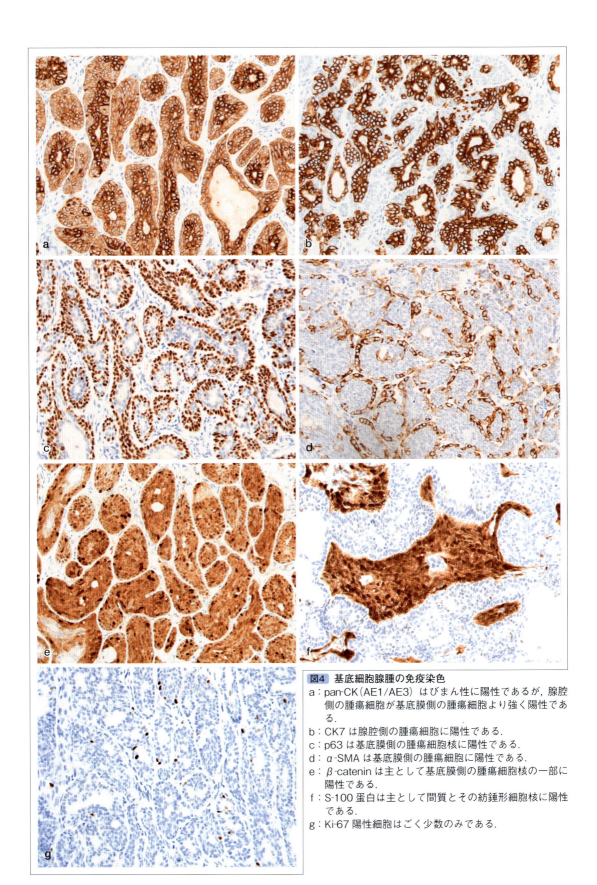

図4 基底細胞腺腫の免疫染色
a：pan-CK（AE1/AE3）はびまん性に陽性であるが，腺腔側の腫瘍細胞が基底膜側の腫瘍細胞より強く陽性である．
b：CK7は腺腔側の腫瘍細胞に陽性である．
c：p63は基底膜側の腫瘍細胞核に陽性である．
d：α-SMAは基底膜側の腫瘍細胞に陽性である．
e：β-cateninは主として基底膜側の腫瘍細胞核の一部に陽性である．
f：S-100蛋白は主として間質とその紡錘形細胞核に陽性である．
g：Ki-67陽性細胞はごく少数のみである．

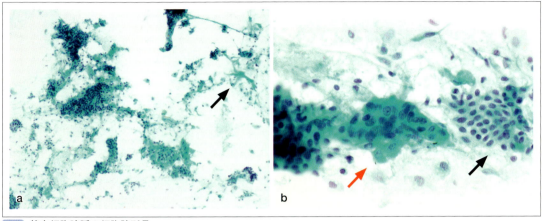

図5 基底細胞腺腫の細胞診所見
a：大小の比較的結合性の強い上皮細胞集塊がみられる．背景にはライトグリーン好性の基底膜様物質が認められる（➡）．
b：N/C 比の高い平面的な上皮細胞集塊（➡）と，ライトグリーン好性の細胞質を有し軽度重積する上皮細胞集塊（➡）がみられる．

鑑別診断

▶多形腺腫（pleomorphic adenoma）

- 間葉系成分が乏しい多形腺腫の場合，鑑別が問題となる．
- 多形腺腫では上皮成分と間質成分の境界が不明瞭であるのに対し，基底細胞腺腫では両者の境界は明瞭である．

▶細管状腺腫（canalicular adenoma）

- 円柱～立方上皮細胞が索状・管状・充実性発育を示す．
- 腫瘍細胞は単層性であり，細管状あるいはビーズ状構造がみられる．
- 免疫組織化学的に CK，S-100 蛋白および vimentin が陽性となるが，α-SMA や p63 は陰性である．

▶腺様嚢胞癌（adenoid cystic carcinoma）

- 基底細胞様細胞の増生が主体である点が共通している．
- 通常，浸潤性発育を示す．
- 間質は S-100 蛋白陰性で，Ki-67 標識率は 10％以上である．

▶基底細胞腺癌（basal cell adenocarcinoma）

- 組織構築や細胞像のみでは鑑別が困難なときが多い．
- 浸潤性発育の有無が最も重要な鑑別点である 図6a．
- Ki-67 標識率は高く 図6b ，p53 や EGFR の過剰発現がみられるときがある．

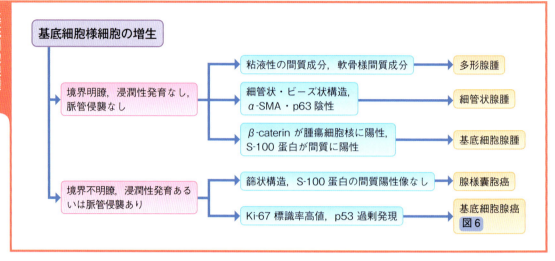

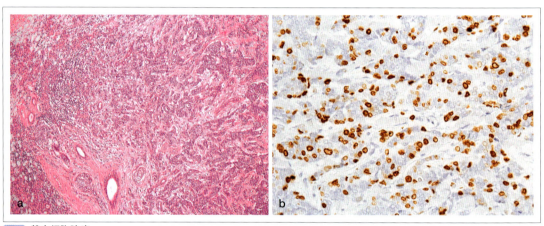

図6 基底細胞腺癌
a：被膜形成はみられず，周囲組織に浸潤性に発育している．
b：Ki-67 免疫染色．多数の Ki-67 陽性細胞を認める．

治療，予後

- 通常は，完全な摘出により予後は良好である．
- 一般的に悪性化はまれであるが，膜型では再発や悪性転化例が少なくないとされる．

（今村好章）

sclerosing polycystic adenosis：SPA

唾液腺腫瘍類似病変
硬化性多囊胞腺症

疾患の概要

- 膠原線維が豊富な硬化性間質を背景に（sclerosing），多囊胞状（polycystic），管状，腺房状，上皮過形成，アポクリン化生など多彩なパターンを示して上皮が増生する（adenosis），結節性・硬化性病変である．
- 乳腺の乳腺症（fibrocystic change）に類似する．
- 非腫瘍性病変と考えられてきたが，上皮細胞の単クローン性が証明され，腫瘍性病変とする見解が有力になりつつある．
- ごくまれに悪性転化することがある．

染色体・遺伝子異常

- HUMARA 法を用いて上皮細胞の単クローン性を証明した報告がある．

臨床所見

好発年齢，性
- 小児から高齢者まで認められるが，中年に好発する
- 性差はない．
好発部位
- 大半は耳下腺に発生する．まれに顎下腺や小唾液腺にも生じる．
臨床症状
- 緩徐に増大する無痛性の腫瘤を自覚する．
画像所見
- 境界明瞭な腫瘤性病変として描出される．

病理所見

肉眼所見
- 径約 1～12 cm（平均 3 cm）の境界明瞭な分葉状の結節である．
- 割面は黄白色から白色で，小囊胞腔が分布している．

硬化性多囊胞腺症 | 173

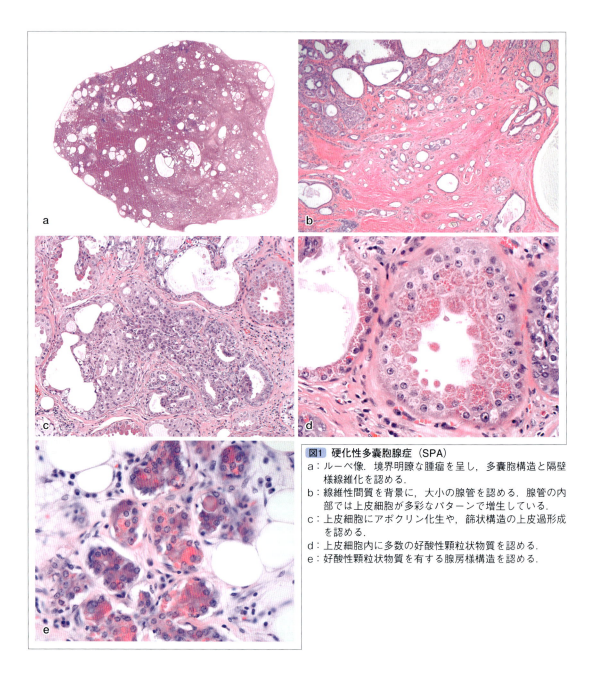

図1 硬化性多嚢胞腺症（SPA）
a：ルーペ像．境界明瞭な腫瘤を呈し，多嚢胞構造と隔壁様線維化を認める．
b：線維性間質を背景に，大小の腺管を認める．腺管の内部では上皮細胞が多彩なパターンで増生している．
c：上皮細胞にアポクリン化生や，篩状構造の上皮過形成を認める．
d：上皮細胞内に多数の好酸性顆粒状物質を認める．
e：好酸性顆粒状物質を有する腺房様構造を認める．

組織学的所見

- 背景には膠原線維性の間質が豊富で，硝子化を伴っている．
- さまざまな大きさの腺管（導管）が増生し，しばしば嚢胞状に拡張している 図1a, b ．
- 上皮細胞は平坦状または充実性に増生し，篩状構造も認められる 図1b, c ．
- 上皮細胞は立方状〜円柱状で好酸性細胞質を有する．しばしばアポクリン化生を伴う 図1c ．
- 上皮細胞はしばしばPAS陽性の好酸性顆粒状物質を有する．この顆粒は通常のチモーゲン顆粒よりも大きく，本病変に特徴的である 図1d ．

- 腺房様構造も認められ，好酸性顆粒状物質を含有する 図1e．
- 腺管や腺房の外層には筋上皮細胞が存在する．
- 粘液細胞，扁平上皮細胞，脂腺細胞，淡明細胞などへの化生を認めることがある．
- 部分的に腺管内の泡沫組織球の集簇や慢性炎症細胞浸潤を認める．

■ 免疫組織化学
- アポクリン化生上皮は GCDFP-15 が陽性である．
- 外層の細胞は筋上皮マーカー（p63，CK14，calponin など）が陽性である．
- 腺管や腺房様構造の上皮細胞はさまざまな程度に ER，PgR が陽性である．

鑑別診断

非腫瘍性疾患，良性腫瘍

▶ 多嚢胞疾患（polycystic disease）
- 小児の両側耳下腺に発生する，非常にまれな病変である．
- 嚢胞状に拡張した腺管が密集し，裏打ちする上皮細胞は基本的に一層で，広い硬化性間質は伴わない．

▶ 嚢胞腺腫（cystadenoma）
- 異型の乏しい上皮細胞が単層・平坦状ないし小乳頭状に増殖し，大小の嚢胞状構造を形成する．
- 広い硬化性間質は伴わない．

▶ 多形腺腫（pleomorphic adenoma）
- 嚢胞性変化，間質の硝子化や導管上皮のアポクリン化生を伴うことがある．
- 粘液基質内での筋上皮細胞の増殖や軟骨基質は SPA では認められない．
- 通常，腺房様細胞成分を欠く．

- 上皮細胞の嚢胞状〜篩状増生，アポクリン化生，腺房様細胞，好酸性顆粒状物質など構造的・細胞学的な多彩性と，広い線維性・硬化性間質の組み合わせは SPA に特徴的である．
- 上皮細胞の篩状パターンは，悪性と過剰診断しないよう注意が必要である．
- SPA でみられる好酸性顆粒状物質は，通常の腺房細胞のチモーゲン顆粒よりも大きく，本疾患に特徴的である．特に目立つものは硝子球（hyaline globule）や硝子滴（hyaline droplet）と表現することもできる．
- 鑑別に挙げた疾患は，基本的には SPA のような腺房様細胞や好酸性顆粒状物質を欠く．

硬化性多嚢胞腺症 | 175

> 悪性腫瘍

▶多形腺腫由来癌（非浸潤型）
〔carcinoma ex pleomorphic adenoma (noninvasive type)〕

- 間質の硝子化を伴い，導管内で異型アポクリン細胞が篩状構造で増殖する多形腺腫由来癌（非浸潤型）はSPAやSPA内に発生した癌と鑑別が必要であるが，前述した多形腺腫に特徴的な所見も同時に認められる．

▶導管内癌（intraductal carcinoma）図2

- 軽度核異型を示す上皮細胞が篩状ないし乳頭状構造をとって増殖し，大小の囊胞状構造を形成する．囊胞腺腫よりも上皮の増殖が強い．
- S-100蛋白陽性．

▶低悪性度粘表皮癌（low-grade mucoepidermoid carcinoma）

- しばしば囊胞性変化をきたし，間質の線維化を伴う．杯細胞，扁平上皮様細胞が特徴的である．
- *CRTC1/3-MAML2* 融合遺伝子陽性．

▶分泌癌（secretory carcinoma）

- 囊胞状，濾胞状，乳頭状増殖を示す．
- S-100蛋白，*ETV6-NTRK3/RET* 融合遺伝子陽性．

▶囊胞腺癌（腺癌NOS）〔cystadenocarcinoma (adenocarcinoma, NOS)〕

- 囊胞腺癌，乳頭状囊胞腺癌はWHO分類2017では腺癌NOSに含められることになった．
- さまざまな程度の核異型と浸潤性増殖を示す．

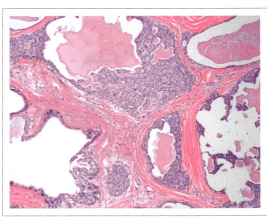

図2 導管内癌
囊胞状～篩状構造で軽度異型上皮細胞が増殖する．

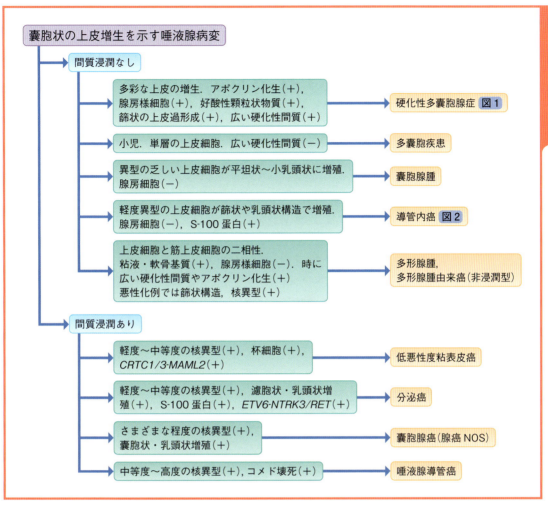

▶唾液腺導管癌（salivary duct carcinoma）

- アポクリン細胞からなり，コメド壊死を伴う小囊胞状構造が出現することがあるが，明らかな核異型や浸潤性増殖を示す．

治療，予後

- 摘出により予後良好であるが，約10〜30％の例が再発する．
- まれに悪性転化することが報告されている．

（山元英崇，橋本和樹）

nodular oncocytic hyperplasia

唾液腺腫瘍類似病変

結節性オンコサイト過形成

疾患の概要

- オンコサイトの結節性増生よりなるまれな病変で，過形成性病変として位置づけられている．頻度は全唾液腺腫瘍の1%以下である．
- multifocal nodular oncocytic hyperplasia や multifocal adenomatous oncocytic hyperplasia などさまざまな名称で報告されている．
- 組織学的には，ミトコンドリアを豊富に含有する好酸性顆粒状細胞質を特徴とするオンコサイトが，被膜を有さずに，多結節性に増生する．
- オンコサイトからなるほかのさまざまな唾液腺腫瘍ならびに腫瘍類似病変との鑑別を要する．

染色体・遺伝子異常

- ミトコンドリア DNA の変異が報告されており，発症機序に関与している可能性がある．

臨床所見

■ 好発年齢，性
- 中高年者（40〜80 歳代）に発生し，平均年齢は 50 歳代である．
- 女性に好発する（約 85%が女性）．

■ 好発部位
- 大多数が耳下腺に発生し，複数の腫瘤を形成する．
- 約 40%が両側発生である．

■ 臨床症状
- 通常，無痛性の腫瘤として認められる．

■ 画像所見
- 耳下腺の多結節性・充実性腫瘤を呈する．

病理所見

■ 肉眼所見
- 最大径が数 mm〜2.5 cm 程度の複数の腫瘤を形成する 図1 .
- 個々の結節は線維性被膜を欠き,境界明瞭である.結節が密集している箇所では,肉眼的に融合状に見える場合もある.
- 割面はマホガニー色と表現される赤みを帯びた褐色調である.オンコサイトーマと同様に,豊富なミトコンドリアの存在を反映していると考えられる.淡い褐色ないし灰白色調のこともある.

■ 組織学的所見
- 基本的に線維性被膜を欠く結節が,正常唾液腺内に散在する 図2a .
- 結節の辺縁ではしばしば,正常腺房細胞や脂肪細胞とオンコサイトが混じり合う.
- オンコサイトは管状,腺房状に配列し,繊細な血管結合組織を伴って密に増生する 図2b .
- オンコサイトは好酸性顆粒状の細胞質が豊富で,核/細胞質(N/C)比は低く,中心

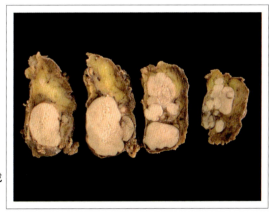

図1 結節性オンコサイト過形成の肉眼所見
結節が多発している.

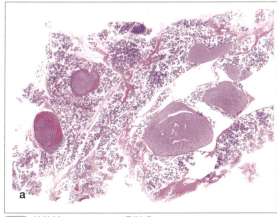
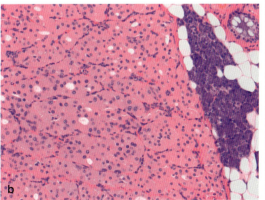

図2 結節性オンコサイト過形成
a:結節が正常唾液腺内に散在する.
b:好酸性顆粒状細胞質を有するオンコサイトが密に増生する.辺縁では線維性被膜を欠き,正常腺房組織が混在する.

に位置する小型の濃染核を有する 図2b .

- 細胞質が淡明な明細胞変化を伴うことがある.
- 通常, リンパ球性間質は伴わない.

■ **免疫組織化学**

- 通常は HE 染色のみで診断は可能であるが, オンコサイトーマと同様に, 抗ミトコンドリア抗体が陽性である.

鑑別診断

非腫瘍性疾患, 良性腫瘍

▶ **オンコサイト化生** (oncocytic metaplasia)

- 導管・腺房組織から連続して, 好酸性変化した細胞集団を認める. 顕微鏡的な病変である. 基本的な小葉構造は保持されている.

▶ **びまん性オンコサイト症** (diffuse oncocytosis) 図3

- 小葉単位がオンコサイト化生で置換された小結節を, 唾液腺全体に多数認める.

▶ **オンコサイトーマ** (oncocytoma) 図4

- 構成するオンコサイト自体は結節性オンコサイト過形成のそれと同一だが, オンコサイトーマは線維性被膜を有し, 単結節性病変である.

▶ **ワルチン腫瘍** (Warthin tumour) 図5

- 時にオンコサイトが充実性に増生する像を伴い, オンコサイトーマや結節性オンコサイト症に似ることがある. また, 多発することもある.
- リンパ球性間質, 嚢胞像構造や好酸性細胞の二層性パターンなどワルチン腫瘍に特徴的な像を見出すことが重要である.

診断のポイント

- 異型の乏しいオンコサイトの増生は, 結節性オンコサイト過形成, オンコサイト化生, びまん性オンコサイト症, オンコサイトーマ, ワルチン腫瘍に共通した所見である. 臨床所見 (顕微鏡レベルの病変 vs 肉眼的に容易に同定できる結節性病変), 結節の性状 (単結節性 vs 多結節性), リンパ球性間質の有無などを総合的に判断することが重要である.
- しかし実際には, 小さな結節性オンコサイト過形成とオンコサイト症の異同, あるいは, 大きな結節性オンコサイト過形成とオンコサイトーマの異同については明確な線引きが難しい症例もある.
- 線維性被膜を欠き, 多発する結節性オンコサイト過形成を悪性と過剰診断しないことが重要である.

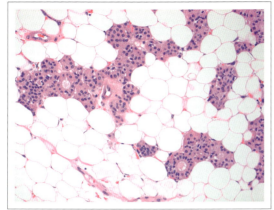

図3 びまん性オンコサイト症
小葉単位がオンコサイト化生で置換された小結節を多数認める．

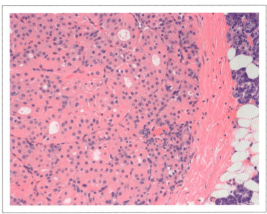

図4 オンコサイトーマ
オンコサイトが充実性に増殖し，線維性被膜を有する．

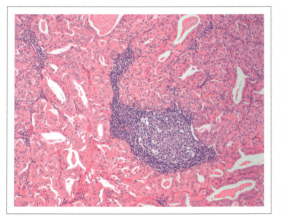

図5 ワルチン腫瘍
好酸性細胞が充実性に増殖し，オンコサイトーマに似る像．リンパ球性間質が認められる．

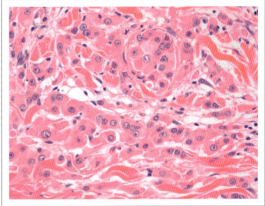

図6 オンコサイト癌
核小体が明瞭で，異型の強い好酸性細胞が浸潤性に増殖する．

▶オンコサイト化生を伴う良性腫瘍

- 良性唾液腺腫瘍，特に多形腺腫の部分像としてオンコサイト化生がみられることがある．

悪性腫瘍

▶オンコサイト癌（oncocytic carcinoma）図6

- 細胞質の性状は良性オンコサイト病変に似るが，オンコサイト癌は明らかな核異型，周囲組織浸潤，脈管浸潤，神経周囲浸潤を示す．

▶オンコサイト化生を伴う癌

- 悪性腫瘍でオンコサイト化生が認められることがある．

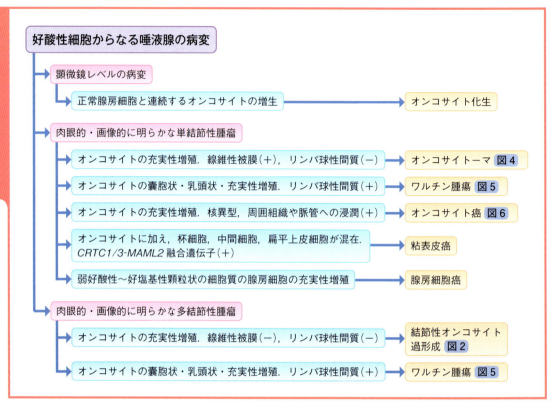

- 特に粘表皮癌ではオンコサイト化生が目立つことがあるが，杯細胞，中間細胞，扁平上皮細胞が混在する粘表皮癌らしい像を見出すことが重要である．

▶腺房細胞癌（acinic cell carcinoma）

- 細胞質は弱好酸性から好塩基性の顆粒状であり，オンコサイトのような鮮やかな好酸性とは異なる．
- 腺房細胞のチモーゲン顆粒はPASで陽性，オンコサイトで陰性である．

▶転移性癌，悪性リンパ腫（malignant lymphoma）

- 腫瘤が多発する例では，耳下腺内リンパ節の転移性癌や悪性リンパ腫も画像上の鑑別診断に挙がるかもしれないが，細胞像・組織像の違いにより診断可能である．

治療，予後

- 外科的切除が基本である．残存した耳下腺に異時発生しうる．
- 予後は良好で，悪性転化は知られていない．

（山元英崇，中野貴史）

IgG4-related sialadenitis

唾液腺腫瘍類似病変
IgG4 関連唾液腺炎

疾患の概要

- 比較的まれな疾患であるが，顎下腺の腫瘤形成性病変の中では頻度が高い．
- 全身の種々の臓器に発生しうる原因不明の炎症性腫瘤性疾患で，自己免疫異常が疑われている．
- 組織での IgG4 陽性形質細胞の浸潤と線維化，血中の IgG4 高値を特徴とする．
- 単臓器に病変がみられる場合と全身多臓器にわたる場合がある．
- 膵胆道系（1型自己免疫性膵炎）が最も多く侵され，次いで唾液腺に多い．
- 膵胆道系と唾液腺以外では，腎・肺・後腹膜・涙腺・眼窩・甲状腺・リンパ節・大動脈・皮膚・乳腺・下垂体・髄膜・前立腺・縦隔などから発生する．
- 従来より慢性硬化性唾液腺炎（Küttner 腫瘍）と呼ばれている疾患に相当し，Mikulicz 病と称される病態は本疾患に含まれる．

■ 病態発生機構
- 自己抗体の関与や原因となるような特定の微生物などは不明である．
- 本疾患の病態における IgG4 の役割に関しても十分に解明されていない．
- ヘルパー T（Th2）や制御性 T 細胞の活性化が特徴的であり，これらが線維化に関与していると考えられる．

染色体・遺伝子異常

- 自然免疫やアレルギーに関与する種々の遺伝子異常が報告されているが，特異的な遺伝子異常は確認されていない．

臨床所見

■ 好発年齢，性
- 30～60 歳代に主に発生し，50～60 歳代に最も多い．
- やや男性に多いが，頭頸部では他臓器よりも女性の割合が高い．

■ 好発部位
- 唾液腺では顎下腺に最も多く発生し，まれに耳下腺や小唾液腺に発生する．
- 単腺に認められることが多いが，両側性の場合や唾液腺に多発することがある．
- Mikulicz 病では，唾液腺と両側涙腺に病変が認められる．

■ 臨床症状
- 無痛性の腫脹が多いが，間欠的あるいは持続的な疼痛を伴うこともある．
- 経過は数か月～10年以上継続する例もある．
- 他臓器のIgG4関連疾患の合併が30～40％に認められる．

■ 既往歴
- 特異な病歴はないが，膵炎や糖尿病，気管支喘息，アトピー性皮膚炎，鼻副鼻腔炎などの既往を有することがある．

■ 画像所見
- 特異的な画像所見はないが，超音波検査での結節状および網状所見を呈することが多い．
- FDG-PET/CTは病変の広がりや，治療への反応性をみるのには有用であるが，他疾患との鑑別には役立たない．

■ 検査所見
- IgG4はIgGのサブクラスのなかで最も少なく，通常3～6％であるが，IgG4関連疾患では，その割合が異常に増加する．
- 通常，高IgG4血症（135 mg/dL以上）を示すが，正常値のこともある．血清IgGやIgEも高値を示すことが多い．
- 好酸球増多，γグロブリンの上昇，抗核抗体陽性を示す場合があり，特に多臓器に病変がみられる場合に多い．
- 抗SSA・SSB抗体，抗好中球細胞質抗体（ANCA）などの自己抗体は陰性である．

病理所見

■ 肉眼所見 図1
- 被膜はないが，境界を有する硬い腫瘤として認められる．
- 唾液腺の一部あるいは全体を占める．
- 顎下腺であれば通常2～4 cm大である．
- 割面では，灰白色～淡褐色，淡黄色で，小葉構造がうかがわれる．

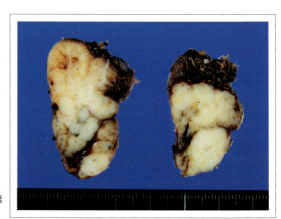

図1 IgG4関連唾液腺炎の肉眼所見
顎下腺の割面．分葉状に硬化した線維性結節が認められる．

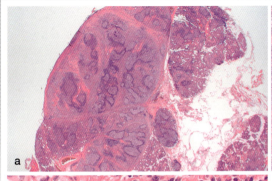
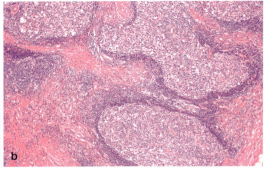
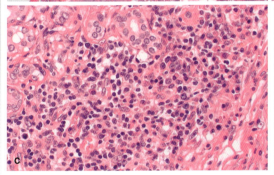

図2 IgG4関連唾液腺炎
a：弱拡大で，図左に小葉構造を示しながら結節状の線維化とリンパ組織の増殖がみられる．
b：リンパ濾胞の過形成と周囲の線維化がみられる．
c：腺房周囲に形質細胞のシート状浸潤が認められる．

組織学的所見

- 腺の萎縮を種々の程度に伴うが，小葉構造は保たれ，個々の小葉が線維組織で囲まれる 図2a．
- 通常，濾胞中心を伴う発達したリンパ濾胞が形成される 図2b．
- 小葉内から周囲線維組織にかけて密なリンパ球，形質細胞の浸潤がみられる 図2c．
- アーチファクトと考えられる細胞間隙を伴う活動性の線維芽細胞の増殖を示すことがある．花むしろ状の線維化（storiform fibrosis）が他臓器におけるIgG4関連疾患では特徴的であるが 図3，唾液腺では必ずしも認められない．
- 閉塞性静脈炎（静脈の閉塞）も他臓器では特徴的な所見であるが 図4，唾液腺では必ずしも認められず，特に小唾液腺ではまれである．
- 扁平上皮化生や粘液上皮化生など上皮の化生性変化が認められることがあるが，Sjögren症候群や唾石でむしろ認められることが多い．
- 耳下腺や小唾液腺では線維化が目立たない場合がある 図5．
- リンパ上皮性病変はきわめてまれである．
- 最終的な診断は臨床病理学的所見による．

免疫組織化学と *in situ* hybridization（ISH）

- 抗IgG4抗体による免疫染色では，IgG4陽性細胞が濾胞外を主に，濾胞内を含めて不規則に分布し認められる．強拡大1視野中100個を超えるか，IgG4/IgGが40％を超える 図6．特に後者がより有意義であるが，これらの所見は診断における必要条件であり，十分条件ではない．
- 検体によってはIgG抗体がバックグラウンドも染色され，算定しづらい症例も経

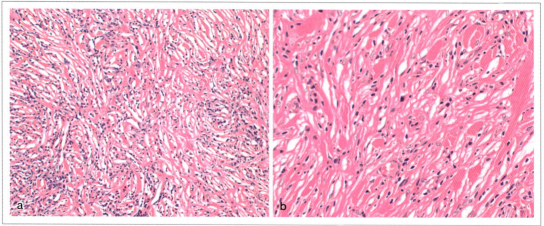

図3 IgG4 関連唾液腺炎における線維化
a：花むしろ状線維化（storiform fibrosis）が特徴的である．
b：典型的な花むしろ状でなくても，細胞間隙を伴うような活動性の線維芽細胞の増殖を示す．

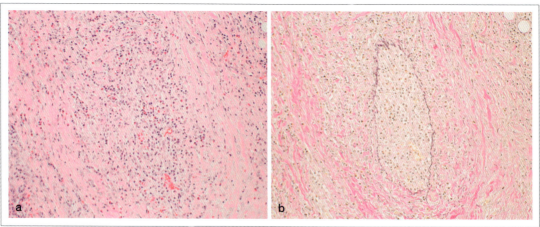

図4 閉塞性静脈炎
a：IgG4 関連唾液腺炎の HE 染色．中心部に炎症細胞と線維肉芽組織による静脈の閉塞が認められる．
b：a と同部の EVG 染色．血管の閉塞が明瞭である．

診断のポイント

組織診断
- IgG4 陽性形質細胞の浸潤と線維芽細胞の増殖を特徴とする炎症性腫瘤性病変である．
- 唾液腺では，小葉構造を保ちながら線維化や腺の萎縮がみられるのが特徴であり，小葉間には，細胞間に人工的間隙を伴うような活動性の線維芽細胞の増殖が特徴的である．
- 30 歳代以下の発生はまれであり，若年者での診断は特に慎重を要する．
- IgG4 関連疾患は臨床病理学的診断名であり，鑑別診断に挙げた疾患群や，膠原病，ANCA 関連血管炎などの可能性を常に除外する必要がある．

細胞診
- 細胞診での診断は困難であるが，穿刺された内容に形質細胞が多い場合は，液状細胞診やセルブロックなどで IgG4 を染色することにより，本疾患の可能性を疑うことができる．

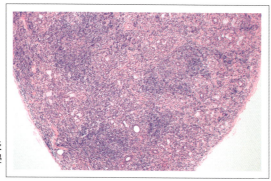

図5 小唾液腺のIgG4関連唾液腺炎
びまん性にリンパ球，形質細胞の浸潤がみられ，線維化は目立たない．

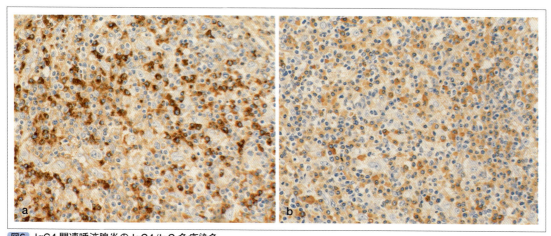

図6 IgG4関連唾液腺炎のIgG4/IgG 免疫染色
同部位のIgG4免疫染色（a）とIgG免疫染色（b）．本症例ではIgG4/IgG比は90％であった．

験するが，そのような場合にはCD38やCD138，IgG1などとIgG4陽性細胞との比率がIgG4/IgG比と近い値を示し，参考になる．
- κ鎖，λ鎖のISHでは偏りはみられない．

鑑別診断

非腫瘍性疾患

▶非特異的慢性唾液腺炎（chronic non-specific sialadenitis）

- 形質細胞の著明な浸潤や発達した多数のリンパ濾胞の形成はみられない．
- 活動性の線維芽細胞の増殖や閉塞性静脈炎はみられない．

▶唾石症（sialolithiasis）図7

- 唾石が80～90％の症例で認められる．
- 導管周囲の瘢痕状線維化や好中球浸潤が特徴的である．

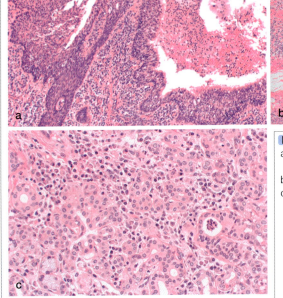
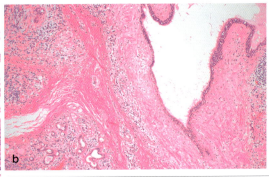

図7 唾石症
a：導管の拡張と一部扁平上皮化生がみられる．導管内には好中球浸潤を含む滲出物が認められる．
b：導管周囲には瘢痕様の線維化が認められる．
c：小葉内には形質細胞の浸潤もみられるが，腺房内に好中球浸潤も認められる．

- 導管の拡張や腺内脂肪浸潤がより目立つ．
- 小葉を取り囲むような線維芽細胞の増殖や閉塞性静脈炎はみられない．

▶ Sjögren 症候群（Sjögren syndrome）図8

- 小唾液腺＞＞耳下腺にみられ，顎下腺ではまれである．
- 口腔の乾燥症状，眼症状を伴うことが多い．
- 好酸球増多はみられない．形質細胞浸潤はあっても軽度である．
- 進展すると，腺全体の萎縮と線維化を伴い，小葉間の線維芽細胞の増殖は目立たない．
- リンパ上皮性病変を伴うことがある．

▶ リンパ上皮性唾液腺炎（lymphoepithelial sialadenitis）

- 女性に多く，耳下腺に主に認められる．
- 線維芽細胞に富む間質の線維化や閉塞性静脈炎はみられない．
- IgG4 陽性形質細胞の増加は乏しい．
- IgG4 関連唾液腺炎ではリンパ上皮性病変は通常みられない．

▶ サルコイドーシス（sarcoidosis）

- 唾液腺では，主に耳下腺に認められ，他臓器にサルコイドーシスを示唆する典型的な症状が通常認められる．
- 境界明瞭な類上皮肉芽腫が多数認められる．

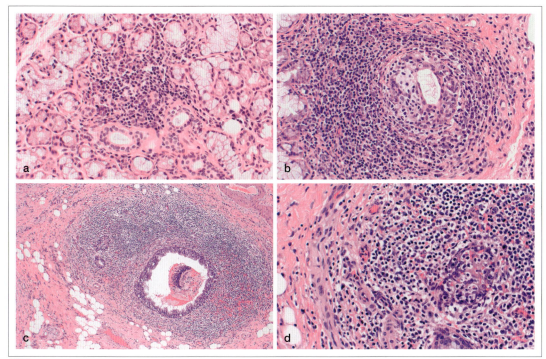

図8 Sjögren 症候群
a：Sjögren 症候群の診断は，IgG4 関連疾患と同様に，臨床病理学的になされる必要があるが，通常小唾液腺内に少数の形質細胞を混じたリンパ球の小集簇が認められる．
b：炎症の強い部分ではリンパ球が上皮内に浸潤する像（リンパ上皮性病変）が認められる．進行すると腺の萎縮と間質の線維化を伴う．
c, d：顎下腺症例．導管周囲にリンパ球の集簇がみられ，周囲には線維化と腺の萎縮を伴っている（c）．拡大像ではリンパ上皮性病変を認める（d）．

▶ Castleman 病（Castleman's disease）

- 若年者を含め広い年齢層に認められる．
- 発熱や CRP 上昇，貧血，肝脾腫，IL-6 の上昇，IgA 高値などの所見は Castleman 病を示唆する．
- 活動性の線維芽細胞の増殖や閉塞性静脈炎はみられない．
- Castleman 病ではリンパ節を中心に病変がみられ，節外臓器のみに病変が認められることは非常にまれである．

▶ 木村病（Kimura's disease）図9

- 比較的若年者に発生する．
- 皮下軟部組織を中心に病変がみられ，顎下腺よりは耳下腺周囲に多い．
- 組織学的に好酸球性膿瘍が特徴的であり，濾胞樹状細胞に IgE の沈着をみる．

▶ Rosai-Dorfman 病（Rosai-Dorfman disease）

- 明るい豊富な細胞質を有する組織球（CD68 陽性，S-100 蛋白陽性）の集簇が特徴的であり，細胞質内にはリンパ球や形質細胞，好中球などによるエンペリポレーシスを伴う．
- 通常，IgG4/IgG 比は 40％を超えない．

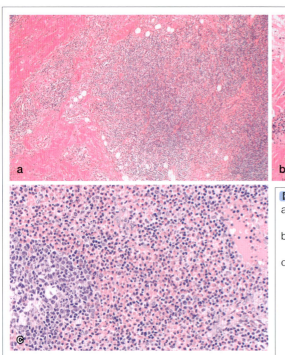
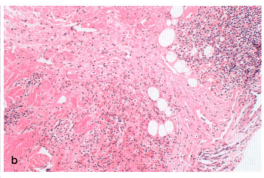

図9 木村病
a：耳下腺周囲皮下組織に炎症細胞の密な浸潤と周囲の線維化が認められる．
b：浸潤細胞は主にリンパ球，形質細胞と好酸球よりなり，膠原線維を主とする線維化がみられる．
c：好酸球の著明な集簇（いわゆる好酸球性膿瘍）が認められる．

腫瘍性疾患

▶悪性リンパ腫（malignant lymphoma）

- 辺縁帯B細胞性リンパ腫（MALTリンパ腫）では，リンパ上皮性病変をしばしば伴い，免疫グロブリン軽鎖に単クローン性を示す．
- IgG4関連疾患では，濾胞中心は bcl-2 陰性である．
- B細胞性リンパ腫では，IgH遺伝子の再構成が認められる．

▶硬化型粘表皮癌（sclerosing mucoepidermoid carcinoma）

- IgG4陽性細胞や好酸球の浸潤を伴うが，杯細胞を有する多房性の上皮増殖や，扁平上皮，中間細胞などの増殖が認められる．

治療，予後

- ステロイドなどの免疫抑制薬や抗CD20抗体であるリツキシマブに通常よく反応する．
- ステロイドを中止すると再燃することが少なくない．
- 単発の病変で，切除された組織で診断された症例に関しては，通常，追加治療は必要としない．

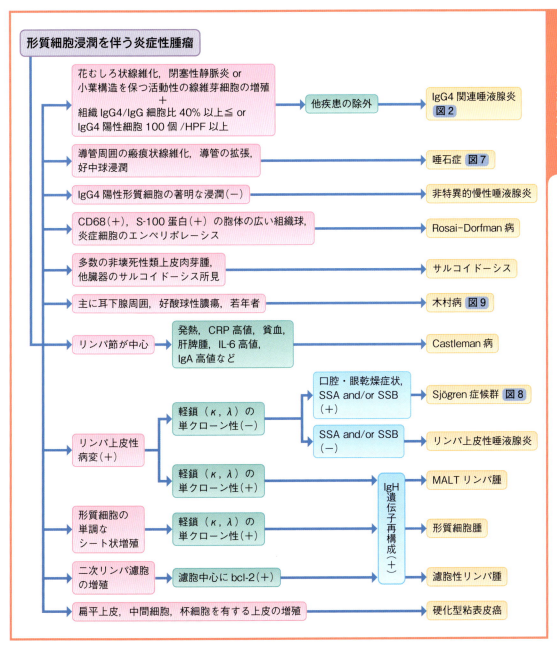

- ごくまれに，悪性リンパ腫，特に MALT リンパ腫や上皮性腫瘍の発生が報告されている．

(湊　宏)

lymphoepithelial sialadenitis

唾液腺腫瘍類似病変
リンパ上皮性唾液腺炎

疾患の概要

- 良性炎症性病変である.
- 自己免疫性疾患, 特に Sjögren 症候群 (Sjögren syndrome：SjS) における主要な組織変化とされているが, 関節リウマチや全身性エリテマトーデス (systemic lupus erythematosus：SLE), その他の疾患でみられることもある **表1**.
- 同義語として benign lymphoepithelial lesion, myoepithelial sialadenitis, Godwin lesion などもある.
- 腺房の萎縮と導管過形成や化生性変化, 高度のリンパ球浸潤を背景に上皮筋上皮島 (epi-myoepithelial island) がみられる.
- MALT リンパ腫の発症リスクが指摘されている.

臨床所見

■ 好発年齢, 性
- 40〜70 歳代で, 女性に多い.

■ 好発部位
- 耳下腺 (90%程度) に多く, 時に顎下腺 (10〜15%程度) にもみられる.
- 片側性あるいは両側性である.
- SjS では小唾液腺を侵すことが多い.

■ 臨床症状
- 再発を繰り返す唾液腺の腫脹. 無痛性のことが多いが, 痛みを伴うこともある.
- SjS の場合, 抗 SSA/SSB 抗体陽性, SLE や関節リウマチなどの自己免疫性疾患

表1 リンパ上皮性唾液腺炎の像を呈しうる唾液腺疾患

- sialolithiasis (唾石症)
- sialadenitis (infectious and noninfectious) 唾液腺炎 (感染性および非感染性)
- sjogren syndrome and other connective tissue disease
  (Sjögren 症候群と他の膠原病)
- human immunodeficiency virus salivary gland disease (HIV-SGD)
  (HIV 唾液腺疾患)
- malignant lymphomas (悪性リンパ腫)
- peritumoral response (腫瘍性病変に伴う反応性変化)

(Wenig BM, et al. Non-Neoplastic Disease of the Head and Neck. AFIP Atlas of Nontumor Pathology. first series, fascicle 11. St. Louis；ARP Press；2017. p.390-4.)

の合併をみることも多い．
- 唾液腺分泌障害に伴う口腔内乾燥，疼痛，味覚障害，う歯などもみられる．

病理所見

■ 肉眼所見
- 大唾液腺の切除検体が提出される機会は少なく，実際には口唇などの小唾液腺生検での診断となることが多い．
- 大唾液腺では特徴的な所見がみられることが多いが，小唾液腺では所見が乏しいことも多く，臨床情報が重要となる．

■ 組織学的所見
- 病初期は導管周囲へのリンパ球浸潤に始まり，徐々に唾液腺全葉にわたる高度のリンパ球浸潤，腺房萎縮，線維化に至るが，程度は腺内で必ずしも均一ではない 図1．
- 浸潤するリンパ球はT・B細胞の混在からなる．
- 胚中心・リンパ濾胞形成が目立つ場合はB細胞優位となるが，T・B細胞のすみ分けは明瞭である．
- 小唾液腺ではリンパ濾胞形成は乏しいことが多いが，大唾液腺では通常目立つ．
- 導管拡張 図1c や扁平上皮化生がみられる．
- 唾液腺組織内への脂肪浸潤を示す．
- 比較的強い線維化を伴うが，花むしろ状線維化（storiform fibrosis）はみられない．
- 上皮筋上皮島形成を認める．
- 近年の知見では，上皮筋上皮島に含まれる筋上皮細胞成分は実際には少量のみであることが判明しているため，本所見に対しては lymphoepithelial lesion/complex という呼称も提唱されているが，MALT リンパ腫でみられる lymphoepithelial lesion（LEL）と用語が同一となってしまうことから，両者の混同には注意が必要

診断のポイント
- 臨床的には SjS の一部分症であることが多い．
- 耳下腺，小唾液腺で多くみられ，顎下腺には少ない．
- リンパ球浸潤を主体とした炎症性病変である．
- 変化は導管周囲へのリンパ球浸潤で始まり，徐々に全葉にわたる高度のリンパ球浸潤，腺房の萎縮・線維化に至る．
- T・B細胞が混在している．
- 胚中心・リンパ濾胞形成はあってもなくてもよい．
- 上皮筋上皮島（epi-myoepithelial island）形成が特徴的である．
- 基本的に IgG4 陽性細胞はほとんどみられない．
- EBV 陰性．
- 大唾液腺では特徴的な所見を見ることが多いが，小唾液腺では乏しいことも多く，組織学的所見のみでなく臨床情報も合わせて判断することが重要である．

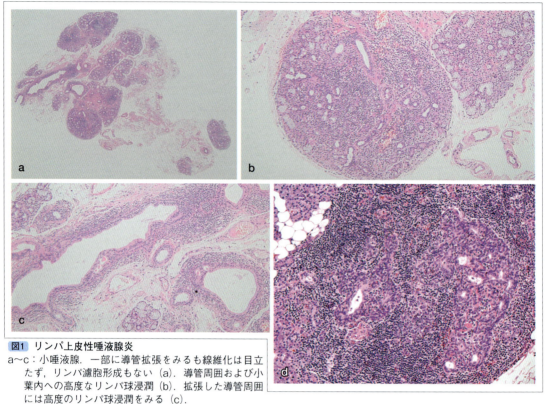

図1 リンパ上皮性唾液腺炎
a〜c：小唾液腺．一部に導管拡張をみるも線維化は目立たず，リンパ濾胞形成もない（a）．導管周囲および小葉内への高度なリンパ球浸潤（b）．拡張した導管周囲には高度のリンパ球浸潤をみる（c）．
d：耳下腺．びまん性のリンパ球浸潤と上皮筋上皮島．上皮筋上皮島は導管上皮細胞の増殖と上皮細胞間へのリンパ球浸潤からなる．MALTリンパ腫にみられるような上皮筋上皮島周囲における単球様リンパ球のハロー形成は明らかでない．また，本症例では免疫組織化学的にリンパ球の単クローン性は証明されなかった．
（d写真提供：東京医科大学 長尾俊孝先生）

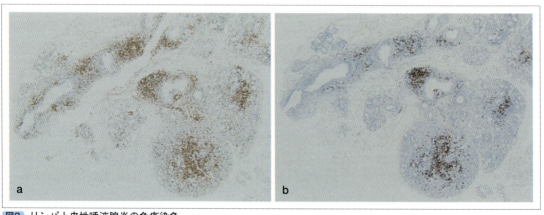

図2 リンパ上皮性唾液腺炎の免疫染色
CD3免疫染色（a）とCD20免疫染色（b）．CD3陽性T細胞がやや優位となっている．

である（本書ではepi-myoepithelial islandで統一）．
- 上皮筋上皮島はリンパ上皮癌でみられる胞巣に比べ明らかに異型に乏しい．
- EBER-ISH（in-situ hybridization）は陰性で，EBVは検出されない．

■ **免疫組織化学**

- IgG4 陽性細胞はほとんどみられないか，みられたとしても少数である．
- 唾液腺内あるいは上皮筋上皮島内に浸潤するリンパ球は T 細胞優位とする報告と，B 細胞優位とする報告があるが，特に MALT リンパ腫との鑑別においては，浸潤細胞が小型 T 細胞優位であればより本疾患を示唆する所見となりうる 図2 ．

鑑別診断

非腫瘍性，良性病変

▶ IgG4 関連唾液腺炎 （IgG4-related sialadenitis）

- 顎下腺に多い．
- 血清 IgG4 高値．
- ステロイド反応性良好．
- 形質細胞浸潤がより目立つ．
- 免疫組織化学にて多数の IgG4 陽性形質細胞の存在．
- 閉塞性静脈炎 （obliterative phlebitis）．
- 花むしろ状線維化 （storiform fibrosis）．
- 上皮筋上皮島はみられない．

▶ 慢性閉塞性唾液腺炎 （chronic obstructive sialadenitis）

- 唾石・異物などによる導管の閉塞が原因となり，反復性の唾液腺腫脹や疼痛を呈する．
- 肉眼的・組織学的な唾石・異物の存在，SjS や IgG4 関連唾液腺炎を除外する．
- 導管周囲の線維化，急性期には好中球を含む炎症細胞浸潤をみるが非特異的変化であり，疾患単位としての特徴的な組織学的所見は乏しい．
- IgG4 陽性細胞が少数みられることもあるので，IgG4 陽性細胞の有無のみでの判断は避ける．

悪性腫瘍

▶ リンパ上皮癌 （lymphoepithelial carcinoma）

- 明らかに異型を示す上皮性腫瘍細胞が不規則な形状を示す島状の胞巣を形成する．
- リンパ球浸潤を伴う腫瘍胞巣が多数みられる．
- 多くの症例で腫瘍細胞に EBER-ISH にて EBV が検出される．

▶ MALT リンパ腫 （extranodal marginal zone lymphoma of MALT）

- 浸潤細胞が圧倒的に B 細胞優位の場合 （T・B 細胞のすみ分けが判然としない）

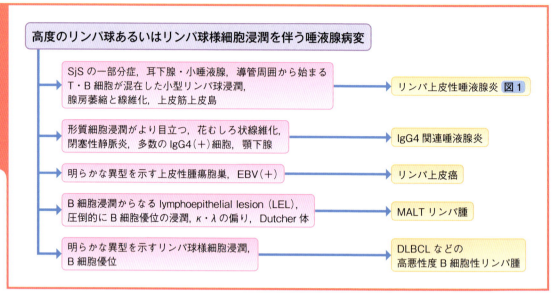

はMALTリンパ腫を疑う1つの所見となる.
- LELの存在（浸潤する細胞はB細胞）は実際には上皮筋上皮島との区別が難しいことも多く，LELの存在のみでMALTリンパ腫という診断を付与すべきではない．
- 形質細胞分化が目立つ場合は，κ・λのIHC/ISHが有用なこともある．
- 核内封入体様のDutcher体の存在．

▶びまん性大細胞型B細胞性リンパ腫（diffuse large B-cell lymphoma：DLBCL）などの高悪性度B細胞性リンパ腫

- 浸潤するリンパ球様細胞に明らかな異型を認める．
- B細胞優位で，大型B細胞のびまん性増殖を認める．
- EBER-ISHにてEBVが検出されれば診断に有用，かつその場合はメトトレキサート（MTX）関連リンパ腫も念頭におき，関節リウマチの既往・合併やMTX服用歴などを確認する．

治療，予後

- 経過観察，あるいは外科的切除が選択されることもある．
- 予後は良好だが，MALTリンパ腫へ進展することもある．

〈小倉　豪〉

4章

病理検体の取り扱い

唾液腺腫瘍の取り扱い

　各種の唾液腺腫瘍を正しく診断するためには，検体の適切な固定処理や，切り出しなどが重要であることはいうまでもない．しかし，ひとくくりに唾液腺腫瘍といっても，比較的臓器として認識しやすい耳下腺，顎下腺などの大唾液腺に生じた腫瘍の切除・摘出組織と，顎骨や粘膜などの口腔諸組織に隣接して存在する小唾液腺に生じた腫瘍の切除組織とでは，病変の進展の仕方などにも違いがあり，標本作製時のポイントも若干異なってくる．

　唾液腺腫瘍の生検や術中迅速診が施行されることもあるが，本章では，手術によって切除・摘出された唾液腺腫瘍の標本作製を具体例により解説する．

唾液腺腫瘍の特徴を理解したうえでの標本作製

　唾液腺腫瘍の組織学的特徴としては，多形腺腫を代表として，多彩な細胞・組織からなる増殖様式を呈する症例の多いことが挙げられる．非常に特徴的な増殖パターンを示す症例がある一方，他の組織型に類似した所見を伴う例もあり，診断に苦慮する場合も少なくない．組織像の多彩さは，症例間のみならず同一症例内においてもみられ，作製した標本間での組織像の相違も珍しくないため，病変全体の観察が必要である．このため迅速診断や生検組織のみで，良悪性や組織型を診断することはできるだけ避ける．

　また，多形腺腫由来癌のように先行病変から悪性転化する症例もある．病変の状態によっては，核出様に部分切除される場合や，浸潤した周囲組織（唾液腺，筋組織，皮膚，骨など）を含め広範囲が切除される場合もあり，大きさや付随する組織の状態も症例によって異なってくる．

　唾液腺腫瘍の観察項目としては

- 腫瘍の発生部位（腫瘍の主座）
- 周囲組織との関係
- 進展様式（被膜形成や浸潤の有無）
- 良悪を含む組織型確定につながる増殖パターン，細胞の性状や，免疫組織化学染色性
- 脈管侵襲，神経周囲浸潤，導管内進展の有無や状態
- 切除断端の評価

などが挙げられ，これらが正確に判断できる標本作製が求められる．

唾液腺腫瘍標本作製の手順

　ホルマリン固定材料の処理について筆者の施設の例をもって列記する．

変形を防ぐために大型の病変（後述）を除き，嚢胞状の病変を含め固定前の割入れは避ける．余裕のある大きめの容器を用い十分な容量のホルマリン溶液に浸漬する．

臨床的事項の確認

申込用紙に記載された情報をチェックし，記載漏れの情報や不明な点がある場合は臨床医に問い合わせる．

発生部位のみならず，病悩期間，疼痛の有無，発現パターン，増大の速度なども確認しておきたい．多形腺腫由来癌は長期経過中に悪性転化する例が多い．急速増大する病変のなかには，嚢胞状構造を有し，嚢胞部の拡張が病変増大の原因となる場合がある．多形腺腫が再発した場合は被膜のない大小多数の結節が播種状に認められ，悪性腫瘍との鑑別を要することがある．術後非常に長い期間（数十年）を経過して再発する例もあり，原発病変の治療記録が入手できなかったり，既往内容についても患者自身や家族の記憶が薄れている場合がある．

画像所見の確認

放射線診断報告書などをチェックし，病変のオリエンテーションや推定組織型などを把握する．病変内に高度の硝子化や石灰化を伴う症例があり，多形腺腫由来癌では，多形腺腫領域が瘢痕化し，硝子化，石灰化を呈することがある．嚢胞状構造の有無なども確認し，必要に応じてCTやMRI像の断層面に合わせた割を入れる．

外表所見の観察，計測

大きさ，重量，色調などを計測，観察し，触診で硬さなどを確認し記録する．数方向からの写真撮影を行う．内部の性状を推測し，大まかな観察方向を決定する．

マーキング（カラーリング）

病変が切除断端に近接していることが疑われる場合，広範な浸潤性の増殖が推測される場合は，切離面や断端部に各種色素を塗布しておく．塗布後に切り出しを行うと，顕微鏡観察時に再構築や各種評価の補助となる．色素塗布部をアセトンで湿らせたガーゼで押さえると，標本作製過程での色落ちが抑えられる．水平断端や粘膜断端と，切離面や垂直断端部などを，異なる色を組み合わせて塗布しておくと標本になってからもわかりやすい．

割入れ（観察面の決定，オリエンテーションの確認，割面所見の観察）

病変の代表的な領域が観察できる部位で，断端評価を含む周囲組織（導管，粘膜上皮，鼻腔粘膜，口蓋骨，下顎骨など）との関連性，各種画像との対比，臨床からの要望などを考慮し観察面を決めて割を入れる．断端評価が可能で，多彩な組織像をより多く観察できる方向で割を入れる 図1～3 ．

大型病変では，均等かつ迅速に固定を進めるために，仮の割を入れ，割面の写真撮影などを行ってから変形しないように注意してホルマリンに浸漬する．ある程度固定が進行した段階で，標本作製のための切り出しを行う 図4 ．

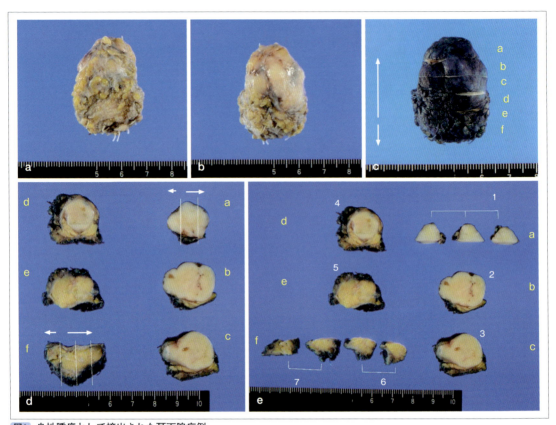

図1 良性腫瘍として摘出された耳下腺症例
a, b：複数方向から外表所見を撮影する．
c：断端評価補助のためにマーキングした後に割入れを施行．
d, e：割面を観察し，辺縁部病変は方向を変えて切り出している．

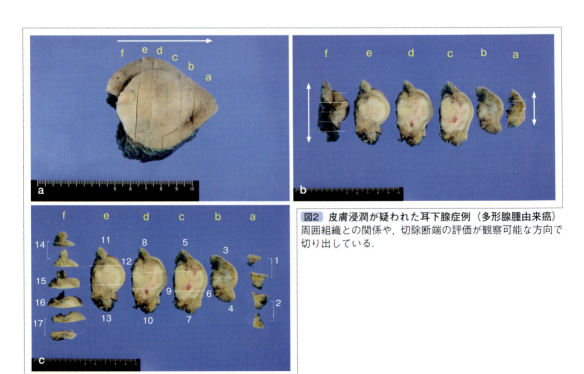

図2 皮膚浸潤が疑われた耳下腺症例（多形腺腫由来癌）
周囲組織との関係や，切除断端の評価が観察可能な方向で切り出している．

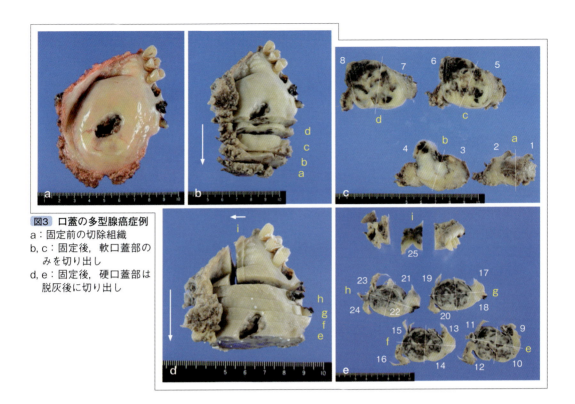

図3 口蓋の多型腺癌症例
a：固定前の切除組織
b, c：固定後，軟口蓋部のみを切り出し
d, e：固定後，硬口蓋部は脱灰後に切り出し

最終切り出し（ブロックサイズに細割）

　的確な診断のためには，原則として提出された腫瘍組織は全割し，すべてを標本にして観察するのが望ましいが，大型病変など現実的でない場合もある．少なくとも割面の肉眼的性状が異なる部位からは標本作製し，比較検討する．そうでない場合は，代表的な面と，病変の断端確認の必要な部位から標本を作製し，それ以外は適宜切り出しを行う．構築が確認できるように，ていねいに切り出し位置を記録する　図4．

　ただし，標本作製後の顕微鏡観察で追加検討が必要になった場合に備えて，残組織が断片化してしまうのを避けるなどの配慮をしておく．大型病変など，厚い割入れを行った場合は，カセットサイズに合わせた切り出し（細割）を行う前に可能であれば，割面全体をカセットに合う厚さに削いで切り出しを進めるとよい．

　切り出し時の記録は，リアルタイムでの診断にとって重要であるほか，ほかの臨床医や病理医が必要に応じて再検討する場合にも十分理解できるよう，ていねいかつ詳細に留めておくことが肝要である．

　図1　では，外観の観察，写真撮影後に，断端評価のために切除組織全周にカラーリングを施した．多数の観察面が得られるように，短軸方向で割入れを行い，肉眼的に両端部で腫瘍の存在が確認できたため，同部は90度方向を変えて再度割入れし，観察面を決定した後，最終的な切り出しを行った．

　浸潤の有無は腫瘍の良悪性の鑑別にきわめて重要である．そのため，浸潤部位を

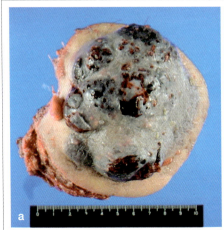
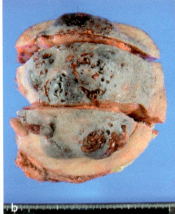
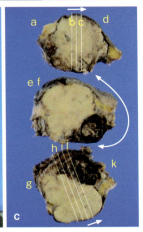
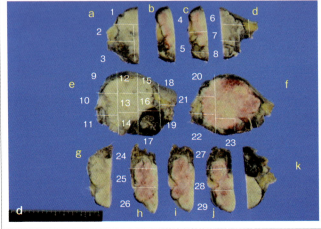

図4 耳下腺に生じた巨大症例（多形腺腫由来癌）
固定前の切除組織（a）に仮の割を入れ（b），固定後に割面を追加し，最終切り出しを施行した（c, d）．

含む腫瘍と周囲組織を十分含めた標本作製を行う．既存組織は診断時の種々の指標となるので，正常構造，分布を確認しながら標本作製を進めることもポイントである．また，正常唾液腺組織のみならず，粘膜上皮や皮膚付属器などは，各種免疫組織化学染色の陽性・陰性コントロールにもなる．周囲の唾液腺組織への導管内進展，導管部の上皮内病変，神経周囲浸潤，臓器内転移，主病変から離れた飛び石病変（skip lesion）など診断に重要な微小所見が含まれている場合もあるので，十分な範囲を切り出す．

図2 は皮膚浸潤が疑われたため，病変表層を被覆する皮膚を合併切除した耳下腺腫瘍で，皮膚浸潤の状態や切除断端が確認できるように割を入れ標本を作製している．

口蓋腺や，顎下腺，臼後腺などに腫瘍が生じた場合や，高度の浸潤増殖をきたした場合には骨組織を含めた切除となることもあり，その際には脱灰処理が必要となる．下顎骨などは皮質骨が厚く脱灰液への浸漬期間が長期になり，腫瘍組織の染色性，免疫組織化学染色性の低下が避けられない．そのような場合，骨組織の分布があらかじめ推測できる場合は，骨を含まない部位を分離し，脱灰処理は必要最小範囲に留めるような工夫も必要である．また，病変全体を脱灰する必要がある場合は，断端評価などに影響のない軟組織部位を免疫組織化学染色用に一部採取して非脱灰

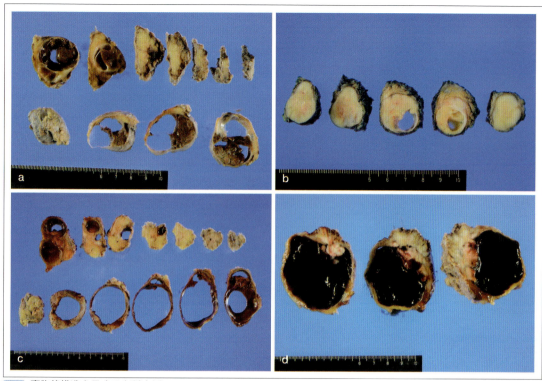

図5 囊胞状構造を呈する各種症例
a：ワルチン腫瘍　　b：基底細胞腺腫　　c：粘表皮癌　　d：上皮筋上皮癌

標本を作製しておくことも有効である．カッティングマシンを利用できる場合は，脱灰前に大まかな切り出しを行い，脱灰液への浸漬時間をできるだけ短縮する．

図3 は口蓋部に生じた多型腺癌症例で，軟～硬口蓋部に進展していたため，軟口蓋部を切断して非脱灰標本を作製し，硬口蓋部のみを脱灰処理後に標本作製した．

図4 は巨大な耳下腺腫瘍切除症例（120×100×80 mm）．固定促進のため固定前に大まかな仮の割を入れ，固定液に浸漬した．組織の自重による変形や歪みが出ないように工夫して固定する（肝組織の処理などが参考となる）．固定後に追加割入れや切り出しを行い，診断に必要と思われる標本作製を行った．

唾液腺腫瘍の囊胞状構造内には，壊死組織，角化物，粘液，漿液など種々の内容物を伴っている．ワルチン腫瘍のように特徴的な泥状の内容物を入れた乳頭-囊胞状の増殖を示すものや，基底細胞腺腫のように，比較的類円形の割面内にしばしば囊胞状構造を伴うなど，切り出し時に組織型の推定が可能な場合もあるが，実際はさまざまな腫瘍に囊胞状構造が観察される．

図5 では，囊胞状変化の目立つワルチン腫瘍，基底細胞腺腫のほか，粘表皮癌，上皮筋上皮癌症例を示した．内容物もできるだけ囊胞腔に留めたままで標本上に再現できるよう切り出しをする．切り出し時に内容物が流出，脱落してしまう場合もあるので，色調，透明度，粘稠性，臭いなどについても観察，記録しておく．

口腔粘膜への浸潤や，排泄導管への進展が疑われる場合は，進展範囲や浸潤の程度が観察できるように切り出す．

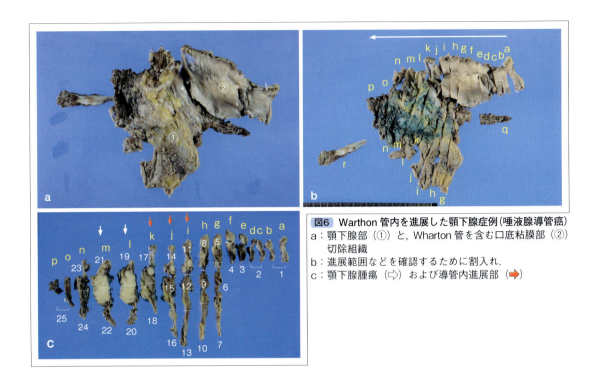

図6 Warthon 管内を進展した顎下腺症例（唾液腺導管癌）
a：顎下腺部（①）と，Wharton 管を含む口底粘膜部（②）切除組織
b：進展範囲などを確認するために割入れ．
c：顎下腺腫瘍（⇨）および導管内進展部（➡）

　図6は顎下腺に生じた唾液腺導管癌が，Wharton 管内を進展し口腔底の開口部である舌下小丘まで至った例である．顎下腺，Wharton 管，顎舌骨筋，口底粘膜，舌下腺，舌下小丘の位置関係と腫瘍の進展状態が確認できるように標本を作製した．

（大内知之）

2部
口腔・歯原性腫瘍

1章

病理診断の流れとポイント

口腔・歯原性腫瘍の病理診断

　口腔には粘膜や骨など身体他部と共通する組織から生じる腫瘍に加えて，この部に特有な歯や小唾液腺に関連する腫瘍が発生する．

　口腔に生じる悪性腫瘍（口腔癌）のほとんどは，口腔粘膜を被覆する重層扁平上皮に由来する扁平上皮癌である．全癌に占める口腔癌の割合は約1%と高くはないが，近年増加傾向にある．口腔癌は，前癌病変としての口腔上皮性異形成とともに，病理診断の対象となる口腔領域の腫瘍として最も重要である．

　頭頸部腫瘍に関するWHO分類2017では，口腔癌に移行する可能性を有する臨床的な状態や病変を口腔潜在的悪性疾患（oral potentially malignant disorders：OPMD）と呼んでいる 表1．OPMDにはこれまで前癌病変ならびに前癌状態として記載された疾患が含まれている．OPMDのうち白板症と紅板症は，癌化率が高い（白板症は約10%，紅板症は約50%）ので，上皮性異形成の程度や癌化の有無を組織学的に確定する必要がある．本稿ではOPMDの代表として白板症と紅板症について述べる．

　歯の形成にかかわる組織に由来する腫瘍を歯原性腫瘍と呼ぶ．歯原性腫瘍の頻度は高くなく，ほとんどが良性であるが，口腔領域とりわけ顎骨に特有な腫瘍として，病理診断学的に重要な位置を占める．骨腫瘍や嚢胞との鑑別が必要となる場合も少なくない．歯原性腫瘍は①上皮性腫瘍，②歯原上皮と間葉組織の両者からなる腫瘍，③間葉性腫瘍の3つのグループに分けられる．

表1　口腔潜在的悪性疾患

- 紅板症　erythroplakia
- 紅白板症　erythroleukoplakia
- 白板症　leukoplakia
- 口腔粘膜下線維症　oral submucous fibrosis
- 先天性角化不全症　dyskeratosis congenita
- 無煙タバコ角化症　smokeless tobacco keratosis
- 逆喫煙に関連する口蓋病変　palatal lesions associated with reverse smoking
- 慢性カンジダ症　chronic candidiasis
- 扁平苔癬　lichen planus
- 円板状紅斑性狼瘡　discoid lupus erythematosus
- 梅毒性舌炎　syphilitic glossitis
- 日光角化症（口唇のみ）　actinic keratosis（lip only）

白板症，紅板症，口腔癌

臨床所見

部位

　口腔癌の発生頻度が最も高い部位は舌で，口腔癌全体の60%を占める．特に，臼歯相当部の舌縁に発生するものが多い．次いで，歯肉，口底，頬粘膜，硬口蓋が多い．

　白板症や紅板症もこれらの部位に多い．

症状

　白板症は板状ないし斑状の白色病変としてみられる．肉眼的性状によって，均一型（平坦型，波型，しわ型，敷石状型）と不均一型（疣贅型，結節型，潰瘍型，紅斑混在型）に分類される．不均一型は均一型に比べて癌化率が高い．初期には白板症と同様の臨床所見を呈するが，次第に疣贅状となり，再発を繰り返して癌化するものを増殖性疣贅白板症（proliferative verrucous leukoplakia）という．一方，紅板症はベルベット状を呈する鮮紅色の斑状病変としてみられる．境界は比較的明瞭なことが多い．

　口腔癌は多様な臨床所見を呈する．肉眼的には白斑型，肉芽型，腫瘤型，びらん型，潰瘍型などに，発育様式からは表在型（表在性の発育を主とし，上・下顎歯肉，硬口蓋においては骨の吸収を認めないもの），外向型（外向性の発育を主とするもの），内向型（深部への発育を主とするもの）に分けられる．舌癌では発育様式による分類が，再発，リンパ節転移，遠隔転移，および生存率の予測因子となりうることが示唆されている．癌組織が周囲の組織に浸潤すると固有組織が破壊され，歯の弛緩動揺や顎骨の吸収が生じる．浸潤範囲や転移の有無の推定には画像検査が有用であり，病理組織学的検査との対応を確認することが診断学的に重要である．

年齢，性

　白板症は50〜70歳代の男性に多い．紅板症も50〜60歳代に好発するが，性差はない．口腔癌は60歳代に最も多く，男女比は3：2と男性に多い．近年，これら疾患の女性の罹患者数と40歳以下の若年層の罹患率の増加傾向がみられる．

口腔癌のTNM分類と病期

　表2 に口腔癌のTNM分類と病期を示す．TNM分類は治療計画の作成や予後ならびに治療成績の評価に有用である．

病理診断の手順

　口腔粘膜の腫瘍性変化を正しく診断するためには，病変部の構造ならびに細胞の

表2 口腔癌のTNM分類と病期（UICC第8版）

T：原発腫瘍	
TX	原発腫瘍の評価が不可能
T0	原発腫瘍を認めない
Tis	上皮内癌
T1	最大径が2cm以下かつ深達度が5mm以下の腫瘍
T2	最大径が2cm以下かつ深達度が5mmを超えるが10mm以下の腫瘍，または最大径が2cmを超えるが4cm以下でかつ深達度が10mm以下の腫瘍
T3	最大径が4cmを超えるまたは深達度が10mmを超える腫瘍
T4a	［口唇］下顎骨皮質を貫通する腫瘍，下歯槽神経，口腔底，皮膚に浸潤する腫瘍 ［口腔］最大径が4cmを超え，かつ深達度が10mmを超える腫瘍，または下顎もしくは上顎の骨皮質を貫通するか上顎洞に浸潤する腫瘍，または顔面皮膚に浸潤する腫瘍
T4b	［口唇および口腔］咀嚼筋間隙，翼状突起，頭蓋底に浸潤する腫瘍，または内頸動脈を全周性に取り囲む腫瘍

N：所属リンパ節転移	
NX	所属リンパ節転移の評価が不可能
N0	所属リンパ節転移なし
N1	同側の単発性リンパ節転移で，最大径が3cm以下かつ節外浸潤なし
N2	N2a：同側の単発性リンパ節転移で，最大径が3cmを超えるが6cm以下かつ節外浸潤なし N2b：同側の多発性リンパ節転移で，最大径6cm以下かつ節外浸潤なし N2c：両側あるいは対側のリンパ節転移で，最大径が6cm以下かつ節外浸潤なし
N3a	最大径が6cmを超えるリンパ節転移で，節外浸潤なし
N3b	単発性または多発性リンパ節転移で，臨床的節外浸潤あり

M：遠隔転移	
M0	遠隔転移なし
M1	遠隔転移あり

＜病期＞

	T	N	M
0期	Tis	N0	M0
I期	T1	N0	M0
II期	T2	N0	M0
III期	T3	N0	N0
	T1, T2, T3	N1	M0
IVA期	T4a	N0, N1	M0
	T1, T2, T3, T4a	N2	M0
IVB期	Tに関係なく	N3	M0
	T4b	Nに関係なく	M0
IVC期	Tに関係なく	Nに関係なく	M1

（下野正基ら編著．新口腔病理学．第2版．東京：医歯薬出版；2018．p.174.）

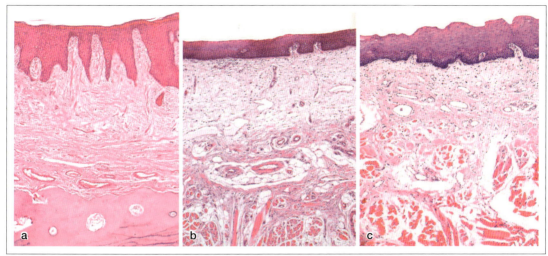

図1 口腔粘膜
口腔粘膜は場所によって上皮の厚さや角化の程度が異なる.
a：歯肉は咀嚼粘膜で，角化重層扁平上皮で覆われた厚い組織よりなる．上皮突起（釘脚）が目立ち，粘膜固有層はコラーゲン線維に富む密な結合組織よりなる．粘膜下組織は存在せず，歯槽骨と直接している.
b：口底粘膜は被覆粘膜に属し，非角化重層扁平上皮で覆われた薄い組織からなる．上皮突起は少なく，固有層は粗な結合組織よりなる．粘膜下には筋肉やところによって小唾液腺組織が観察される.
c：頬粘膜も被覆粘膜に属し，非角化重層扁平上皮で覆われる．上皮突起は歯肉ほど発達していないが，口底粘膜より目立つ．固有層は線維成分に富み，粘膜下には筋肉や頬腺がみられる．異所性の脂腺（Fordyce顆粒）が観察されることもある.

　病的変化が正常粘膜の性状とどれくらいかけ離れているかを把握する必要がある．口腔粘膜は被覆粘膜（頬，口唇，口腔底，口腔前庭を覆う粘膜で筋組織を被覆し，柔軟で咀嚼運動に順応する），咀嚼粘膜（歯肉や硬口蓋を覆う粘膜で骨と直接結合している），特殊粘膜（舌背を覆う粘膜で各種の乳頭や味蕾が存在する）に分類される．口腔粘膜は場所によって上皮の厚さや角化の程度が異なる 図1 .

　白板症が臨床的に白色に見えるのは，角化層や有棘層の肥厚が生じて，光が散乱したり，下在の血管の色が見えにくくなるからである．一方，紅板症では，上皮が厚さを減じ，血管色がより見えるので周囲の正常粘膜に比較して相対的に赤色に見える．そこで，病変を顕微鏡で観察するときには，臨床所見と組織像の乖離がないかを意識して観察することが重要である．乖離がある場合は，検体が病変の代表的な部位から採取されているかどうかを確認する必要がある．白板症では過角化や棘肥厚がみられ，紅板症では上皮の菲薄化がみられるはずである．これらの変化に加えて，組織構築レベルの異常（構造異型）と細胞レベルの異常（細胞異型）の程度や範囲，さらには基底膜の破壊や周囲組織への浸潤の有無を常に慎重に確認する習慣をつけることが重要である．WHO分類2017では構造異型が上皮の基底側1/3に留まり細胞異型も軽微なものを軽度上皮性異形成，細胞異型の程度が増すとともに構造異型が上皮の中程までみられるものを中等度上皮性異形成，構造異型が上皮の2/3程度に達し細胞異型がさらに顕著になったものを高度上皮性異形成と分類している．また，著明な異型を示す細胞が上皮全層にわたって観察されるものを上皮内癌と定義している 図2 ．症例によっては基底層付近のみに高度な細胞異型がみられ，異形成の範囲にかかわらず上皮内での癌化が生じていると考えられる病変もある.

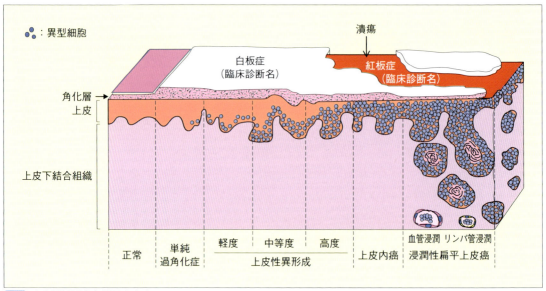

図2 上皮性異形成と扁平上皮癌

　扁平上皮癌では重層扁平上皮の性格を示す腫瘍細胞が癌胞巣を形成しながら浸潤性に増殖する．癌細胞の分化度によって高分化型，中分化型，低分化型に分類される．診断にあたっては，基底膜を破壊し深部に向かって増殖していることを確認する必要がある．明らかな胞巣を形成しながら深部組織に向かって浸潤している場合は診断に窮することはないが，初期浸潤段階の症例や pushing margin を特徴とする疣贅状扁平上皮癌では，周囲の非癌部と比較して病的上皮組織が深部方向に増殖しているかどうかを，下在の筋組織，唾液腺，脂肪組織や骨などとの位置関係を基に見きわめる必要がある．前述のように，場所による口腔粘膜の性状の違いを理解していることが重要となる．また，リンパ管や血管内，神経周囲への浸潤の有無も確認する必要がある．

　なお，顆粒細胞腫，壊死性唾液腺化生，エプーリス，慢性過形成カンジダ症などに伴って偽上皮腫性過形成（pseudoepitheliomatous hyperplasia）が生じ，扁平上皮癌との鑑別が必要になることがある．背景疾患を臨床的ならびに組織学的に把握することが重要である．また，口腔粘膜では炎症に伴って，上皮が過形成を示すことがしばしばある．一般的に炎症性の上皮の過形成では上皮釘脚が円錐形であるのに対して，腫瘍性の上皮釘脚の増殖では球根状（bulbous）の形状を示すことが多い．

　歯肉，とりわけ歯周炎で深いポケットを伴う辺縁歯肉を含む組織の検鏡にあたっては，歯肉内縁側（歯に面する側）のポケット上皮が反応性に増生して歯肉結合組織深部に進展することがある．このような場合に，歯肉外縁側（歯肉の表面側）から観察を進めると，結合組織深部に上皮組織が存在するように見えることがある．癌胞巣と誤診しないように，異型性の確認とともに，組織の採取部位やポケットの有無の確認が必要となる．

歯原性腫瘍

臨床所見

部位

ほとんどは顎骨内に生じるが，まれに歯肉や歯槽粘膜に周辺性の歯原性腫瘍が生じることがある．顎骨内では，頻度の高い腫瘍型であるエナメル上皮腫（通常型）や歯牙腫（複雑型）をはじめとして多くの歯原性腫瘍が下顎臼歯部に好発するが，腺腫様歯原性腫瘍，歯牙腫（集合型），エナメル上皮腫（類腱型）など，上顎前歯部に好発するものもある．

症状

腫瘍の増殖に伴って，疼痛，腫脹，骨膨隆，歯の転位や動揺などの症状を示すことが多いが，無症候性に発育し歯科治療などに際して X 線検査で偶然発見されることも多い．

年齢，性

歯原性腫瘍は若年者に多く，10 歳代で診断されることが多い．歯原性腫瘍が若年層に多い理由として，腫瘍が歯の形成時期と関連して生じるためと考えられる．なお，石灰化上皮性歯原性腫瘍や悪性歯原性腫瘍は高齢者にも生じる．

歯原性腫瘍の多くは性差を示さないが，腺腫様歯原性腫瘍のように女性に好発するものや，扁平歯原性腫瘍のように男性に好発するものもある．

歯原性腫瘍の分類（WHO 分類 2017）

WHO 国際組織分類 表3 では，歯原性腫瘍を悪性と良性に分類し，前者を歯原性癌腫，歯原性癌肉腫，歯原性肉腫に，後者を上皮性腫瘍，歯原上皮と間葉組織の両者からなる腫瘍，間葉性腫瘍に分ける．歯原性腫瘍に，歯原上皮と間葉組織の両者からなる腫瘍が存在することは，歯の発生過程でみられる上皮・間葉相互誘導が腫瘍において再現されたものであり，歯原性腫瘍に特徴的な腫瘍群ということができる．

病理診断の手順

検鏡前の確認事項――臨床情報と画像所見

歯原性腫瘍の診断に際しては，まず臨床情報と画像所見を把握しておくことが必要である．臨床ならびに画像所見のみで可能性の高い病変が絞られることが多い．例えば，10 歳代女児の上顎犬歯部に発生し，埋伏歯を伴う単房性嚢胞様病変で，嚢胞様腔内に点状の小石灰化物が認められれば，腺腫様歯原性腫瘍である可能性が高

口腔・歯原性腫瘍の病理診断 | 213

表3 WHO classification of odontogenic and maxillofacial bone tumours（歯原性ならびに顎顔面骨腫瘍の WHO 分類）

Odontogenic carcinomas	歯原性癌腫
Ameloblastic carcinoma	エナメル上皮癌
Primary intraosseous carcinoma, NOS	原発性骨内癌，NOS
Sclerosing odontogenic carcinoma	硬化性歯原性癌
Clear cell odontogenic carcinoma	明細胞性歯原性癌
Ghost cell odontogenic carcinoma	幻影細胞性歯原性癌
Odontogenic carcinosarcoma	歯原性癌肉腫
Odontogenic sarcomas	歯原性肉腫
Benign epithelial odontogenic tumours	良性上皮性歯原性腫瘍
Ameloblastoma	エナメル上皮腫
Ameloblastoma, unicystic type	エナメル上皮腫，単嚢胞型
Ameloblastoma, extraosseous/peripheral type	エナメル上皮腫，骨外型/周辺型
Metastasizing ameloblastoma	転移性エナメル上皮腫
Squamous odontogenic tumour	扁平歯原性腫瘍
Calcifying epithelial odontogenic tumour	石灰化上皮性歯原性腫瘍
Adenomatoid odontogenic tumour	腺腫様歯原性腫瘍
Benign mixed epithelial and mesenchymal odontogenic tumours	良性上皮間葉混合性歯原性腫瘍
Ameloblastic fibroma	エナメル上皮線維腫
Primordial odontogenic tumour	原始性歯原性腫瘍
Odontoma	歯牙腫
Odontoma, compound type	歯牙腫，集合型
Odontoma, complex type	歯牙腫，複雑型
Dentinogenic ghost cell tumour	象牙質形成性幻影細胞腫
Benign mesenchymal odontogenic tumours	良性間葉性歯原性腫瘍
Odontogenic fibroma	歯原性線維腫
Odontogenic myxoma/myxofibroma	歯原性粘液腫/歯原性粘液線維腫
Cementoblastoma	セメント芽細胞腫
Cemento-ossifying fibroma	セメント質骨形成線維腫

い．一方，埋伏歯を伴い，点状石灰化物が認められる病変でも，中高年の下顎大臼歯部に生じていれば，石灰化上皮性歯原性腫瘍が疑われる．さらに，10 歳代の下顎大臼歯部に発生し，歯根と連続する境界明瞭な球状不透過像が認められれば，セメント芽細胞腫の可能性が高い．

病理診断の流れとポイント

■ 顎骨中心性病変：歯原性腫瘍かどうかの絞り込み

　顎骨内に病変が生じた場合には，歯原性であるか非歯原性であるか，腫瘍性か非腫瘍性かを，臨床所見や画像所見，とりわけ歯との関係を参考にしながら鑑別することが必要である．標本中に上皮組織が観察されるときには，歯原性腫瘍や歯原性嚢胞の可能性を考える．近接する粘膜や皮膚由来の癌が顎骨内に浸潤したり，頻度は低いがほかの臓器に生じた癌が顎骨内に転移したりすることがあるので，これらの可能性が疑われるときには，原発巣の確認が必要となる．

■ 頻度の高い腫瘍型からのアプローチ

　歯原性腫瘍の診断にあたっては，エナメル上皮腫と歯牙腫が 7 割以上を占め，そ

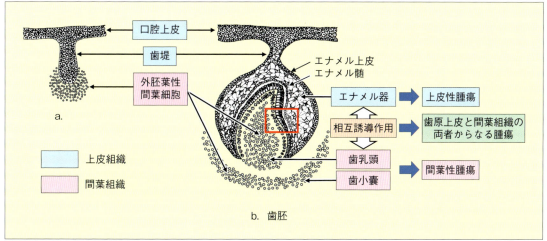

図3 歯の発生と歯原性腫瘍
歯の発生は口腔上皮の肥厚とそれに続く歯堤の伸長に始まる．歯堤の周囲には外胚葉性間葉組織が集簇する（a）．歯堤の先端は次第に膨らみながら歯冠の形に形態分化し，エナメル器となる．エナメル器の外周は立方型のエナメル上皮で囲まれ，内部には疎に細胞が結合するエナメル髄と呼ばれる部分が形成される．エナメル器に囲まれた外胚葉性結合組織は歯乳頭と呼ばれ，エナメル器の周囲に集簇した一層の間葉組織層は歯小囊と呼ばれる．エナメル器（上皮組織），歯乳頭（間葉組織）ならびに歯小囊（間葉組織）を合わせて歯胚と呼ぶ（b）．エナメル器からはエナメル質が，歯乳頭からは象牙質と歯髄が，歯小囊からはセメント質，歯根膜，固有歯槽骨が形成される．エナメル器からは上皮性腫瘍が，歯乳頭と歯小囊からは間葉性腫瘍が発生する．これに加えて上皮組織と間葉組織の両者からなり，種々の程度の上皮・間葉相互誘導現象を示す腫瘍が生じる．

れ以外のものはいずれもまれであることから，エナメル上皮腫と歯牙腫を中心として病理診断を行うことが効率的である．エナメル上皮腫は上皮性歯原性腫瘍で，歯牙腫は歯牙硬組織形成を伴う歯原上皮と間葉組織の両者からなる腫瘍である．両者は特徴的な病理組織像を示すので鑑別は容易である．

■ エナメル上皮腫と歯牙腫以外の腫瘍の診断

腫瘍がエナメル上皮腫や歯牙腫の特徴を示さない場合には，その他の腫瘍型を考えるが，いずれもまれである．そのなかで比較的頻度の高い腫瘍型としては，腺腫様歯原性腫瘍，歯原性線維腫，セメント芽細胞腫などが挙げられる．

歯原性腫瘍の分類を俯瞰し，正確な病理診断にたどり着くには，腫瘍分類の基礎となっている歯の発生過程を理解する必要がある．

■ 歯の発生―歯原性腫瘍における組織分化を理解するために

歯の発生は口腔上皮の肥厚とそれに続く歯堤の伸長に始まる．歯堤の周囲には外胚葉性間葉組織が集簇し，将来歯髄となる歯乳頭が形成される 図3a ．歯堤の先端は次第に膨らみながら歯冠の形に形態分化し，エナメル器となる．エナメル器の外周は立方型のエナメル上皮細胞と呼ばれる細胞で囲まれ，内部には疎に細胞が結合するエナメル髄と呼ばれる部分が形成される．また，エナメル器の周囲には歯小囊と呼ばれる一層の間葉組織層が形成される．エナメル器（上皮組織），歯乳頭（間葉組織）ならびに歯小囊（間葉組織）を合わせて歯胚と呼ぶ 図3b ．エナメル器からはエナメル質が，歯乳頭からは象牙質と歯髄が，歯小囊からはセメント質，歯根膜，固有歯槽骨が形成される．

このような歯の発生ならびに歯牙硬組織の形成には，上皮・間葉組織間の誘導作用が重要な役割を演じる．すなわち，歯冠部ではエナメル器の歯乳頭との界面でま

ずエナメル上皮細胞が分化し，円柱状に変化する 図4①．続いてこの部に接する歯乳頭から象牙芽細胞が分化し，エナメル上皮細胞との界面に象牙質の基質を分泌し始める 図4②．次に，象牙質基質に接するエナメル上皮細胞に機能分化が起こり，エナメル芽細胞となって象牙質面へのエナメル基質の分泌が始まる 図4③．このようにして産生された象牙質とエナメル質の基質は次第に厚さを増すとともに石灰塩が沈着し，やがて成熟歯牙硬組織となる．

歯根部でも同様に，エナメル上皮（歯根部では Hertwig の上皮鞘と呼ばれる構造に変化）からの誘導作用によって，歯乳頭から象牙芽細胞が分化し象牙質が形成される．次いで歯小嚢由来の間葉細胞がセメント芽細胞に分化し，象牙質表面にセメント質を添加する．Hertwig の上皮鞘由来の上皮は Malassez の上皮遺残として，歯根完成後も歯根膜中に残存する．

歯原性腫瘍の発生過程においても，上皮・間葉組織間の相互誘導作用が再現され，上皮性あるいは間葉性腫瘍に加えて，上皮組織と間葉組織よりなる腫瘍があり，両組織の界面にはさまざまな程度の上皮・間葉組織間の誘導現象が観察される．したがって，歯原性腫瘍の病理組織診断にあたっては，診断の対象となる腫瘍の実質が上皮組織のみであり，その間質は非腫瘍性の結合組織であるもの（上皮性腫瘍）かどうか 図5a，結合組織成分が上皮成分に誘導された歯乳頭のような細胞成分に富む幼若な結合組織からなり，上皮成分とともに実質とみなされるもの（歯原上皮と間葉組織の両者からなる腫瘍）かどうか 図5b，実質組織は間葉組織からなり，歯原上皮は非腫瘍成分として混在するか全く含まれないもの（間葉性腫瘍）であるかどうか 図5c を観察する必要がある．

■ 標本中にみられる硬組織の見方

歯原性腫瘍のうち歯原上皮と間葉組織の両者からなる腫瘍には，上皮・間葉相互誘導の結果として硬組織が形成される．しかし，上皮のみからなる石灰化上皮性歯原性腫瘍と腺腫様歯原性腫瘍にもしばしば硬組織が観察される．これらの石灰化物は誘導の結果生じたものでなく，異栄養性石灰化によって形成された硬組織と考えられている．

また，間葉性腫瘍に属するセメント芽細胞腫や歯原性線維腫にも歯根と連続したセメント質の形成や化生性のセメント質や骨様の硬組織形成が観察される．

組織標本で歯原上皮と間葉組織との界面に最初に形成される基質は象牙質と解釈する．しばしば，象牙質基質内には細胞が封入されて骨基質様を呈することもある（骨様象牙質）．また，象牙質基質内に上皮成分が埋入してみられることもある．

前述のように，歯の発生過程では，歯乳頭様の間葉組織の出現や象牙芽細胞の分化ならびに象牙質の形成には，歯原上皮からの誘導が必要で，エナメル芽細胞の分化とエナメル質の形成には象牙質の形成が先行する．したがって，組織標本で歯原上皮と間葉との界面に最初に形成される好酸性の基質は象牙質と解釈する．象牙質あるいはエナメル質様の硬組織形成が観察されるときには，それが誘導現象によって生じたものかどうかを，周囲の歯原上皮と間葉組織の状況から確認する必要がある．

■ 囊胞化を伴う歯原性腫瘍と囊胞との鑑別

歯原性囊胞もそれぞれに特徴的な病理組織像を示すので，歯原性腫瘍との鑑別診断は比較的容易であるが，エナメル上皮腫や腺腫様歯原性腫瘍ではしばしば囊胞化

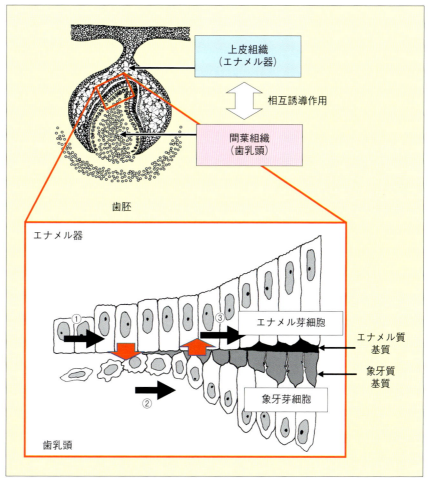

図4 上皮・間葉相互誘導作用
歯の発生には，上皮・間葉組織間の誘導作用が重要な役割を演じる．歯冠部ではエナメル器の歯乳頭との界面でまずエナメル上皮細胞が分化し，円柱状に変化する（①）．続いてこの部に接する歯乳頭から象牙芽細胞が分化し，エナメル上皮細胞との界面に象牙質の基質を分泌し始める（②）．次に，象牙質基質に接するエナメル上皮細胞に機能分化が起こり，エナメル芽細胞となって象牙質面へのエナメル基質の分泌が始まる（③）．象牙質とエナメル質の基質は次第に厚さを増すとともに石灰塩が沈着し成熟歯牙硬組織となる．歯原性腫瘍にも，種々の程度に上皮・間葉相互誘導作用が観察される．

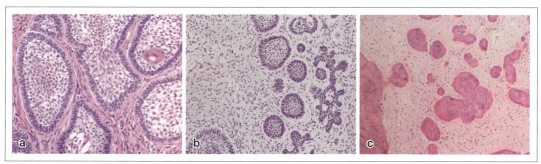

図5 歯原性腫瘍にみられる上皮組織と間葉組織
上皮性腫瘍（a：エナメル上皮腫）では，腫瘍実質は上皮組織であり，間質は非腫瘍性の結合組織である．歯原上皮と間葉組織の両者からなる腫瘍（b：エナメル上皮線維腫）では，結合組織成分が上皮成分に誘導された歯乳頭のような細胞成分に富む幼若な結合組織からなり，上皮成分とともに実質とみなされる．間葉性腫瘍（c：セメント質骨形成線維腫）では，実質組織は間葉組織で，さまざまな量のセメント質や骨様硬組織の形成がみられる．歯原上皮は非腫瘍成分として混在するか，図のように含まれない．

を伴い，腫瘍と真の嚢胞との鑑別を要する場合がある．そのような場合にも，標本のどこかに典型像があることが多く診断に困ることは少ないが，感染に伴う二次的な組織変化などが加わると診断に迷うことがある．特に単嚢胞型のエナメル上皮腫では，裏装上皮様の腫瘍実質にエナメル上皮腫としての組織学的特徴（基底面のエナメル上皮様円柱状細胞の柵状配列と嚢胞状腔側のエナメル髄様細胞層）を確認することが困難な場合がある．臨床所見や画像所見を確認するとともに，組織標本全体にわたって確定診断に必要な特徴的な像をみつける必要がある．一方，臨床的に歯原性腫瘍が疑われる場合には，切り出し時に，形状や色調の異なる部分をすべて標本にして観察し，病変に特徴的な部分をとらえる準備をあらかじめしておくことも必要である．単嚢胞型のエナメル上皮腫では，壁の厚い部分が診断に適することが多い．

　なお，歯原性腫瘍 WHO 分類 2005（第3版）では角化嚢胞性歯原性腫瘍と石灰化嚢胞性歯原性腫瘍の名称で腫瘍に分類されていた病変は，そのほとんどが嚢胞としての臨床態度を示し，嚢胞として治療されることから，WHO 分類 2017（第4版）では歯原性角化嚢胞と石灰化歯原性嚢胞として嚢胞に分類されることになった．

■ 悪性歯原性腫瘍の診断

　きわめてまれに悪性歯原性腫瘍が原発性にあるいは先行する良性歯原性腫瘍や嚢胞を背景として発生することがある．歯原性腫瘍全体の1%前後の頻度で発生し，50歳以上の男性に多い．悪性歯原性腫瘍は歯原性癌腫，歯原性癌肉腫，歯原性肉腫に大別されるが，このなかで頻度の高い腫瘍型はエナメル上皮癌と原発性骨内癌，NOS である．悪性歯原性腫瘍はその頻度の低さから見逃してしまうことがあるが，歯原性腫瘍の診断にあたっては，臨床ならびに画像所見に加えて，組織学的にも常にその可能性を考えて，細胞密度，核分裂像の数，細胞異型の程度，壊死巣の有無などを確認する習慣をつけることが重要である．特に，エナメル上皮腫の長期存在例や再発例では悪性転化をきたしていないかの慎重な組織学的検索が必要である．病理組織学的に悪性の可能性が疑われるときには，Ki-67 陽性細胞率や p53 蛋白の発現などの免疫組織化学的検討とともに，臨床医に臨床態度の確認をする必要がある．

　なお，石灰化上皮性歯原性腫瘍は良性であるにもかかわらず細胞多形を示すことがあるので，悪性腫瘍とりわけ扁平上皮癌と誤認しないよう注意する必要がある．

■ 診断に必要な免疫組織化学的検索と分子病理学的検索

　歯原性腫瘍の確定診断に有用な免疫組織化学的マーカーは少ないが，一般に歯原性腫瘍の上皮組織は cytokeratin（CK）19 の均一な陽性反応を示すことから，CK19 陰性あるいは限局的な陽性反応を示す非歯原性腫瘍との鑑別に利用できる．また，pan-CK 染色は硬化性歯原性癌や歯原性線維腫で結合組織成分に埋没した歯原上皮の検出に有用である．また，エナメル上皮癌の診断には，Ki-67 の陽性細胞率 20% が目安になる．

　最近，エナメル上皮腫に BRAF の変異が高率にみられることが報告されている．最も高頻度にみられる変異は BRAF V600E で，エナメル上皮腫の亜型やエナメル上皮癌にも認められている．また，SMO の変異もエナメル上皮腫で報告されている．BRAF の変異は下顎骨発生例に，SMO の変異は上顎骨発生例に多い．今後，これらの遺伝子変異を標的とした診断や治療への応用が期待される．　　　　（高田　隆）

2章

診断のための基本知識

画像診断

　口腔領域の腫瘍の画像診断は，口内法 X 線画像，パノラマ X 線画像，口外法 X 線画像に加えて，歯科用 CBCT（cone beam computed tomography）画像，MDCT（multidetector-row CT）画像，MRI 画像，超音波（ultrasonography：US）画像，PET/CT（positron emission tomography/CT）画像などの特殊検査画像を用いて行われる．それぞれの検査において得られる情報があり，初期診断のみならず治療終了後の予後評価にも必要な画像診断が含まれているので，それぞれの検査の特徴を理解して診断する必要がある．また，口腔領域には歯原性嚢胞，歯原性腫瘍，炎症などさまざまな病態が生じるため，それぞれの疾患に応じた画像診断が必要となる．

　本稿ではこれらの画像の特徴と口腔・歯原性腫瘍画像診断における利点，欠点について解説する．

口腔領域の腫瘍に関する臨床的事項

　患者情報は非常に重要である．口腔領域の悪性腫瘍の多くは扁平上皮癌であり，男女比は 2：1 で男性のほうが多い．顎骨の良性腫瘍のエナメル上皮腫は若年者に多く，エナメル上皮腫との鑑別診断が必要な歯原性角化嚢胞は若年者には少ない．歯牙様硬組織を伴う良性腫瘍は比較的発症年齢は若い．このように，性別や年齢に関する因子を考慮しながら診断する必要がある．

　また，腫脹や疼痛といった臨床症状も重要で，炎症性疾患であるのか，良性腫瘍または嚢胞性疾患であるのかの鑑別の一助として用いることができる．顎骨の良性腫瘍や嚢胞の場合は部位特異性を有するものも少なくないので，臨床症状において部位の情報は必要不可欠である．

画像の読影

　読影時には，患者氏名，年齢，性別，撮影年月日，左右を必ず確認しなければならない．また，撮影のポジショニング，撮影角度も十分考慮する．

　写真全体を見て，左右で所見を比較し，以前に撮影された画像があれば写真を比較したうえで異常像を特定していく．画像を観察する際に臨床情報を知っていると，目的対象部位のみに注目して読影しがちである．しかしながら，画像にはほかの部位も撮影されており，ほかの部位に対象部位の疾患と類似または異質の疾患が検出されることもある．それらを見落とさないよう読影の順番を決めておくことが大切である．

　例えば，口内法 X 線画像では，歯冠部ならびに歯槽頂部を近心から遠心へ，次いで歯根部を遠心から近心へと移る **図1a**．また，各歯牙の歯冠部，歯髄腔，歯根，

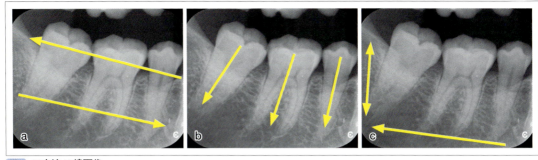

図1 口内法X線画像

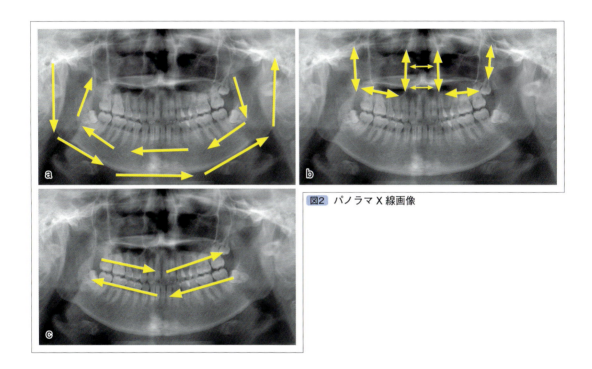

図2 パノラマX線画像

歯根膜腔を近心歯牙から順に評価する 図1b ．その後，歯の周囲の歯槽骨を近心から遠心に，最遠心部では上下方向にも評価する．その際には骨梁構造や解剖学的構造に注意をはらいながら評価する 図1c ．

　パノラマX線画像では，右側顎関節部から右側下顎枝後縁，右側下顎角部，下顎骨下縁を観察しながら，左側へ移動し，左側下顎角部，左側下顎枝後縁，左側顎関節部へと下顎骨の輪郭を評価する 図2a ．下顎骨全体の輪郭を評価することで左右対称性から患者の位置づけに誤りがないのかを判断する．下顎下縁部では骨膜反応，皮質骨の厚みや粗造化にも注意をはらう．次に左側筋突起から左側下顎枝領域，下顎左側臼歯部歯槽骨から下顎右側臼歯部歯槽骨，右側下顎枝領域，右側筋突起へと進む 図2a ．歯槽骨を評価する際には臼歯部では下顎管の走行経路や，骨髄領域の骨梁構造にも注意をはらう．次に，上顎へ移る．右側上顎結節部から翼口蓋窩まで上顎洞後壁最後端部に沿って観察し，右側上顎洞周囲の輪郭，ならびに上顎洞内のX線不透過性を評価する 図2b ．鼻腔を観察した後，左側上顎洞を同様に評価し，左側上顎結節部から翼口蓋窩にいたる．最後に上顎右側大臼歯部から上顎前歯

部, 上顎左側大臼歯部を観察し, 下顎左側大臼歯部から下顎前歯部, 下顎右側大臼歯部と順に観察する 図2c. パノラマX線画像において, 歯に関する記載事項が多く, 歯の所見から書き出すと, 歯以外の所見を失念してしまう恐れがある. 最初に全体を俯瞰的に観察し, 所見を記載することで, もれなく画像診断を行うことが可能になる. このように画像全体を把握する順番を決めておくべきである.

X線画像所見

画像所見としては, 部位, 大きさ, 形態, 境界, 辺縁, 内部性状, 歯との関係, 周囲組織の状態を評価する. ここでは, パノラマX線画像所見を中心に記載するが, CT, MRIやUSにおいても読影するポイントとしては同じである.

部位と進展範囲

病変の主座と広がりを把握する. 歯原性疾患は, 発生部位が特異的であることが多いため, 鑑別診断には有用な情報となる.

病変によっては大きくなる病変と, それほど大きくならない病変がある. 病変が小さいときにはそれらの鑑別は困難であるが, 大きな病変の場合, 大きくならない病変の可能性を除外できる. また, 病変の大きさは治療計画の立案に大きく関与するため, 大きさのみならず, 解剖学的構造のどこまで病変が存在するのかという診断が必要となる.

形態と境界

パノラマX線画像では病変の形態から顎骨内病変か, 顎骨外病変かの判定に役立つことがある. 病変が歯根（骨より硬い組織）を避けるように進展するのか否かも鑑別診断に有用である.

境界明瞭な病変は, 増大速度が比較的遅いことを表しており, 良性腫瘍や囊胞性疾患を示唆する所見の1つである. 境界不明瞭な病変は, 浸潤傾向がある病変を示唆しており炎症性疾患や悪性腫瘍を示唆する所見の1つである. また, 囊胞性疾患でも感染が生じている場合は境界が不明瞭であることがあり注意が必要である.

辺縁は整や円滑と不整, 不規則に分類される. 不整, 不規則には弧線状も含まれる. 辺縁整の病変には囊胞性疾患（一部の歯原性角化囊胞を除く）あるいは良性腫瘍, 辺縁不整の病変としては良性腫瘍, 炎症性疾患や悪性腫瘍を考慮し, 病変の境界に関する情報と併せて診断する.

内部性状

病変の内部性状は, X線透過性病変, X線不透過性病変, それらの混合性病変に分類される. ただし, X線透過性や不透過性は周囲組織との相対的な評価法であるため, 同一組織の病変であっても, X線画像所見としては異なる表現を使用することになる. 例えば, 下顎骨に生じた歯根囊胞は周囲海綿骨と比較してX線透過性を呈するが, 上顎洞内に進展した歯根囊胞は周囲上顎洞空気層と比較してX線不透過性を呈する. 一般的にX線透過性病変は軟組織系疾患, X線不透過性病変は硬組織

を形成する疾患の特徴である．また，X線透過性病変の内部に隔壁を伴って複数に分かれている場合を多胞性と呼び，隔壁がない場合を単胞性と呼ぶ．多胞性を呈するか否かも重要な所見である．

歯や周囲組織との関係

病変が歯または歯周組織と連続している場合は歯原性疾患である可能性が非常に高く，歯と不連続な場合には非歯原性疾患である可能性が高い．ただし，歯が抜去されて連続性が失われている場合もあるので注意が必要である．また，良性腫瘍では圧迫性に歯を移動させたり歯根を吸収することがあり，悪性腫瘍や骨髄炎などとの鑑別に役立つことがある．

下顎臼歯部の病変の場合，下顎管の偏位の有無が重要な所見となる．上顎臼歯部においては，上顎洞底線が挙上しているのか否かは重要な所見である．海綿骨の骨梁構造についても硬化が進行しているのか否かは重要な所見である．解剖学的構造の偏位がある場合には囊胞や良性腫瘍が疑われる．破壊性では悪性腫瘍を，骨硬化が進行している場合は炎症性疾患を考慮する．

悪性腫瘍の画像診断

単純X線画像による診断 図3，4a～c

歯肉癌は，パノラマX線画像と口内法X線画像を中心に評価する．部位によっては後頭前頭方向X線画像とWaters撮影法X線画像を追加する．歯肉癌は歯肉を原発とする悪性腫瘍であるため，歯槽骨の吸収を伴うことが多い．しかしながら，歯槽骨は辺縁性歯周炎においても吸収されるため，腫瘍による吸収なのか否かは早期の場合は判別不可能である．病変周囲の骨硬化像も勘案しながら評価する．ただし，悪性腫瘍では単純X線画像のみの情報で治療されることは皆無なため，これらの画像のみで確定診断まで要求されることはない．経過観察の際に比較する基準が必要となるため，初診時診断資料として病変の十分な範囲を多方向から診断可能な撮影法を選択しなければならない．

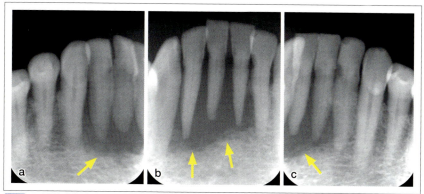

図3 下顎前歯部歯肉癌の口内法X線画像
下顎前歯部に境界不明瞭なX線透過性病変を認める（⇨）．病変周囲に骨硬化像は認められない．右側下顎側切歯，両側下顎中切歯は浮遊歯の状態にある．

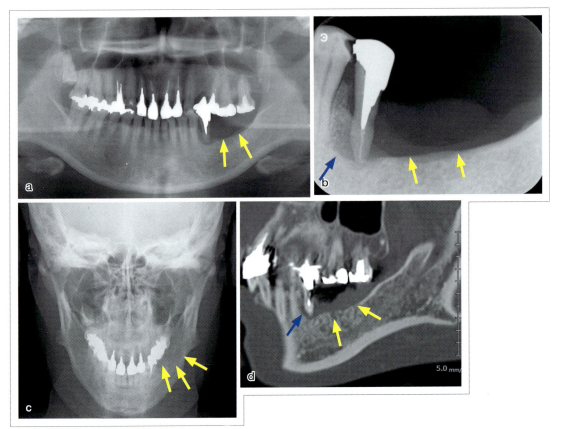

図4 下顎左側臼歯部歯肉癌
a：パノラマX線画像．X線透過性病変の周囲に明らかな骨硬化像は認められない．下顎左側大臼歯部に軟組織陰影を認める（⇨）．
b：口内法X線画像．下顎左側第一大臼歯周囲では境界不明瞭（➡），下顎左側大臼歯部では比較的境界明瞭なX線透過像を認める（⇨）．下顎左側第二大臼歯はほぼ浮遊歯の状態にある．
c：後頭前頭方向X線画像．下顎左側大臼歯部にX線透過性病変を認める（⇨）．明らかな骨膨隆像は指摘できない．
d：MDCT像（骨モード像）．下顎左側第二小臼歯歯根周囲の骨吸収像（➡）ならびに下顎左側大臼歯部の歯槽頂の不連続性を認める（⇨）．辺縁不規則な軟組織陰影も認められる．

　顎骨中心性癌においては，歯肉癌とは異なる顎骨吸収像を呈する．骨肉腫においては，旭日状所見（sun-ray appearance），スピクラ（spicula）やCodman三角（Codman triangle）といった特徴的な所見を呈することがある．

歯科用CBCTによる診断

　口腔領域の悪性腫瘍を疑いCTによる診断を行う場合には，ほぼMDCTによる画像診断が選択される．悪性腫瘍を疑わずにCT画像診断を選択した場合には歯科用CBCTにて画像検査が行われる場合がある．ただし，歯科用CBCTでは，骨の詳細な情報は得られるものの軟組織の情報は得られない．また造影検査を行わないため血流の評価も不可能である．このため，悪性腫瘍の画像診断に歯科用CBCTが用いられることは非常に少ない．

MDCTによる診断

　MDCTは口腔顎顔面領域の病変の影像に広く用いられ，悪性腫瘍のみならず，良

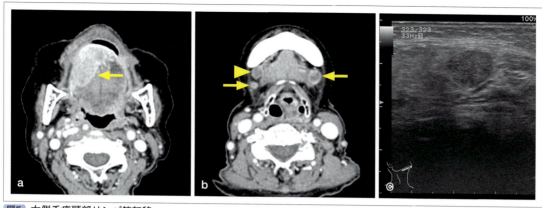

図5 右側舌癌頸部リンパ節転移
a：原発巣造影 CT 像. 右側舌縁部から舌尖部, 正中を越えて左側に及ぶ造影性を有する領域を認める（⇨）.
b：頸部リンパ節造影 CT 像. 両側顎下リンパ節に 10 mm 大の ring enhance 様所見を呈する転移リンパ節が認められる（⇨, ▷）.
c：頸部 US 像（b の▷）. 大きさ 10 mm 大, ほぼ円形, 内部エコーは不均一な像を示す.

性腫瘍, 囊胞, 炎症, 外傷, 歯科用インプラントにおける術前評価, 智歯と下顎管との位置関係の把握など歯科診療において有用な画像検査法である. 時間分解能ならびに空間分解能に優れ, 距離, 体積において歪みのない画像が得られるため, さまざまな病変の画像診断ならびに手術支援模型の作製などにも用いられる. また, MDCT には定量値である CT 値が存在し, これを用いた定量的な診断も可能である.

悪性腫瘍においては, 病変の性状や進展範囲について軟組織, 硬組織両方の側面から評価が可能である. ただし, 金属からのアーチファクトがあり, 口腔顎顔面領域においては原発巣の描出ができない場合もあり, 軟組織コントラストは高いとはいえない. 造影することにより, 病変内の血流の評価が可能となり, 悪性腫瘍のような血流の豊富な病変は造影性を有するため, 悪性腫瘍の診断には有用である 図5a. また, MDCT では軟組織のみならず硬組織の評価が可能であるため, 歯肉癌の顎骨への浸潤の評価 図4d や, 造骨性の骨肉腫の評価が可能である.

頸部リンパ節の評価においても造影 CT 検査は有用で, 一般に短径が 10 mm 以上のリンパ節は転移リンパ節像として診断されることが多い. また, 中心壊死を伴う転移リンパ節では ring enhance 様所見を呈する. 転移リンパ節の位置と解剖学的構造との関係を把握するには, 造影 CT 検査は必須と考える 図5b. ただし, 転移リンパ節診断の正診率に関しては US より劣る.

MRI による診断

軟組織コントラストに優れた MRI は口腔顎顔面領域の腫瘍診断に非常に有用である. MDCT では金属からアーチファクトが生じるため, 金属を含む平面での病変の検出が困難なことがあるが, MRI では強磁性体金属がある場合を除いておおむね口腔領域の軟組織病変の描出が可能である. そのため, 舌癌, 歯肉癌, 頰粘膜癌といった咬合平面付近の腫瘍の描出能に関しては MDCT より優れている. また, 脂肪抑制法併用 T2 強調像は口腔領域の腫瘍の検出に優れ, 造影 T1 強調像とともに腫瘍進展範囲の診断に欠かすことができない 図6. 脂肪抑制法併用 T2 強調像で腫

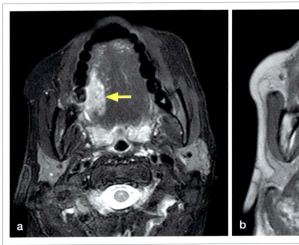
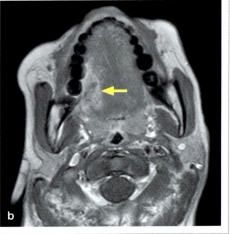

図6　右側舌癌
a：MRI 脂肪抑制法併用 T2 強調像．右側舌縁部に辺縁不整な高信号領域が認められる（⇨）．
b：MRI 造影 T1 強調像．右側舌縁部に不均一な造影性を有する病変が認められる（⇨）．

の進展範囲を診断することが可能であれば，造影剤を用いることなく診断が可能となるため，腎機能が低下している患者に対しても術前検査や術後経過観察検査として有用な情報を得ることができる．MDCTで造影剤を用いない場合には腫瘍の検出能はかなり低く，得られる情報はかなり乏しい．このように，病変検出能や腎機能低下などの場合を勘案すると口腔領域の腫瘍診断には MDCT に MRI を併用するべきである 図7 ．

　Dynamic MRI を用いることで時間 - 信号曲線から良悪性の鑑別診断が可能になることも報告されている．また拡散強調像（diffusion weighted imaging：DWI）の見かけの拡散係数（apparent diffusion coefficient：ADC）値を用いて扁平上皮癌と悪性リンパ腫の鑑別診断が可能になることも報告されている．

　頸部リンパ節においても MRI は有用で，中心壊死を呈する転移リンパ節では壊死像が T2 強調像において高信号で描出される．サイズに関しては MDCT と同様に一般に短径が 10 mm 以上の大きさのリンパ節は転移リンパ節像として診断されることが多い．ただし，転移リンパ節診断の正診率に関しては US より劣る．

US による診断

　US 検査は，大唾液腺や顔面頸部の表在性軟部組織など炎症性病変や腫瘍性病変に対して用いられる．特に唾液腺腫瘍や悪性腫瘍における頸部リンパ節転移の診断に利用され，頸部リンパ節転移の診断においては高い正診率を有している．軟組織の描出に優れており，組織コントラストに優れ，非侵襲的検査で，リアルタイム画像表示が可能である．また，血流の評価や組織の硬さの測定も可能であるため，重要な検査法の 1 つである．ただし，探触子（プローブ）の大きさにより視野が限定されており，骨などの硬組織の後方には超音波が届かず画像化できない，画像の客観性に乏しいなどの欠点もある 図7c ．

　一般に，腫瘍性病変の鑑別において，境界が明瞭，辺縁が整，内部エコーが均一，後方エコーが増強しているほど良性腫瘍の可能性が高く，境界が不明瞭，辺縁が不

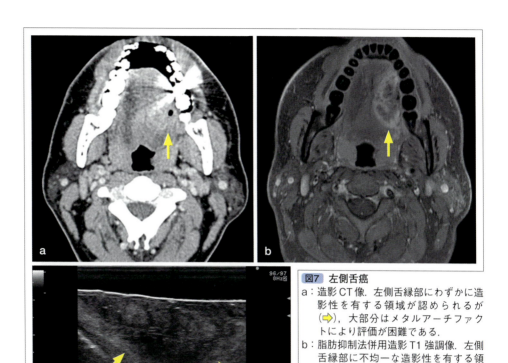

図7 左側舌癌
a：造影CT像．左側舌縁部にわずかに造影性を有する領域が認められるが（⇨），大部分はメタルアーチファクトにより評価が困難である．
b：脂肪抑制法併用造影T1強調像．左側舌縁部に不均一な造影性を有する領域を認める（⇨）．
c：舌エコー像．内部エコーは不均一であるが，病変の描出は可能である（⇨）．ただし，腫瘍サイズが大きく長径の評価は困難である．

整，内部エコーが不均一，後方エコーが減弱しているほど悪性腫瘍の可能性が高いが，腫瘍性病変は多彩な像を呈する場合が少なくなく，注意を要する．

　頸部リンパ節転移像では，リンパ節内部エコーが不均一になり，不定形の無エコー域や高エコー域，あるいはこれらの混在が認められるようになる．またリンパ門部の変形や消失がみられ，ドプラ法ではリンパ門部に血流信号が検出される場合がある．6〜8mm以上の場合に転移リンパ節像として診断されることが多い 図5c ．

PET/CTによる診断

　PET/CTにおいて，悪性腫瘍の検査のために主として用いられる放射性医薬品は^{18}F-フルオロデオキシグルコース（2-fluoro[^{18}F]-2-deoxyglucose：^{18}F-FDG）である．癌細胞では細胞増殖が盛んでグルコースの代謝が亢進しているため，^{18}F-FDGが細胞内に取り込まれ，集積像として検出される．^{18}F-FDGによるPET/CT検査は，1回の検査で全身検索や転移リンパ節，あるいは遠隔転移を検出することが可能である．また，SUV（standard uptake value）値を用いた良悪性の鑑別診断が可能で，放射線治療や化学療法の術後評価に有用であるなどから悪性腫瘍の診断に用いられる．ただし，空間分解能はほかの検査より劣っており，主として腫瘍の存在診断に用いられる．一方，放射性医薬品からの被曝と全身検索用CTからの被曝が重積するため，被曝量はほかの検査より多くなる．また，SUV値に関しても，各施設により基準が決められているため，施設間での数値の差異があることにも注意を要するが，おおむねSUV値3〜3.5が悪性腫瘍の鑑別に用いられることが多い 図8 ．

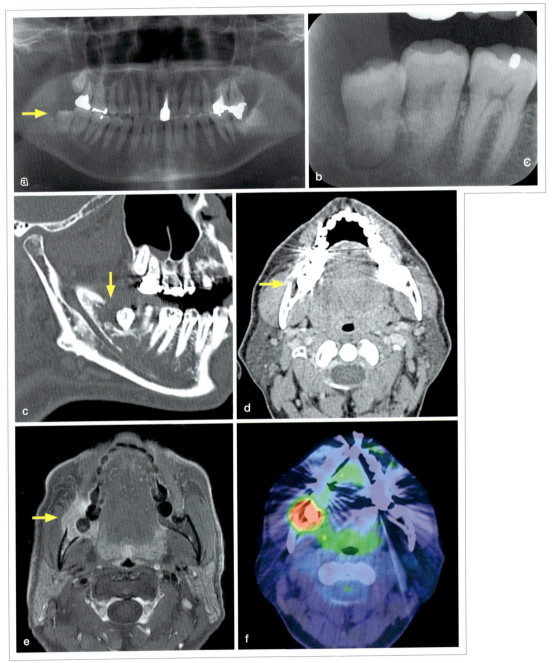

図8 下顎右側歯肉癌

a：パノラマX線画像．下顎右側第三大臼歯歯冠周囲から下顎枝にかけて，境界不明瞭なX線透過像を認める（⇨）．病変周囲に明らかな骨硬化像は認められない．
b：口内法X線画像．X線透過性病変の辺縁は不整である．
c：傍矢状断骨モードCT像．下顎右側第三大臼歯歯冠から遠心にかけて辺縁不整な骨吸収像を認める（⇨）．
d：造影CT像．下顎右側第三大臼歯頰側の皮質骨の不連続性を認めるが（⇨），腫瘤に関してはメタルアーチファクトのため詳細不明である．
e：脂肪抑制法併用造影T1強調像．下顎右側第二大臼歯部から下顎枝にかけて造影性を有する領域が認められる（⇨）．
f：FDG-PET/CT像．下顎右側大臼歯部にSUVmax＝13.9を示す集積が認められる．

（柿本直也）

細胞診

口腔領域では口腔粘膜より擦過細胞診，あるいは小唾液腺，リンパ節，粘膜下腫瘍や顎骨より穿刺吸引細胞診が行われる．他領域と同様に，擦過細胞診はスクリーニングを，穿刺吸引細胞診は質的診断を目的としている．本稿では，口腔粘膜病変と顎骨内病変の細胞判定において念頭に置くべき主な事項を述べる．

口腔粘膜擦過細胞診

臨床所見

口腔粘膜擦過細胞診の際には病変部位，歯科的既往歴，肉眼所見，義歯装着の有無，生活習慣（喫煙習慣の有無など）を参考にする．

■ 部位

口腔粘膜は重層扁平上皮により被覆され，被覆粘膜，咀嚼粘膜および特殊粘膜に分類される．被覆粘膜（頬粘膜，口底，口唇など）は非角化型，咀嚼粘膜（歯肉，硬口蓋）は角化型，特殊粘膜（舌背）は舌乳頭からなるため，採取される扁平上皮には部位別の特徴がみられる．

■ 歯科的既往歴

既往歴（抜歯，腫瘍切除術後など）を知ることは病変を推察するうえで非常に重要である．

■ 肉眼所見

病変の形状（隆起性/乳頭状/疣贅状，水疱，平坦，びらん/潰瘍など）と色（白色，赤色，黒色，正常粘膜色）の情報は細胞判定に大切である．

■ 義歯装着の有無

義歯の装着，ことに不適合義歯に接する粘膜は炎症・反応性病変ないし腫瘍性病変の主座となりうる．また，義歯床下はカンジダが増殖しやすい環境である．

■ 生活習慣（喫煙習慣の有無など）

喫煙者の細胞像には非喫煙者と比較して炎症性変化や角化傾向が認められる．

口腔粘膜疾患細胞診の判定区分 表1

細胞判定は検体不適正と適正の判定から行われる．口腔細胞診標本には適正標本の細胞数の基準は明記されていない．一般的に角化性病変（白色病変）や唾液が多い検体の場合，採取細胞量が少ないことが多い．判定根拠となるに足る細胞所見が認められれば細胞判定が可能であるが，判定困難な場合は検体不適正とし，再検査する．

細胞診 | 229

表1 口腔粘膜疾患細胞診の判定区分

①検体不適正 （inadequate）

②検体適正 （adequate）

1）正常および反応性あるいは上皮内病変や悪性腫瘍性変化がない

NILM （negative for intraepithelial lesion or malignancy）
（従来表示では主に Class Ⅰ～Ⅱに相当）

2）低異型度上皮内腫瘍性病変あるいは上皮性異形成相当

LSIL （low-grade squamous intraepithelial lesion or low-grade dysplasia）
（従来表示では主に Class Ⅱb～Ⅲに相当）

3）高異型度上皮内腫瘍性病変あるいは上皮性異形成相当

HSIL （high-grade squamous intraepithelial lesion or high-grade dysplasia）
（従来表示では主に Class Ⅲb～Ⅳに相当）

4）扁平上皮癌

SCC （squamous cell carcinoma）
（従来表示では主に Class Ⅴに相当）

5）鑑別困難 （細胞学的に腫瘍性あるいは非腫瘍性と断定し難い）

IFN （indefinite for neoplasia）

（日本臨床細胞学会編. 細胞診ガイドライン5 消化器 2015年版. 東京：金原出版；2015. p.23-5.を基に筆者作成）

細胞判定の手順

臨床所見を念頭に，Papanicolaou(Pap)染色標本を弱拡大（×10）でスクリーニングする．口腔粘膜疾患の場合は真菌の有無を判定することが大切であるため，Pap染色に加えてPAS染色あるいはGiemsa染色標本を1枚作製することが推奨される．

■ びらん，潰瘍性病変

一般的に炎症性ないし細菌性背景に，採取細胞量が豊富なことが多い．深層型細胞が採取されている場合は強拡大（×40）で異型の有無（反応性/再生性反応か，腫瘍性か）を観察することが肝要である．また，びらん・潰瘍の要因となる所見の有無（腫瘍性，ウイルス/真菌感染，自己免疫性水疱性疾患など）を確認する．

■ 白色病変

採取部位を念頭に，白色を呈する病因（過角化，反応性/再生性角化，真菌感染など）を考えながら観察する．過角化症の場合は，一般的にきれいな背景に採取細胞量が少ないことが多い．反応性/再生性角化や真菌感染の場合には，炎症性背景に比較的豊富な採取細胞量であることが多い．弱拡大で角化が亢進した表層細胞をみつけたら，強拡大で核所見を詳細に観察する．

■ 赤色病変

赤色病変は白色病変と異なり粘膜上皮が菲薄なことが多く，一般的に採取細胞量は豊富である．赤色を呈する病因（炎症，上皮内腫瘍性病変など）を考えながら，また赤色であっても角化異型細胞が出現することを念頭に，強拡大で核所見を注意深く観察する．

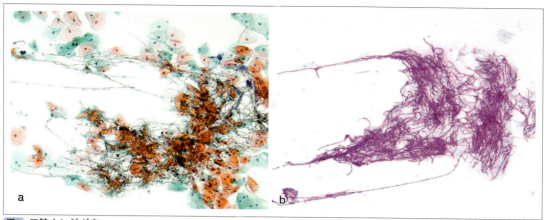

図1 口腔カンジダ症
a：Pap 染色．表層型角化/非角化細胞と多数の淡灰褐色の仮性菌糸が混在して認められる．
b：PAS 染色は口腔カンジダ症の判定が容易である．

■ 白色/赤色混合性病変

　臨床的に白色ないし赤色単色であるよりも，白色/赤色混合性病変である場合が多い．臨床医に赤色部分を含めた細胞採取を依頼することにより，細胞情報量が増加する．

■ 隆起性病変

　肉眼所見を熟考し，病変の主座が粘膜上皮か粘膜下組織であるのか推察しながらスクリーニングすることが大切である．肉眼的に白色の隆起性病変は，一般的にきれいな背景に採取細胞量が少ないことが多い．弱拡大で角化が亢進した表層細胞をみつけたら，強拡大で核所見をていねいに観察する．また，主座が粘膜下組織である場合（非上皮性腫瘍など）では病変の本体が採取されないことが多く，擦過細胞診は適用ではない．

主な疾患の細胞診所見

■ 口腔カンジダ症（細胞判定：NILM）図1

　炎症性あるいは変性を背景に，表層角化ないし非角化細胞と仮性菌糸ないし酵母細胞が混在して認められる．表層細胞はしばしば炎症性変化（核腫大や角化亢進）を呈する．また主病変にカンジダが二次的に感染している場合が多いため，細胞診標本からカンジダを検出する意義は大きい．しかし，Pap 染色での仮性菌糸の染色性が悪い（淡灰褐色）ので，PAS 染色標本での判定を勧める．

■ ヘルペスウイルス感染症（細胞判定：NILM）図2

　炎症性背景にライトグリーン（LG）好性の傍基底ないし基底細胞が認められる．細胞は核/細胞質（N/C）比が大きく，クロマチンはすりガラス状を呈し，核辺縁に凝集する．また多核形成や核圧排像を有する細胞も散見される．

■ 褥瘡性潰瘍（細胞判定：NILM）

　好中球主体の炎症性背景に，表層〜中層細胞が認められる．採取細胞量は豊富なことが多い．細胞には核腫大・大小不同，核周囲明庭などの炎症性変化を伴うが，クロマチン濃染性の異型核は認められない．

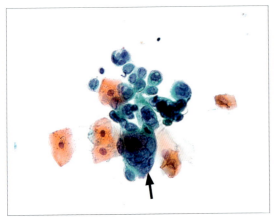

図2 ヘルペスウイルス感染症
Pap染色．傍基底ないし基底細胞のクロマチンはすりガラス状を呈する．多核形成と核圧排像（➡）．

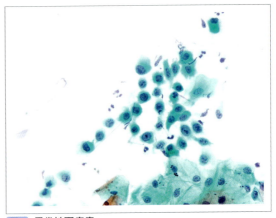

図3 尋常性天疱瘡
Pap染色．突起を伴う多角形ないし類円形の深層型細胞（Tzanck細胞）が散在性ないしシート状に出現している．

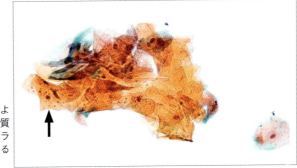

図4 過角化症
Pap染色．表層型角化細胞および角質片が観察され，細胞質はOG好染性でしばしばケラトヒアリン顆粒が認められる（➡）．

■扁平苔癬（細胞判定：NILM）

　炎症性背景に，多数の表層角化細胞が認められる．表層細胞には炎症性ないし再生性変化（核腫大や角化亢進）を伴うが，輝度の亢進は弱い．本病変は慢性炎症であり，特異的な細胞所見はない．

■尋常性天疱瘡（細胞判定：NILM）図3

　正常な表層細胞と混在して，比較的多数のTzanck細胞が散在性ないしシート状に観察される．Tzanck細胞は，突起を伴う多角形ないし類円形の深層型細胞で，核腫大，N/C比の増大，時に細胞質が2トーンカラー（Pap染色で細胞質はLG好性で核周囲のみがエオジン好性）を呈する．

■過角化症（細胞判定：NILM）図4

　臨床的に白板症を呈する．比較的きれいな背景に表層型角化細胞および角質片が観察され，採取細胞量が少ないことが多い．表層型角化細胞の細胞質はオレンジG（OG）好性で輝度が亢進し，ケラトヒアリン顆粒がしばしば認められる．核は濃縮傾向を示すが，核形不整はみられない．

■口腔上皮性異形成（細胞判定：OLSIL/OHSIL）図5

　臨床的に白板症を呈する場合（表層分化型），背景の所見や採取細胞量は過角化症と同様である．輝度の亢進が目立つ表層型角化細胞を強拡大で観察すると，細胞質が厚く，クロマチンの濃染性と核形不整が認められる（表層型角化異型細胞）．LSILは表層型角化異型細胞が散在性に，HSILでは大小の集塊を形成することが多い．

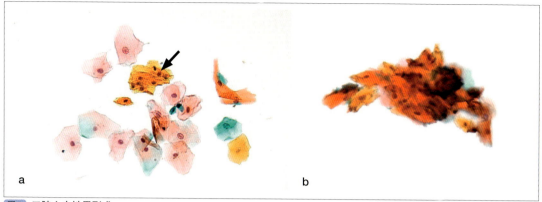

図5 口腔上皮性異形成
a：Pap 染色．輝度の亢進が目立ち，クロマチン濃染・不整核を有する表層型角化異型細胞（➡）が散在性，時に集塊で認められる（LSIL）．
b：Pap 染色．集塊を形成する表層型角化異型細胞（HSIL）．

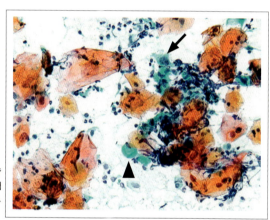

図6 扁平上皮癌
Pap 染色．炎症性および壊死性背景（▶）に，多数の表層型異型細胞と深層型細胞（➡）が認められる．

■ 扁平上皮癌（細胞判定：SCC）図6

　肉眼的に表在型（白斑，紅斑，びらん），外向型，内向型に分類され，細胞所見にも反映される．白斑以外の病態では，炎症性ないし壊死性背景に豊富に細胞が採取される．弱拡大にて LG 好性の深層型から OG ないしエオジン好性の表層型角化異型細胞が大小集塊状あるいは散在性に認められ，多彩である．表層型角化異型細胞は輝度が亢進し，時に fiber 状や tadpole 状などの bizarre な形態を呈し，核はクロマチン濃染性（インク状）ないし不均等分布，核形不整を示す．特に深層型異型細胞が大小の集塊状に観察された場合は細胞判定が比較的容易である．深層型異型細胞は核間距離が不均一な集塊を呈し，LG 好性，小型で胞体が厚く，核腫大は軽度であるがクロマチン濃染性と核形不整を伴う．

　一方，白斑の場合は表層が分化した角化細胞により被覆されているため，背景は比較的きれいで，しばしば採取細胞量が少ない．弱拡大にて表層型角化異型細胞が大小の集塊，あるいは散在性に出現する．表層型角化異型細胞は輝度が亢進し，細胞質が厚く，核は N/C 比が高い細胞が混在し，クロマチン濃染性ないし不均等分布，核形不整を伴う．しかし上皮内腫瘍性病変との鑑別が難しい症例も存在する．

穿刺吸引細胞診

臨床所見

小唾液腺，リンパ節，粘膜下腫瘤や顎骨からの穿刺吸引細胞診を観察する際は，病変部位，歯科的既往歴，X線所見などを参考にする．顎骨内病変ではX線所見を参考に細胞所見を観察する．細胞判定には推定診断名を記す．

■ 部位

顎骨内病変には炎症（骨髄炎），囊胞（炎症性，歯原性），歯原性腫瘍および腫瘍様病変，原発性骨内癌，転移性腫瘍が含まれる．

■ 歯科的既往歴

抜歯，囊胞摘出/腫瘍切除術などの既往の有無を参考にする．

細胞判定の手順

臨床所見を念頭に，Pap染色標本を弱拡大（×10）でスクリーニングする．顎放線菌症，上顎洞真菌症を疑う場合は，PAS染色標本を行う．基本的に顎骨内に上皮成分は存在しないため，細胞診標本中の上皮細胞をみた場合には真性囊胞（上皮の裏装を伴う）あるいは上皮性腫瘍の存在を考える．上皮細胞の性状（細胞の大きさ，角化型/非角化型，核異型）と臨床所見を考えあわせて細胞判定を行う．標本中に多数の間葉系細胞が認められた場合には，非上皮性腫瘍も考える．穿刺吸引の際に口腔粘膜上皮が混在する可能性があることも忘れてはならない．

主な疾患の細胞診所見

■ 歯原性角化囊胞 図7

小型円形の濃縮核を伴うOG好性の類円形，立方ないし小型の扁平上皮様細胞が散在性に出現する．無核の角質片も混在する．核異型は認められない．

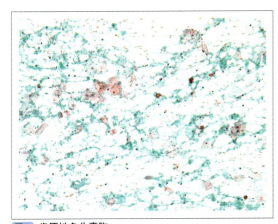

図7 歯原性角化囊胞
PAS染色．変性した角質物質を背景に，小型円形の濃縮核を伴うOG好性の扁平上皮様細胞が散在性に出現する．

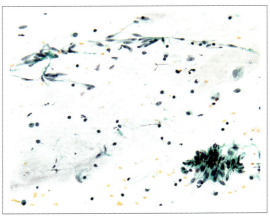

図8 エナメル上皮腫
PAS染色．小型円柱細胞と紡錘形（星芒状）細胞が二相性に出現する．歯原性上皮細胞の増殖が特徴的である．

■ エナメル上皮腫 図8

裸核様小型細胞あるいは円柱状細胞と紡錘形（星芒状）細胞が二相性に出現する．どちらか一方の細胞しか採取されないこともあるが，歯原性上皮（口腔粘膜扁平上皮細胞より小型でLG好性）の増殖が特徴的である．

■ 原発性骨内癌，NOS

組織学的にほとんどが扁平上皮癌で，LG好性の深層型異型細胞を主体に，E好性の表層型異型細胞が混在しながら大小集塊状あるいは散在性に認められ，多彩である．核異型を伴う深層型細胞あるいは表層型細胞が，腫瘍の分化度に従って出現する．粘膜上皮由来の扁平上皮癌の顎骨への浸潤であるのか，顎骨中心性であるのか，細胞診所見のみでの判定は困難である．

■ 転移性腫瘍

炎症性ないし壊死性背景に，原発巣を推察しうる細胞が出現することが多い．全身所見および既往歴を念頭に慎重に判定する．

（久山佳代）

口腔癌の臨床病期, 予後, 治療

　口腔（舌前方2/3, 上顎歯肉, 下顎歯肉, 頰粘膜, 口底, 硬口蓋の6か所）に発生する悪性新生物の90%が扁平上皮癌であり, そのほか腺系癌, 肉腫, 悪性リンパ腫, そして転移性癌が占める 図1 . 2017年の国立がん研究センターがん情報サービスによれば, 口腔癌は全癌の約2%の発生率である. しかし年次推移をみると世界的な傾向でもあるが, 日本の口腔癌罹患者数は増加を続け30年前と比較し約3倍以上となっている.

　性比では約2:1と男性が優位である. 患者の年齢分布をみると60歳以降に好発し, 高齢になるにしたがい女性の罹患者数が増加する 図2 . 40年前には性比は3:1と報告されていたが, 年々女性の罹患者が増え, 3:2とする報告もみられる.

　好発部位は舌が多く, 口腔癌全体の50%以上を占める 図3 . 若年者ほど舌に好発する. 舌に多いのは世界共通であるが, 噛みタバコ（betel nuts）嗜好の国（インド, スリランカ, 台湾など）では頰粘膜が好発部位となっている. 日本における第2の好発部位は, 口腔外科の場合には歯肉が多く, 頭頸科では頰粘膜や口蓋が多い.

　口腔癌は後天的かつ慢性的な刺激によって惹起されるため, 長期にわたる生活習慣や不適合な補綴物などが原因として挙げられる. 口腔は直視直達が可能な領域なため, 本病変を早期にみつけることは可能なはずであるが現実には進行癌となって受診する症例が多い. ほとんどの口腔癌は前癌病変, 前癌状態（口腔潜在的悪性疾患）を呈してから発症するため, 早期発見と早期治療が可能な癌と考える.

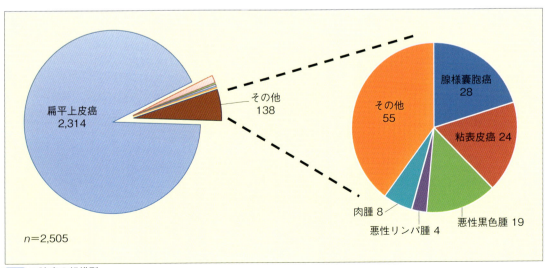

図1 口腔癌の組織型
（Report of Head and Neck Cancer Registry of Japan Clinical Statistics of Registered Patients, 2014. Head and Neck Cancer 2016；42：15-32.を基に筆者作成）

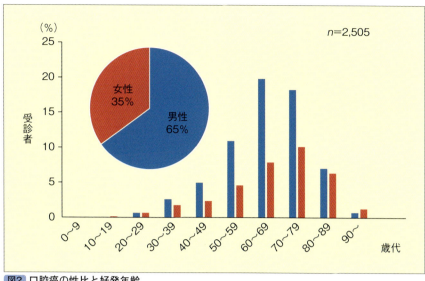

図2 口腔癌の性比と好発年齢
(Report of Head and Neck Cancer Registry of Japan Clinical Statistics of Registered Patients, 2014. Head and Neck Cancer 2016；42：15-32.を基に筆者作成)

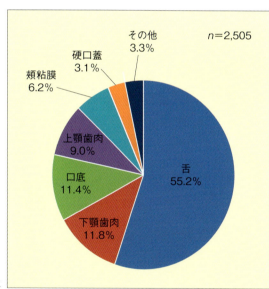

図3 口腔癌の好発部位

(Report of Head and Neck Cancer Registry of Japan Clinical Statistics of Registered Patients, 2014. Head and Neck Cancer 2016；42：15-32.を基に筆者作成)

口腔癌の臨床病期

　TNM 分類 (TNM classification malignant tumors) は，国際対がん連合 (Union for International Cancer Control：UICC) によって1950年から身体28部位の悪性腫瘍の腫瘍進展度指標が規定された．口腔，咽頭，喉頭の頭頸部悪性腫瘍については1963年より開始され，分類内容に修正を加えながら今日に至っている．対象は発生

表1 口腔癌の TNM 分類（UICC 第 8 版）

T1	最大径が 2 cm 以下の腫瘍で DOI が 5 mm 以下の腫瘍
T2	・最大径が 2 cm 以下で DOI が 5 mm をこえるが 10 mm 以下の腫瘍 ・最大径が 2 cm をこえるが 4 cm 以下の腫瘍でかつ DOI が 10 mm 以下の腫瘍
T3	最大径が 4 cm をこえる腫瘍または DOI が 10 mm をこえる腫瘍
T4a	下顎または上顎洞の骨皮質骨を貫通する．または顔面皮膚に貫通する腫瘍
T4b	咀嚼筋間隙，翼状突起，頭蓋骨，内頸動脈への全周性の浸潤
N1	同側の単発性リンパ節転移で最大径が 3 cm 以下
N2a	同側の単発性リンパ節転移で最大径が 3 cm をこえるが 6 cm 以下
N2b	同側の多発リンパ節転移で最大径が 6 cm 以下
N2c	両側あるいは対側のリンパ節転移で最大径が 6 cm 以下
N3a	最大径が 6 cm をこえるリンパ節転移
N3b	単発または多発性リンパ節転移で臨床的節外浸潤あり
M0	遠隔転移なし
M1	遠隔転移あり

（Union for International Cancer Control. TNM Classification of Malignant Tumours. 8th ed. Hoboken：Wiley Blackwell；2018.）

頻度の高い上皮性悪性腫瘍の癌腫で，肉腫，悪性リンパ腫および悪性黒色腫は扱われていない．TNM 分類の目的は治療前の腫瘍の臨床情報収集で，病理組織学的に悪性腫瘍における局所の腫瘍の大きさ（T），所属リンパ節（N），遠隔臓器転移（M）の状態を指標としている．TNM 分類による評価方法は，視診による腫瘍の進展度を表し，T 分類は原発腫瘍（primary tumor）の大きさ，N 分類は所属リンパ節（regional lymph node）の有無と大きさおよび転移の範囲，M 分類は遠隔転移（metastasis）の有無を示す．これらの評価は組織学的に確認され，臨床的におのおのの項目において分類することを原則とし，分類に必要な臨床的な検索と画像診断を加えて評価すると規定している．

TNM 分類第 8 版（2017 年）において口腔癌は T 分類に depth of invasion（DOI）という概念が加えられ，大幅に改定された．口腔癌は腫瘍の長径よりも深さあるいは厚みが予後予測因子として相関があると報告されており，DOI が加わった意義は大きい **表1**．

TNM 分類の有用性は，腫瘍の進展度をより正確に示す，臨床医の治療計画作成に役立つ，予後について示唆を与える，治療結果を評価する基準を与える，治療施設間の情報交換を簡素化し容易にする，ヒト癌の継続的研究に寄与するなどが挙げられる **表2**．

口腔癌の予後

日本における悪性腫瘍のなかの口腔癌の死亡率は，一時期ほぼ同数であった子宮頸癌と比較して増加の一途をたどっている．TNM 病期分類（$n=1,784$）では，T2 が最も多く 42.9%，次いで T1：23.0%，T3：12.9%，T4：21.0%であった．口腔は発

表2 口腔癌の病期分類

Ⅰ期	T1	N0	M0
Ⅱ期	T2	N0	M0
Ⅲ期	T3	N0	M0
	T1, T2, T3	N1	M0
ⅣA 期	T4a	N0, 1	M0
	T1〜4a	N2	M0
ⅣB 期	T に関係なく	N3	M0
	T4b	N に関係なく	M0
ⅣC 期	T に関係なく	N に関係なく	M1

			(%)
	舌	**口唇・口腔・咽頭**	
Ⅰ期	87.1	80.6	
Ⅱ期	75.7	70.0	
Ⅲ期	59.2	63.6	進行期は予後不良
Ⅳ期	48.4	44.1	

図4 全国がんセンター協議会による口腔癌の予後（5 年生存率）

見されやすい部位であるにもかかわらず早期癌は少なく，T2〜4 合わせて 77.0％と多くは進行癌で発見される．

　口腔癌の予後は，Stage Ⅰ，Ⅱの早期癌に適切な治療を施した場合は 90％以上の 5 年生存率を示すが，進行癌になると 50％近くに低下する **図4**．日本では口腔癌は稀少癌に属し，全国レベルでみれば治療の均てん化していない癌である．そのため予後には地域差があり，医療体制，医療環境による影響も重大な要因となっている．

口腔癌の治療

　外科療法，放射線療法，化学療法とその併用がある．病理学的な分化度・浸潤様式と腫瘍進展範囲が明確にされたため，確実な切除が可能となった．しかし口腔は構音，咀嚼そして嚥下などの重要な役割を担う器官であるため，切除手術後の機能障害が大きな問題となる．切除後の形態・機能の回復のために再建手術が行われる．進展症例でやむなく広範な切除を行った場合は，microsurgery による再建が推奨される．口腔内の三次元的にも複雑な形態回復に際しても有効である．頸部リンパ節転移がある場合，または頸部リンパ節への後発転移が疑われる場合は頸部郭清術が行われる **図5**．

口腔癌の臨床病期，予後，治療 | 239

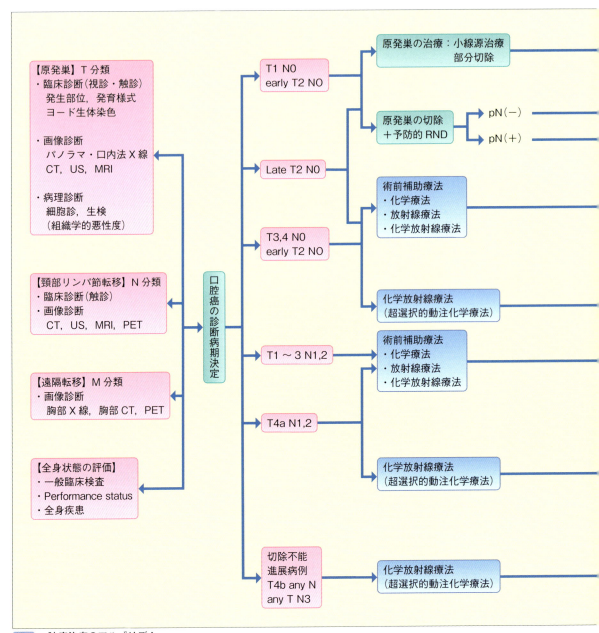

図5 口腔癌治療のアルゴリズム
RND（根治的頸部郭清術；radical neck dissection）

外科療法

　口腔癌に対する最も確実な治療法は切除手術である．術後に機能障害を残さない程度の部分切除で完治が期待されるT1症例では手術を行う（舌部分切除）．T1および初期T2症例で頸部リンパ節に転移を認めるものでは，頸部郭清術とともに原発巣を周囲健常組織も含めて切除する（舌部分から半側切除）．すなわち口底粘膜，舌下腺，オトガイ舌筋，顎舌骨筋を含めて，下顎骨の内側から下方に引き出し，一塊として切除する（pull through operation）．頸部郭清術とは，頸部の所属リンパ節（LevelⅠ～Ⅴ領域）に転移が疑われる場合，または頸部リンパ節への後発転移が疑

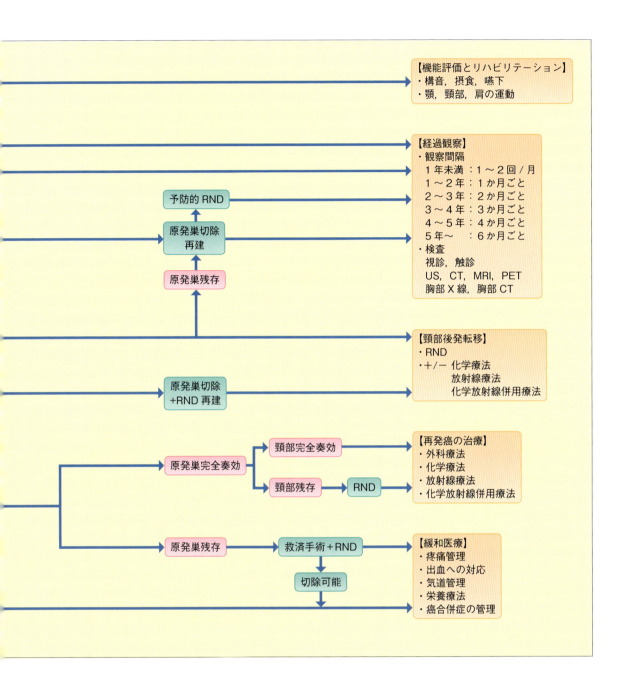

われる場合にリンパ節を区域ごとに周囲結合織を含めて切除することである．胸鎖乳突筋，副神経，内頸静脈などを温存する機能的頸部郭清術，リンパ節を領域別に郭清する選択的郭清術などがある．

進展 T2～T4 症例でも外科的手術を選択し，拡大切除を行うことがある．例えば口底，下顎骨への浸潤がある進展症例には，下唇正中および下顎下縁に沿う皮膚切開を加えた後に，下顎骨の区域切除を行い，オトガイ舌筋，顎舌骨筋，顎二腹筋前腹を切り離し，舌下腺，顎下腺，および所属頸部リンパ節も一塊として切除する（舌亜全摘から全摘術）．両側のリンパ節転移の疑われるときには，両側の頸部郭清を行う．

放射線療法

　機能保存の点を重視して放射線治療を推奨する施設も増えている．表在性でかつ舌側縁から前方部の T1 および初期 T2 症例には，外部照射を行うか，または小線源を用いた組織内照射を主体とした放射線治療が用いられる．これは^{226}Ra，^{192}Ir，^{199}Au などの放射性同位元素をそれぞれ針，ワイヤー，粒状に密封し，この線源を組織に刺入する．進展症例に対しても根治的または補助的に外部照射（^{60}Co，ベータトロン，リニアックなど）を行うことがある．この際，線源を適正に配置すると正常組織にはほとんど影響を与えないで腫瘍に大きな線量（70 Gy）を照射でき（空間的線量分布），さらに低線量率連続照射による放射線生物学的効果が期待できる．外部照射の際，化学療法（シスプラチン，フルオロウラシル，ペプロマイシンなど）の併用により放射線感受性を上げ，より治療効果を高めることができる．

化学療法

　口腔癌の補助療法として，また手術拒否例や手術不能例に対して抗癌剤を用いた癌化学療法が選択される．

（柴原孝彦）

3章

口腔・歯原性腫瘍の
概要と鑑別診断

oral squamous cell carcinoma：OSCC

口腔扁平上皮癌

疾患の概要

- 口腔に発生する癌腫のほとんどが口腔被覆粘膜由来の扁平上皮癌である．
- 中高年の男性に多く，近年は増加傾向にある．
- 組織学的に，大部分は腫瘍細胞の角化が明瞭な高分化型扁平上皮癌である．
- 原因としては喫煙と飲酒のほかに，東南アジアでは噛みタバコが主要因とされている．ヒト乳頭腫ウイルス（human papilloma virus：HPV）やエプスタイン・バーウイルス（Epstein-Bar virus：EBV）の関与は低い．
- p53 は癌関連マーカーとして診断に有用である．
- 組織学的な亜型があり予後も異なる（後述）．
- 多くは前駆病変としての口腔潜在的悪性疾患を伴う（3 章「口腔上皮前癌病変・異形成」参照）．

臨床所見

■ 好発年齢，性
- 好発年齢は 60 歳代，男女比は 3：2 と男性に多い．
■ 好発部位
- 舌が最も多く，上下顎歯肉がそれに次ぐ．
■ 臨床症状
- 初期には，白斑や紅斑の混在するびらん，結節状あるいは表面顆粒状の隆起性病変としてみられ，進行すると潰瘍形成や硬結を伴う腫瘤を形成するなど多彩な臨床所見を示す．
■ 画像所見
- 骨吸収は腫瘍の増殖態度と関連している．増殖の遅い癌でみられる骨吸収縁が明瞭な平滑型，増殖が速い癌にみられる浸潤吸収型に分類される 図1 ．

病理所見

■ 肉眼所見
- 表在型，内向型，外向型の 3 型に分類される 図2 ．
- 舌癌，頬粘膜癌，硬口蓋癌，口底癌の内向型は予後が悪い．

244 ｜ 3 章　口腔・歯原性腫瘍の概要と鑑別診断

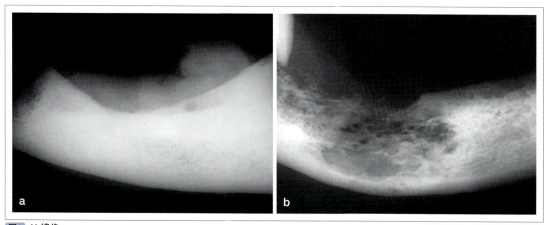

図1 X線像
骨吸収縁が明瞭な平滑(皿状吸収)型(a),吸収縁が不正な浸潤吸収型(b)の骨吸収がみられる.

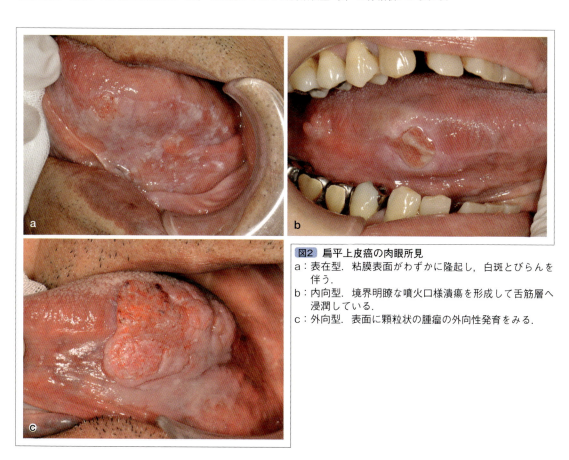

図2 扁平上皮癌の肉眼所見
a：表在型.粘膜表面がわずかに隆起し,白斑とびらんを伴う.
b：内向型.境界明瞭な噴火口様潰瘍を形成して舌筋層へ浸潤している.
c：外向型.表面に顆粒状の腫瘤の外向性発育をみる.

- ヨード染色による不染帯の出現をみる.

■ **組織学的所見**
- 重層扁平上皮への分化傾向を示す異型細胞が胞巣を形成して浸潤増殖を示す.
- 胞巣の辺縁は基底細胞様細胞に縁どられ,胞巣中央へ向かって扁平上皮の層状分化を生じ,中心部では角化を生じる.

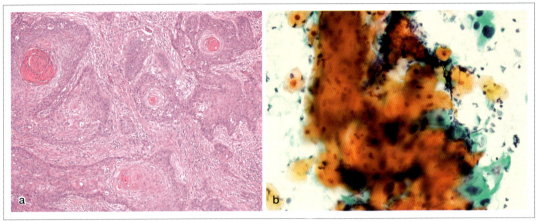

図3 高分化型扁平上皮癌
a：扁平上皮への分化傾向が明瞭な腫瘍細胞が胞巣を形成している．胞巣の中心部では角質巣の形成がみられる．
b：細胞診所見．角化異型細胞は光輝性で著明な核異型を伴っている．

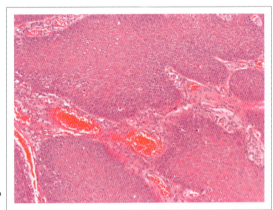

図4 中分化型扁平上皮癌
扁平上皮への分化傾向はみられるが，胞巣内の角化に乏しい．

- 一般的に角化や扁平上皮への分化の程度により高分化型 図3a，中分化型 図4，低分化型 図5a に分類され，それぞれ WHO Grade Ⅰ，Ⅱ，Ⅲに該当する．
- 高分化型扁平上皮癌の腫瘍細胞は口腔粘膜上皮に類似し，基底細胞から扁平上皮へ細胞間橋を伴って層状分化を示す．角化が明瞭で，細胞分裂像に乏しく，異型核分裂像はほとんどみられない．核や細胞の多形性も強くない．
- 中分化型扁平上皮癌は高分化型扁平上皮癌に比べ，角化に乏しく，核および細胞の多形性に富む．扁平上皮への分化傾向を示す充実性の胞巣内に角化を伴う．細胞分裂像も多く，異型核分裂像もみられる．細胞間橋はあまり目立たない．
- 低分化型扁平上皮癌では，わずかに正常扁平上皮に類似した腫瘍細胞の小塊状または索状胞巣を形成する．腫瘍細胞の角化はまれで，細胞間橋はほとんどみられない．分裂像は多数出現し，異型核分裂像も多い．核と細胞質の多形性が目立ち，多核細胞も頻繁に出現する．
- 主としてリンパ行性転移を示す．頭頸部領域で転移を生じやすいのは上内頸静脈リンパ節，顎下リンパ節である．血行性に遠隔転移をきたしやすい臓器は肺と骨である．

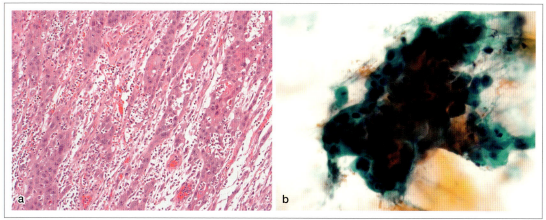

図5 低分化型扁平上皮癌
a：重層扁平上皮への分化傾向に乏しく，層状分化や角化巣の形成を認めない．
b：細胞診所見．深層型異型細胞の集塊を形成している．

■ 細胞診所見 図3b, 5b

- 炎症性，壊死性の背景である．
- 核腫大，クロマチンが増加した深層型の異型細胞が立体的，敷石状に出現する．
- 角化異型細胞は光輝性で核腫大，核形不整を伴う．
- 角化異型細胞の単独あるいは，深層型細胞が混在したクラスターの出現．
- bizarre で spindle な細胞など，表層角化細胞に高度の多様性がみられる．

■ 免疫組織化学

- 口腔癌の多くで *TP53* 遺伝子異常が認められており，p53 は癌関連マーカーとして有用である 図6a．
- p63, p40 が陽性となるが，扁平上皮への分化と角化に伴って消失する傾向がある 図6b．

- 口腔潜在的悪性疾患から生じる場合が多く，これらの疾患背景の有無を確認することが大切である．
- 腫瘍の発生部位を判断するうえで，腫瘍とその周囲の上皮組織との連続性の確認が重要である．
- 口腔は炎症性・反応性組織変化の多い部位であり，再生異型との鑑別が特に問題となる．
- 上皮組織での領域性のある異型の出現，病変部に連続する上皮組織での異型の有無は反応性病変か，腫瘍性病変かを判別するための一助となる．
- 壊死性唾液腺化生は口蓋の粘膜に好発し，扁平上皮癌との鑑別を要する場合がある．
- 粘膜下病変に伴う偽上皮腫様過形成に注意する．
- 口腔の小唾液腺に由来する高悪性度の粘表皮癌は時に扁平上皮癌との鑑別が問題になる．

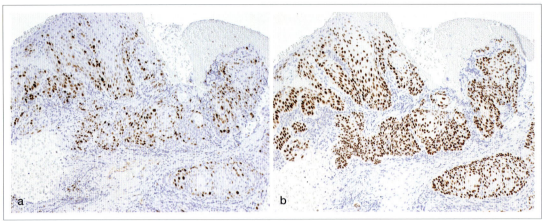

図6 扁平上皮癌の免疫染色
a：p53 免疫染色．腫瘍胞巣全体に陽性細胞が増加する．
b：p40 免疫染色．基底細胞様の腫瘍細胞を中心に陽性像の増加をみる．

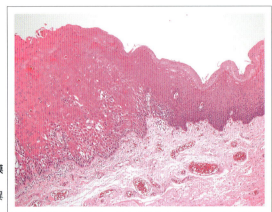

図7 腫瘍性変化がみられる粘膜上皮
表層粘膜上皮に領域性を伴った異型がみられる．

鑑別診断

非腫瘍性疾患

▶上皮過形成（epithelial hyperplasia）

- 口腔粘膜では炎症や再生に伴う組織変化が恒常的にみられるため，上皮組織では反応性異型を伴う過形成を生じることが多い．
- 粘膜上皮の釘脚が伸長し，細胞や核の形態，染色性に多様性がみられる．
- 腫瘍性病変では領域性をもった異型の出現があり，反応性異型との鑑別点になりうる 図7．
- p53，Ki-67 や cytokeratin（CK）13，17 による免疫染色は診断の補助に用いることができる．腫瘍性病変では CK17 陽性，CK13 陰性となる傾向がある．

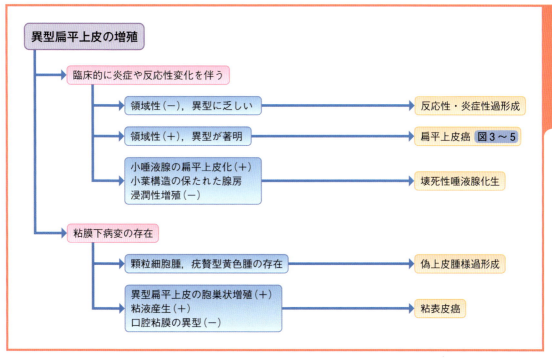

▶偽上皮腫様過形成（pseudoepitheliomatous hyperplasia）

- 顆粒細胞腫や疣贅型黄色腫などでは，病変表層上皮の粘膜下への不規則な増生を伴う場合がある．
- 基底細胞層に配列の乱れ，分裂像増加，核腫大が現れるが，多形性に乏しい．
- 上皮下の病変本体を見逃さないことが重要である．

▶壊死性唾液腺化生（necrotizing sialometaplasia）

- 小葉性梗塞による導管もしくは腺房の扁平上皮化生を特徴とする疾患である．
- 主に口蓋の小唾液腺に生じ，口腔粘膜に潰瘍形成を伴うことが多い．
- 再生導管上皮が扁平上皮化生を示し，扁平上皮癌の胞巣を思わせる像を呈するが，上皮細胞には異型性や小葉構造の破壊は認められない．

悪性腫瘍

▶粘表皮癌（mucoepidermoid carcinoma）

- 高悪性度の粘表皮癌は核異型が高度で粘液細胞も少なく，扁平上皮癌との鑑別を要する場合がある．扁平上皮癌ではalcian blue染色やmucicarmine染色は陰性である．
- 隣接する粘膜上皮との連続性と口腔上皮性異形成の有無の判別は口腔粘膜上皮由来の扁平上皮癌を診断するうえで重要である．

治療，予後

- 口腔癌一次症例の5年累積生存率は向上してきており，Stage Ⅰでは85〜95%，Stage Ⅱでは80〜85%，Stage Ⅲでは60〜75%，Stage Ⅳでは40〜50%，全症例で70〜80%とされている．
- 病理組織学的予後関連因子として浸潤様式，神経周囲浸潤，脈管侵襲，原発巣の大きさ，腫瘍の深達度などが検討されている．

口腔扁平上皮癌の亜型

類基底扁平上皮癌（basaloid squamous cell carcinoma）図8

- 口腔では舌根部，口底部，軟口蓋などに好発する．
- 基底細胞様の腫瘍細胞が充実性増殖を示して浸潤増殖する．
- 胞巣中心部に壊死を伴うことも多い．胞巣辺縁部では柵状配列がみられる．
- 早期に広範な浸潤や遠隔転移を示し，予後は不良である．

紡錘細胞扁平上皮癌（spindle cell squamous cell carcinoma）図9

- 咽頭・喉頭に好発し，粘膜表面にびらんを伴った有茎性，広基性のポリープを形成することが多い．
- 高齢者に多い．
- 紡錘形細胞を主体とする腫瘍細胞の肉腫様の増殖からなる．
- 一部に通常型扁平上皮癌を伴うことがある．
- 腫瘍細胞は多形に富み，核異型が強い．
- 腫瘍細胞はvimentinに陽性で，CKやp40も部分的に陽性を示す．
- 5年生存率は65〜95%と報告されている．

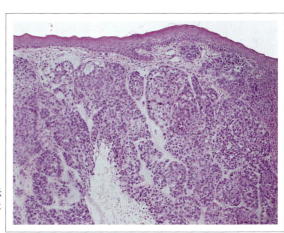

図8 類基底扁平上皮癌
基底細胞様細胞が充実性増殖を示す胞巣を形成し，胞巣辺縁部では柵状配列がみられる．

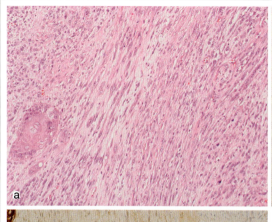
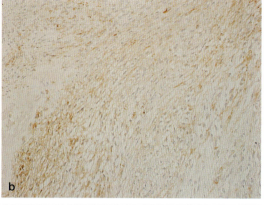
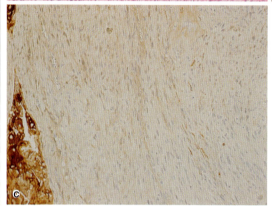

図9 紡錘細胞扁平上皮癌
a：紡錘形細胞を主体とする腫瘍細胞の肉腫様の増殖からなる．腫瘍組織の一部に通常型扁平上皮癌を伴うことがある．
b：vimentin 免疫染色．紡錘形腫瘍細胞に陽性像がみられる．
c：cytokeratin 免疫染色．通常型扁平上皮癌の胞巣と紡錘形腫瘍細胞に陽性像がみられる．

腺扁平上皮癌（adenosquamous carcinoma）

- 腺癌成分と扁平上皮癌の混在する高悪性度癌．
- 扁平上皮癌は表層から浸潤部に，腺癌は深部に分かれて分布することが多い．
- 高齢者に比較的多い．転移も多く，予後不良である．

孔道癌（carcinoma cuniculatum） 図10

- まれな亜型．高分化で低悪性度の腫瘍．
- 細胞異型の乏しい重層扁平上皮が，孔道様の構造を呈しながら浸潤増殖し，一方で乳頭状の発育もみられる．
- 転移はまれとされるが，局所再発を生じることがある．

疣贅状扁平上皮癌（verrucous squamous cell carcinoma） 図11

- 高齢男性に好発する．
- 角化の高度な重層扁平上皮が乳頭状，疣贅状外向性発育を示す．
- 腫瘍組織は上皮下へ向けて圧排性の浸潤を示す．
- 浸潤は乏しく，低悪性度の腫瘍である．
- 発育は遅く，通常はリンパ節転移を生じない．切除後の予後はよい．

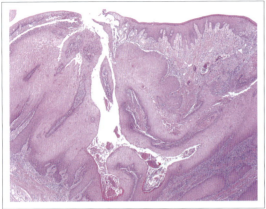

図10 孔道癌
重層扁平上皮への分化を示す腫瘍細胞が,孔道様の構造を呈しながら浸潤増殖している.

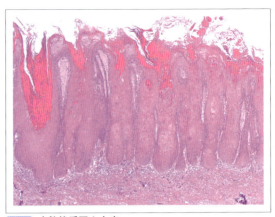

図11 疣贅状扁平上皮癌
上皮は太い突起を伸長して部分的に平坦な基底面を呈し,上皮下へ向けて圧排性の増殖を示す.

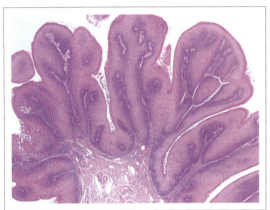

図12 乳頭状扁平上皮癌
腫瘍細胞は線維性結合組織の軸を伴って乳頭状増殖を示す.

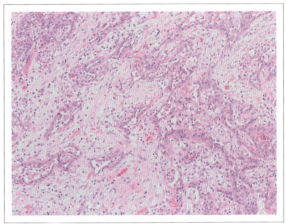

図13 棘融解型扁平上皮癌
腫瘍胞巣中心部が棘融解し,胞巣内に腺管様もしくは脈管様構造がみられる.

リンパ上皮癌(lymphoepithelial carcinoma)

- まれな亜型である.
- 核/細胞質(N/C)比の高い未分化な細胞がリンパ球性間質を伴って境界不明瞭な胞巣を形成しながら増殖する.
- 上咽頭癌では通常 EBER-ISH で EBV が陽性となるが,口腔では陰性の場合もある.
- 過半数の患者で初診時から頸部リンパ節転移を認める.遠隔転移を生じると予後不良である.

乳頭状扁平上皮癌(papillary squamous cell carcinoma) 図12

- 線維性結合組織の軸を伴って扁平上皮の乳頭状増殖がみられる.
- 表層の角化は軽度で上皮下へは腫瘍細胞が浸潤する.浸潤部ではしばしばリンパ

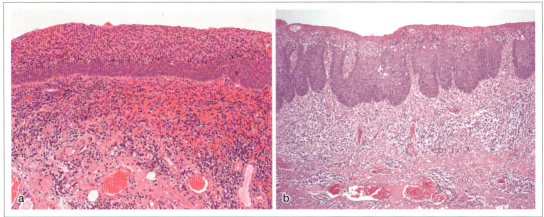

図14　上皮内癌
a：全層置換型．異型細胞の出現が上皮の全層に及んでいる．
b：表層分化型．基底細胞側に高度の細胞異型と構造異型を伴い，上皮表層では分化傾向を示す．

　　球浸潤を伴う．細胞異型は種々の程度にみられる．
- 浸潤像が著明な場合は通常型の扁平上皮癌と考える．

棘融解型扁平上皮癌（acantholytic squamous cell carcinoma）図13

- 口腔粘膜よりも口唇部皮膚での報告が多い．
- 組織学的に扁平上皮癌の像を示すが，棘融解により生じる胞巣内の腺管様もしくは脈管様構造を特徴とする．
- 粘膜発生例では予後不良との報告もある．

上皮内癌（carcinoma in situ：CIS）

- 上皮内癌は癌細胞の増殖が上皮内に限局するものをいう．
- 口腔のCISは，全層置換型（基底細胞型）図14a のみでなく，表層の角化層や有棘層が明らかな分化傾向を示し，基底細胞側で高度の構造学的異型，細胞学的異型を示す表層分化型 図14b が多くみられるので，注意が必要である．

（中野敬介，長塚　仁）

precancerous lesions and dysplasia in oral epithelium

口腔上皮前癌病変・異形成

疾患の概要

- 口腔上皮の前癌病変とは，扁平上皮癌の発生リスクが同じ部位の正常の上皮と比較して高い粘膜病変と定義されていたが，WHO 分類 2017 では，新たに口腔潜在的悪性疾患（oral potentially malignant disorders：OPMD）という臨床的疾患概念が提唱された．
- 口腔潜在的悪性疾患は，従前の前癌病変や前癌状態と呼ばれていたものを包含する新用語として提案され，悪性化する・しないの観点から，より正確な診断に到達できることを目指している 表1 ．
- 口腔潜在的悪性疾患は臨床的な疾患概念であり，口腔上皮性異形成（oral epithelial dysplasia）の有無については考慮されていない．
- 口腔上皮性異形成は異型度が高くなるにつれて，癌化のリスクが高くなり，最終的に浸潤癌となる．
- 口腔上皮性異形成は，組織学的に 表2 に示す構造異型と細胞異型の程度により分類がなされる．
- WHO 分類 2005 では，口腔上皮性異形成の程度を軽度，中等度，高度の 3 段階に分け，さらに変化が上皮のほぼ全層に及ぶものを上皮内癌としている．すなわち，上皮全層における異型細胞の占める部位が 1/3 の場合は軽度，2/3 以上の場合は高度，それらの中間を中等度と分類している．
- WHO 分類 2017 では，上記の 3 段階に加えて，2 分類〔低異型度（low-grade），高異型度（high-grade）〕も記載されている．

表1 口腔潜在的悪性疾患 （oral potentially malignant disorders）

1. 紅板症　erythroplakia
2. 紅板白板症　erythroleukoplakia
3. 白板症　leukoplakia
4. 口腔粘膜下線維症　oral submucous fibrosis
5. 先天性角化不全症　dyskeratosis congenita
6. 無煙タバコ角化症　smokeless tobacco keratosis
7. リバーススモーキングに関連した口蓋病変
   palatal lesions associated with reverse smoking
8. 慢性カンジダ症　chronic candidiasis
9. 扁平苔癬　lichen planus
10. 円板状エリテマトーデス　discoid lupus erythematosus
11. 梅毒性舌炎　syphilitic glossitis
12. 日光角化症（口唇のみ）　actinic keratosis（lip only）

254 ｜ 3章　口腔・歯原性腫瘍の概要と鑑別診断

表2 口腔上皮性異形成の診断基準

構造異型（扁平上皮としての分化異常）	細胞異型（細胞増殖や代謝異常）
不規則な細胞重層	核の大小不同
基底細胞の極性喪失	核の形状不整
滴状の上皮突起形態	細胞の大小不同
細胞分裂像の増加	細胞の形状不整
上皮表層の細胞分裂	核/細胞質比の増大
棘細胞層内の角化や単一細胞角化	異型核分裂
上皮脚内の角化真珠	核小体の増加と腫大
上皮細胞の接着性の消失	核の過染色質症

染色体・遺伝子異常

- 口腔上皮性異形成は，遺伝子変異の蓄積により引き起こされる扁平上皮癌に連続するリスクの増加を伴う構造的および細胞的な上皮のスペクトラム変化と定義されている．
- 上皮過形成・過角化症から低異型度の口腔上皮性異形成への進展には*p16*遺伝子の発現抑制が関係しているようである．
- 口腔上皮性異形成から上皮内癌（carcinoma *in situ*：CIS）への進展には*TP53*遺伝子異常の関与が示唆されている．

臨床所見

- 臨床的に口腔上皮の口腔潜在的悪性疾患の多くは白板症，紅板症あるいはその混合型の形態をとる．

白板症（leukoplakia）

- 口腔上皮性異形成の有無に関係なく用いる臨床的な病名で，臨床的あるいは病理学的に他のいかなる疾患の特徴も有しない口腔粘膜の白色の板状もしくは斑状の病変である．
- 癌化率は本邦では，3〜16％と報告されている．
- 50〜70歳代に好発し，男性に多い．
- 舌縁，舌下面，歯肉や口腔底に多く発生する．
- 白板症は肉眼所見により均一型（homogeneous type）と非均一型（non-homogeneous type）に分類される．
- ・均一型：全体的に平坦で薄く均一な白色の病変を呈する 図1a ．
- ・非均一型：全体的に不均一な形状・色調を呈する病変であり，非均一型は均一型より癌化率が高い 図1b ．

口腔上皮前癌病変・異形成 | 255

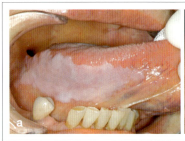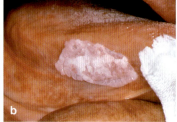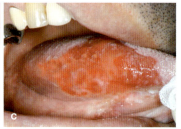

図1 白板症と紅板症の肉眼所見
a：白板症（均一型）　　b：白板症（非均一型）　　c：紅板症

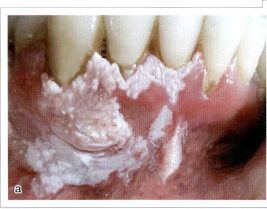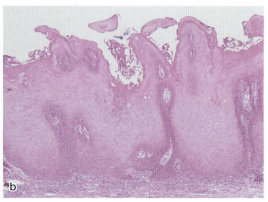

図2 増殖性疣贅状白板症
a：肉眼所見．　　b：著明な角化亢進と疣贅状の上皮の増殖がみられる．

紅板症（erythroplakia）

- 白板症に比べて癌化率が高い（40〜50％）．
- 50〜60歳代に多く，性差はない．
- 口底，頰粘膜，舌や口蓋に好発する．
- 紅板症はビロード様の鮮紅色を呈する平坦な病変 図1c の臨床診断名である．

増殖性疣贅状白板症（proliferative verrucous leukoplakia）

- 口腔内に多発し，高率に癌化や再発傾向を示す．
- 通常型の白板症に比べ発生頻度はまれである．
- 60歳以上の女性に多い．
- 歯肉，口蓋，歯槽粘膜などに好発する．
- 増殖性疣贅状白板症は一般的な白板症とは異なり，初期には角化亢進を示す平坦な白色病変が長期間を経て疣贅状となり 図2a ，多発・再発して癌化のリスクが高い．

病理所見

■ 肉眼所見
- 特徴的なものはない．

■ 組織学的所見
白板症
- 組織学的には，上皮の角化亢進・過形成，口腔上皮性異形成，上皮内癌が含まれる．
- 角化の亢進（過角化症：hyperkeratosis）や棘細胞層の肥厚により上皮は厚さを増す．

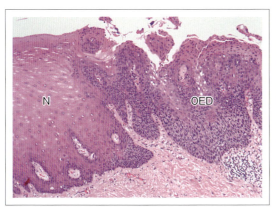

図3 領域性を示す口腔上皮性異形成
正常上皮（N）と口腔上皮性異形成（OED）が明瞭な境界を示している．

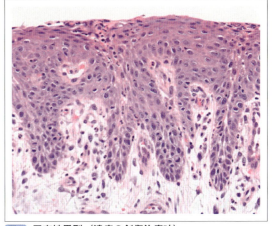

図4 反応性異型（潰瘍の創傷治癒時）
一部上皮内に炎症性細胞浸潤が認められる．比較的細胞・核の形態は揃っている．

組織診断
- 表層での分化（角化の亢進）が明らかな口腔上皮性異形成と反応性病変あるいは炎症性病変との鑑別が必要である．
- 口腔上皮性異形成では領域性をもった異型の出現 図3 があり，反応性異型との鑑別点になりうる．
- 反応性異型を示す上皮では，上皮は釘脚を伸長させ，下層を構成する細胞は核の腫大や過染色性，核小体の明瞭化などがみられるが，細胞・核形態は比較的揃っており，また規則的な層分化は保たれていることが多い 図4 ．
- 口腔上皮性異形成と上皮内癌は特徴的な2層性の組織像を示す場合が多い 図5a ．
- 上皮内癌では，表層分化型が多い．
- 口腔上皮性異形成や上皮内癌で，領域性をもつCK13の発現消失とCK17の発現獲得の明瞭な染色性の変化を生じる例が多いが 図5b, c ，反応性変化であっても同様の染色性の変化がみられることがあり，CKの発現変化は補助的な所見である．
- 口腔上皮性異形成では，著しい細胞異型の出現，異常角化（dyskeratosis） 図5d ，Ki-67陽性細胞の有意な増加 図5e, f なども重要な所見である．

口腔上皮前癌病変・異形成 | 257

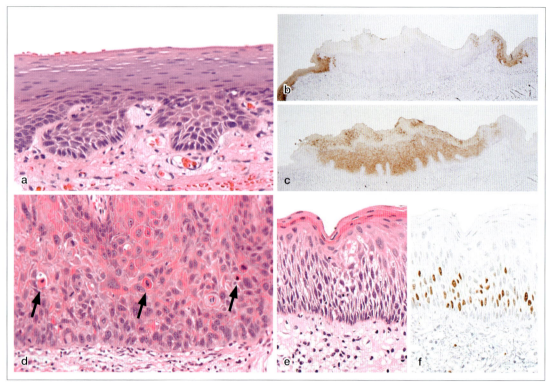

図5 口腔上皮性異形成
a：2層性を示す口腔上皮性異形成．上皮の下半層は傍基底細胞様の単調で巣状の増殖があり，角化傾向を示す上半層と対照的な2層性を示す．
b, c：CK13・CK17免疫染色．領域性をもつCK13の発現消失（b）とCK17の発現（c）が認められる．
d：異常角化（➡）が認められる．
e, f：Ki-67免疫染色．Ki-67陽性像（f：茶色）が上皮中層まで認められる．

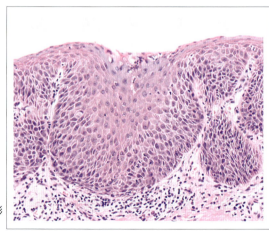

図6 紅板症
構造異型を伴った口腔上皮性異形成がみられる．

- 過角化症は口腔上皮性異形成の認められないもので，過正角化症（hyperorthokeratosis）と過錯角化症（hyperparakeratosis）に分けられる．

紅板症

- 角化を欠いて口腔上皮は萎縮している．
- 組織学的には高度の口腔上皮性異形成 図6 や上皮内癌と診断されるものが多く，

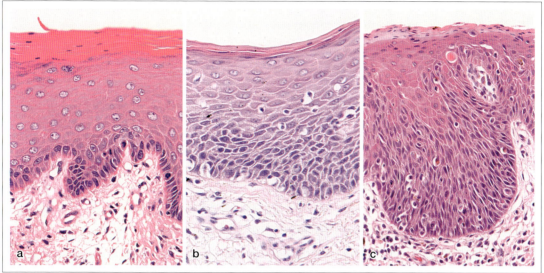

図7 口腔上皮性異形成の3段階
a：軽度（異型細胞が上皮基底側 1/3 以内）
b：中等度（異型細胞が基底～中層）
c：高度（異型細胞が基底側から 2/3 以上）

すでに結合組織表層への浸潤癌である場合もある．

増殖性疣贅状白板症

- 角化の亢進（過角化症）や棘細胞層の肥厚により上皮は厚さを増す．
- 上皮の疣贅状の著しい増殖がある 図2b ．
- 細胞異型は弱く，核分裂像は少ないことが多い．

口腔上皮性異形成

- 細胞異型および正常な上皮の層状配列の消失などが上皮の一部にみられる．その程度により，軽度，中等度，高度，もしくは低異型度，高異型度に分ける 図7 ．
- 口腔上皮性異形成の有無とその程度の判定には生検が不可欠である．
- 組織学的所見には構造異型と細胞異型がみられる 表2 ．
- 領域性が明瞭な病変である 図3 ．
- 口腔ではヒト乳頭腫ウイルス（human papilloma virus：HPV）の感染により惹起される上皮異形成は少なく，感染の有無は診断の指標にはならない．

上皮内癌（carcinoma in situ：CIS）

- 上皮の全層が構造異型と細胞異型を示すが，基底膜は保たれ，浸潤の生じていな

細胞診

・過角化症や上皮過形成症に相当する NILM（negative intraepithelial lesion or malignancy：ClassⅠ～Ⅱ）との鑑別には，光輝性を増し，多様性のみられる表層角化細胞の認識が重要となる．
・臨床的に紅板症と診断される病変では，クロマチン増量のみられる深層型異型細胞が集塊として採取されることが多く，HSIL（Class Ⅳ）の像を示す．

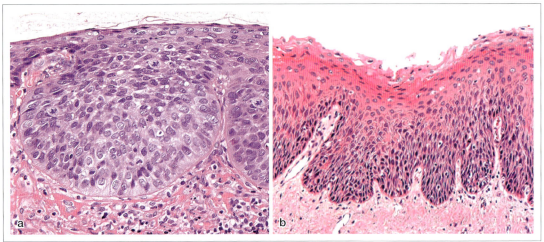

図8 上皮内癌
a：全層置換型．上皮全層に異型がみられるが，基底膜は保たれている．
b：表層分化型．表層に異型が認められない．

い段階である．これを全層置換型（基底細胞型）と呼ぶ 図8a ．国際対がん連合（Union for International Cancer Control：UICC）によるTNM分類ではTis癌に相当する．

- 全層置換型とは異なるタイプとして，表層の角化層や棘細胞層に明らかな異型はみられないが基底層側に高度の異型細胞が密にみられる表層分化型上皮内癌 図8b が存在し，口腔ではこのタイプが多い．

細胞診所見

- 臨床的に白板症と診断される病変では，主としてオレンジG好性の表層型扁平上皮が採取される．
- 光輝性の増加，核の腫大，大小不同や複数化，クロマチンの増量や粗ぞう化，核小体の明瞭化などがみられる場合には口腔上皮性異形成を考える．
- 異型の程度によりLSIL（low-grade squamous intraepithelial lesion：ClassⅡ～Ⅲa）図9 ，HSIL（high-grade squamous intraepithelial lesion：ClassⅢb～Ⅳ）図10 に分けられる．
- LSILは組織学的には軽度～中等度の口腔上皮性異形成，HSILは高度の口腔上皮性異形成と上皮内癌に相当する．

免疫組織化学

- 診断の決め手になる特異的なマーカーはない．
- p53，Ki-67やcytokeratin（CK）13，17に対する免疫染色所見を診断の補助として用いることがある．
- 正常な口腔粘膜上皮はCK13陽性，CK17陰性であるが，口腔上皮性異形成や上皮内癌ではそれが逆転することが多い．これらのCKの発現変化は補助的な所見であることを念頭に置いて利用する．

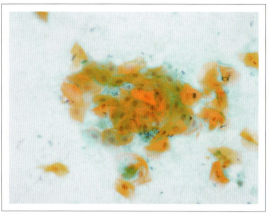
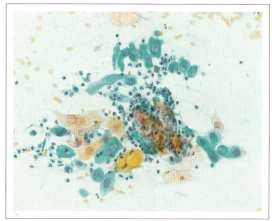

図9 軽度の口腔上皮性異形成（LSIL）の細胞診所見
オレンジG光輝性の増した細胞質を有し，核腫大を示す表層型細胞がみられる．クロマチン増量は軽度である．

図10 高度の口腔上皮性異形成（HSIL）の細胞診所見
図9 よりもさらに多型が目立ち，クロマチン増量もみられる．

鑑別診断

- 口腔上皮の白色病変は多く 表3 ，種々の疾患が鑑別に挙がる．
- 白板症，紅板症，扁平苔癬などの診断が下される場合，病理組織学的には①反応性病変（過形成上皮），②口腔上皮性異形成，③上皮内癌，④扁平上皮癌の可能性を考える．
- 口腔上皮性異形成は，反応性病変との鑑別が難しい．
- 口内炎や潰瘍でも上皮に反応性異型をみることがあり，結合組織が水腫や好中球を含む炎症性細胞浸潤を伴う場合には，上皮は結合組織内に上皮脚を伸長させ，細胞や核の形態，染色性が多彩となる傾向があるため，診断には注意を要する．

▶慢性肥厚性カンジダ症（chronic hypertrophic candidiasis）図11

- 口角に多い．
- 上皮の著明な過錯角化および肥厚がみられる．
- 上皮表層の角化層に菌糸を認める．
- 上皮内には急性あるいは慢性の炎症性細胞浸潤がみられる．

▶刺激性線維腫（irritation fibroma）図12

- 被覆する上皮が反応性に過形成を示し，上皮脚の伸長を伴う肥厚が認められる．
- 線維芽細胞と膠原線維を主体とした線維性結合組織の増殖がみられる．

▶口腔扁平苔癬（oral lichen planus）

- 頬粘膜に多く，網状の白斑がみられる 図13a ．
- 上皮の著明な過錯角化および肥厚がみられる．
- 上皮直下の帯状リンパ球浸潤が特徴である 図13b ．

口腔上皮前癌病変・異形成

表3 口腔粘膜の白色病変

摩擦性角化症（frictional lesion, frictional keratosis）	機械的刺激による過角化症．過度のブラッシングなどが原因となる
咬頬（morsicatio buccarum）	咬合平面に一致して頬粘膜に生じる線状またはひだ状の比較的白色の薄い病変．咬合に関連して生じるもの
歯科修復物に関連した過角化症（lesion associated with dental restoration）	義歯などが原因で生じる摩擦性角化症に，いわゆる Galvani 病変を含む
白色浮腫（leukoedema）	原因不明．両側の頬粘膜に好発する
白色海綿母斑（white sponge nevus）	常染色体優性遺伝の疾患であり，軟らかい海綿状の白苔様病変としてみられる．両側の頬粘膜に好発する
カンジダ性白板症（candidial leukoplakia）または慢性肥厚性カンジダ症（chronic hyperplastic candidiasis）	カンジダ属真菌の感染によって生じたと考えられる上皮過形成
口腔扁平苔癬（oral lichen planus）	網状の白斑，びらん，紅斑などさまざまな臨床像を呈し，しばしば両側性に発症する．病理組織学的には上皮下の帯状リンパ球浸潤が特徴である
円板状エリテマトーデス（discoid lupus erythematosus）	皮膚疾患であるが口腔内に病変が生じることがあり，しばしば隆起した白色病変に縁取られた赤色の萎縮性病変としてみられる
AIDS に関連した白板症（AIDS-related leukoplakia）	毛様白板症（hairy leukoplakia）とも呼ばれる．HIV 感染者の両側舌縁部に生じる特徴的な白色病変．悪性化の危険はない

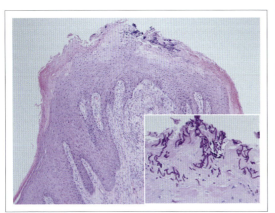

図11 慢性肥厚性カンジダ症
過角化を伴う上皮脚の著しい増殖がみられる．角化層には菌糸が認められる（挿入図：PAS 染色）．

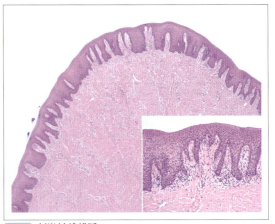

図12 刺激性線維腫
被覆上皮の上皮脚が反応性に伸長している．上皮下に炎症性細胞浸潤がみられる．

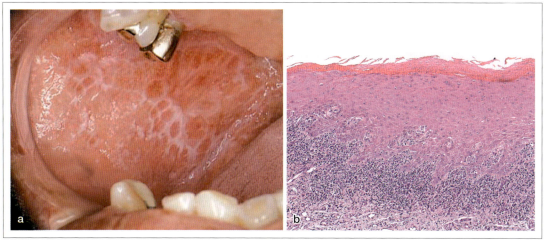

図13 口腔扁平苔癬
a：肉眼所見．頬粘膜にレース状の白斑がみられる．
b：上皮直下にリンパ球の帯状浸潤が認められる．上皮は過角化を示し，上皮脚は鋸歯状を呈す．

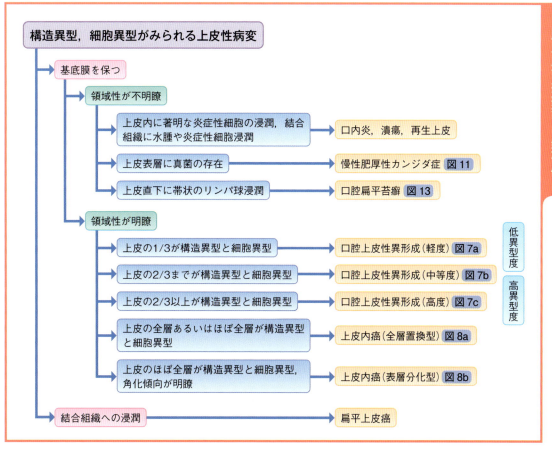

口腔上皮前癌病変・異形成 263

▶エプーリス（epulis）

- 歯肉に限局した反応性増殖性腫瘤である．
- 歯肉上皮が反応性に増殖することがある．

治療，予後

- 一般的には可及的早期にかつ広範に切除する．
- 治療においては，可能なかぎり口腔粘膜刺激因子を除去することが必要である．
  歯の鋭縁や不適合な補綴物，刺激性の食品，温熱刺激なども局所的な誘因である．
- 生検検体において反応性病変か腫瘍性病変かの鑑別が困難な場合には確定せず，
  「異型細胞がみられるが，炎症性変化が強く腫瘍か否かの判定が困難である」と理
  由を記載して，臨床医には消炎後の再検や十分な経過観察を勧める．
- 口腔上皮性異形成の 15 年間の悪性化率は，軽度で 6%，中等度で 18%，高度で
  39% と報告されている．

（前田初彦，杉田好彦）

malignant odontogenic tumors

悪性歯原性腫瘍

疾患の概要

- 歯原性腫瘍に占める悪性例は1%未満である. *de novo* あるいは前駆する良性腫瘍の悪性転化により生じる.
- 組織学的には，WHO 分類 2017 により **表1** のように分類されている.
- 1995～2004 年の本邦での調査では，悪性歯原性腫瘍は 41 例あり，うち原発性骨内癌 NOS が 26 例（63.4%），エナメル上皮癌が 11 例（26.8%）で，これらが悪性歯原性腫瘍の約 90% を占めている.
- 筆者の施設では過去 50 年間でエナメル上皮癌が 5 例，原発性骨内癌 NOS が 4 例，歯原性肉腫が 4 例であり，その他には幻影細胞性歯原性癌が 1 例である.

エナメル上皮癌（ameloblastic carcinoma）

疾患の概要

- エナメル上皮腫の悪性型であり，前駆するエナメル上皮腫が悪性転化する場合と，*de novo* で生じる場合とがある.
- 原発部では局所破壊性に増殖し，肺，頸部リンパ節，骨などに転移する.

臨床所見

- 好発年齢は 40 歳以降で，わずかながら小児にも生じる. 女性にやや多い.
- 2/3 は下顎，特に臼歯部に多く生じる.
- 発育は緩慢で，次第に顎骨の膨隆や穿孔をきたす. まれに急速に進行することも

表1 悪性歯原性腫瘍の分類

・歯原性癌腫　odontogenic carcinoma
　　　エナメル上皮癌　ameloblastic carcinoma
　　　原発性骨内癌 NOS　primary intraosseous carcinoma, NOS
　　　硬化性歯原性癌　sclerosing odontogenic carcinoma
　　　明細胞性歯原性癌　clear cell odontogenic carcinoma
　　　幻影細胞性歯原性癌　ghost cell odontogenic carcinoma
・歯原性癌肉腫　odontogenic carcinosarcoma
・歯原性肉腫　odontogenic sarcomas

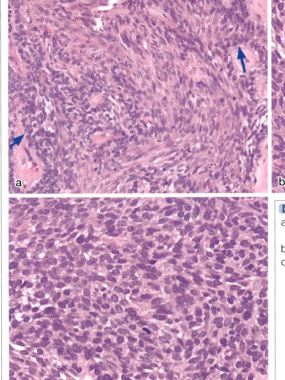
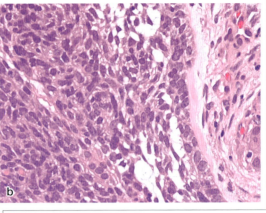

図1　エナメル上皮癌
a：腫瘍胞巣は網状を呈し，その辺縁には細胞が多少とも柵状に配列する傾向（➡）がうかがえる．
b：腫瘍胞巣は部分的にエナメル器に類する所見を呈する．
c：卵円形〜不定形の細胞が密に増殖し，分裂像もみられる．

ある．
- 良性のエナメル上皮腫の既往を有することがある．
- 画像所見では，境界不明瞭な透過像と骨破壊像を呈する．

病理所見

- 腫瘍実質は基本的にはエナメル上皮腫としての組織構築（歯の原基であるエナメル器に類する構築）を有し，種々の程度の細胞異型を示す．
- 腫瘍胞巣の辺縁は多少とも立方〜円柱形細胞が柵状に配列し 図1a, b ，核は胞巣内側に位置する．胞巣の内側は種々の形状の細胞からなり，細胞密度はさまざまである．角化傾向をみることもある．

診断のポイント
・顎骨中心性の局所浸潤性腫瘍で，多少ともエナメル上皮腫としての組織構築を有することが必須である．微小な生検検体では確定診断は困難であり，大きな検体でも詳細に検索して特徴的な組織構築の有無を確認する必要がある．
・細胞分裂像や Ki-67 陽性率のみでの良悪性の判断は危険である．したがって，細胞異型，異常分裂像，脈管侵襲や神経周囲浸潤などを総合して判断する．特に壊死傾向は診断の指標となる．

- 異型が強くなるにつれて胞巣辺縁の細胞の柵状配列は不明瞭化し，腫瘍胞巣全体は紡錘形～多形の細胞からなるとともに ，壊死による囊胞化をみることもある．

鑑別診断

▶エナメル上皮腫（ameloblastoma）

- 一般的な良性上皮性腫瘍と比較して，細胞分裂像や Ki-67 陽性率がやや増していることがあり，周囲骨髄腔内に溢出するように増殖することもある．
- 良悪性の鑑別は前頁の「診断のポイント」を参照のこと．

▶原発性骨内癌 NOS（primary intraosseous carcinoma, NOS）

- 顎骨中心性であるものの，エナメル上皮腫としての組織構築（歯の原基であるエナメル器に類する構築）が全くみられない．
- 中分化型の扁平上皮癌であることが多い．

治療，予後

- 根治的外科切除がなされるが，30％前後で局所再発をきたす．
- 約 1/3 で肺転移をきたし，平均生存期間は 20 年未満といわれている．

原発性骨内癌 NOS（primary intraosseous carcinoma, NOS）

- 歯原性上皮由来と思われるものの，ほかのいずれの歯原性癌腫にも該当する組織所見がないもので，歯原性囊胞や良性歯原性腫瘍から悪性転化して生じたとみなされる例が多い．
- まれなものだが，中年以降の下顎臼歯部～上行枝部に好発する．
- 組織学的に多くは中分化型扁平上皮癌で，診断にあたっては，転移性の否定と，顎骨内の原発，顎骨周囲粘膜に潰瘍形成などがないことを確認せねばならない．
- 腫瘍胞巣周辺にごくわずかでも歯原性上皮由来を思わせる核の極性をもった細胞の柵状配列があればエナメル上皮癌と診断する．

歯原性肉腫（odontogenic sarcoma）

疾患の概要

- 歯原性肉腫の組織学的基本型はエナメル上皮線維肉腫（ameloblastic fibrosarcoma）であり，形成される硬組織の性状により亜分類されるが，臨床的動態に差

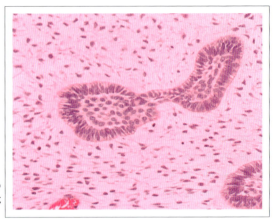

図2 エナメル上皮線維腫
歯原性肉腫の前駆病変で，数度の再発を経て 図3 のように悪性転化した．

はない．
- エナメル上皮線維肉腫はエナメル上皮線維腫 図2 の悪性型である．

臨床所見

- 好発年齢は20～30歳以降で，男女比は男性が約1.5倍である．
- おおよそ80%は下顎，特に臼歯部に多く生じる．
- 発育は緩慢で，顎骨の膨隆をきたす．
- 約半数の症例には前駆する良性のエナメル上皮線維腫の既往がある．このような場合は経過が長いか，術後再発であることが多い． 図2 は 図3 に前駆したエナメル上皮線維腫である．
- 画像所見では，境界不明瞭な透過像を呈する．なお，硬組織形成をきたした場合には，その形成量に応じて不透過像が混在する．

病理所見

- 間葉成分と上皮成分とが混在して増殖する 図3a ．
- 間葉成分は幼若な歯原性間葉組織で，良性と比較して細胞密度が高く 図3a ，種々の程度に細胞異型と分裂像が増加する 図3b ．
- 上皮成分は歯の原基であるエナメル器に類する構築を呈し，悪性化を思わせる所見はない．

診断のポイント
- 顎骨内に原発する局所浸潤性の腫瘍で，種々の程度の細胞異型や分裂像をみる間葉組織の増殖からなり，加えて比較的小さな胞巣状の異型に乏しい上皮成分が混在する．時に歯牙硬組織（象牙質やエナメル質）を形成する．
- エナメル上皮線維腫に比べて間葉細胞は密である．壊死傾向は診断の指標として有用である．
- エナメル上皮線維腫の手術の既往を有することがある．

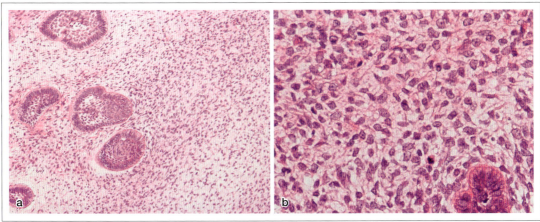

図3 歯原性肉腫
a：間葉細胞の疎密な増殖とともに，大小の形状の上皮胞巣が散在している．
b：粘液状基質を背景に，星芒状～多角形で異型を呈する間葉細胞が増殖している．右下に柵状に配列した円柱細胞からなる上皮成分がわずかにみえる．

- 時に歯牙硬組織形成を伴うことがある．

鑑別診断

▶エナメル上皮線維腫（ameloblastic fibroma）

- 増殖の主体をなす幼若な線維組織は粘液基質に富み，細胞密度は一般的に疎である．
- 腫瘍細胞は異型に乏しく，分裂像もまれである．

治療，予後

- 外科的根治切除がなされる．
- 術後再発は約1/3，腫瘍死例は約1/4といわれている．

その他の悪性歯原性腫瘍

硬化性歯原性癌（sclerosing odontogenic carcinoma）

- 腫瘍実質が比較的均一な細胞形態を呈するとともに，間質が著しい硬化性変化をきたし，侵襲性増殖をする原発性の顎骨内癌である．
- きわめてまれで，記載例も10例前後と乏しいが，低悪性の腫瘍とみなされている．
- 下顎小臼歯～大臼歯部に生じているが，上顎にもみられる．
- 組織学的に索状あるいは小胞巣状の実質が膠原線維の密な間質内に織り込まれるような所見を呈し，特殊染色や免疫染色によって初めて実質が明瞭に同定でき

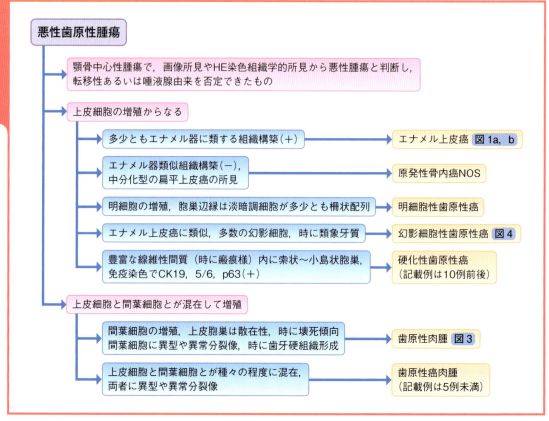

ることもある.

明細胞性歯原性癌 (clear cell odontogenic carcinoma)

- 明調あるいは空胞状の胞体を有する細胞が分葉状に増殖する腫瘍で，かつては明細胞性歯原性腫瘍あるいは明細胞性エナメル上皮腫と呼ばれた.
- 100例前後の記載例がある.
- 40〜70歳代の下顎臼歯部〜上行枝部に好発し，転移は約10%にみられる.
- 組織学的に，明調〜淡好酸性の胞体を有する上皮細胞の分葉状増殖からなり，胞巣辺縁には小型でやや暗調の細胞が規則的に配列する二相性構築を呈することが多い．腫瘍細胞の異型や分裂像は目立たない．間質は密な線維組織からなる.
- なお，明調細胞は他の歯原性ならびに非歯原性の腫瘍でも種々の程度にみられることから，確定診断にあたってはこれらとの鑑別を要する.

幻影細胞性歯原性癌 (ghost cell odontogenic carcinoma) 図4

- 幻影細胞の出現と種々の程度の類象牙質形成を特徴とする腫瘍である.
- 内外で40例前後の報告があるにすぎない．半数近くは前駆する象牙質形成性幻影細胞腫 (dentino genic ghost cell tumour) や石灰化歯原性囊胞 (calcitying odontogenic cyst) から悪性転化している.
- 40〜70歳代の男性の上顎に多い.

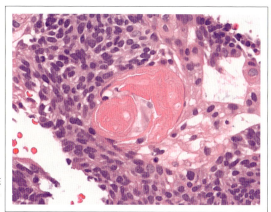

図4 幻影細胞性歯原性癌
異型性を伴う歯原性上皮の充実性胞巣内に幻影細胞（脱核し，膨化した細胞）の集塊がみられる．

- 一般に悪性度は低いが，局所再発や遠隔転移での腫瘍死例もある．
- 組織学的に象牙質形成性幻影細胞腫や石灰化歯原性囊胞と同様の所見を呈するが，浸潤増殖像を示すとともに異常分裂像を含めた細胞異型や壊死などを示す．

歯原性癌肉腫（odontogenic carcinosarcoma）

- 上皮成分と間葉成分の両者が細胞学的に悪性像を呈する腫瘍で，これまでの記載例は5例に満たない（WHO 2017）．

（武田泰典）

benign epithelial odontogenic tumor

良性歯原性腫瘍

歯原性上皮性腫瘍

エナメル上皮腫（ameloblastoma）

疾患の概要

- 腫瘍実質が歯胚の上皮成分，すなわちエナメル器あるいは歯堤を模倣し，さまざまな程度に分化を示す良性の上皮性腫瘍である.
- エナメル器，歯堤，歯原性囊胞の上皮や Malassez の上皮残遺などから発生する.
- 歯原性腫瘍のなかでは歯牙腫と並んで発生頻度が高い.
- 下顎のほうが上顎よりも圧倒的に多く，下顎骨の大臼歯部から下顎角・下顎枝部に好発し 65〜80％を占め，小臼歯部が 15〜20％，前歯部が 5〜10％である.
- まれに顎骨外の歯肉や歯槽粘膜に発生することがある（骨外型/周辺型）.
- WHO 分類 2017 では，エナメル上皮腫（以下，通常型とする），単嚢胞型（unicystic type），骨外型/周辺型（extraosseous/peripheral type），転移性エナメル上皮腫（metastasizing ameloblastoma）に分類されている 表1 .
- 主な組織型は通常型の濾胞型と叢状型でエナメル上皮腫の 75％を占め，濾胞型の亜分類として棘細胞型，顆粒細胞型，基底細胞型，類腺型がある.

染色体・遺伝子異常

- *BRAF*(V600E)遺伝子 図1 と *SMO*(L412F)の変異が報告されており，これらが細

表1 エナメル上皮腫の分類

分　類	分類方法・組織型
エナメル上皮腫（通常型）	増殖様式による分類 ・濾胞型（follicular type）・叢状型（plexiform type） 　実質と間質の病理所見による亜分類 　　・棘細胞型（acanthomatous type） 　　・顆粒細胞型（granular cell type） 　　・基底細胞型（basal cell type） 　　・類腺型（desmoplastic type）
エナメル上皮腫，単嚢胞型	割面の肉眼所見による分類 ・内腔裏装型（luminal type） ・内腔突出型（intraluminal type）
エナメル上皮腫，骨外型/周辺型	発生部位による分類
転移性エナメル上皮腫	転移の有無による分類

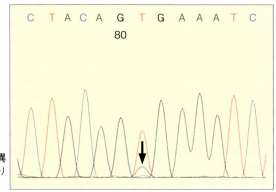

図1 エナメル上皮腫の遺伝子変異
ダイレクトシークエンス法により *BRAF* (V600E) の変異を認める.

胞増殖促進に働いていると考えられる.
- *BRAF*(V600E)遺伝子の変異は下顎の濾胞型に多く, *SMO*(L412F)の変異は上顎の叢状型に多いとされる.

臨床所見

■好発年齢, 性
- 濾胞型と叢状型は20～30歳代に好発し, 性差はない.
- 単嚢胞型のうち埋伏歯を伴う場合は10歳代の男性にやや多く, 埋伏歯を伴わない場合は30歳代の女性にやや多い.
- 骨外型/周辺型は50歳以上に多くみられ, 顎骨内の通常型より10歳以上高く, 男女比は約2:1で男性に多い.

■好発部位
- 通常型は下顎大臼歯部から下顎角・下顎枝部顎骨内に好発する.
- 単嚢胞型は下顎大臼歯部の顎骨内に好発する.
- 骨外型/周辺型は上下顎の小臼歯部に好発する.
- 類腱型は上顎前歯部から小臼歯部の歯槽骨部に好発する.

■臨床症状
- 腫瘍の発育は緩慢である.
- 増大に伴い顎骨の頰舌的膨隆を示し, 顔貌は左右非対称となり, 皮質骨の菲薄化により羊皮紙様感を触知する.
- 顎骨内から周囲軟組織へ拡大進展するものでは, 手術後に再発をきたしやすい.

■画像所見
- 境界明瞭な単房型ないし多房型などの透過像を示し, 辺縁部は弧状を呈する 図2a .
- 頰舌的な増大を示す 図2b .
- 歯根尖のナイフカット状吸収を認める 図2a .

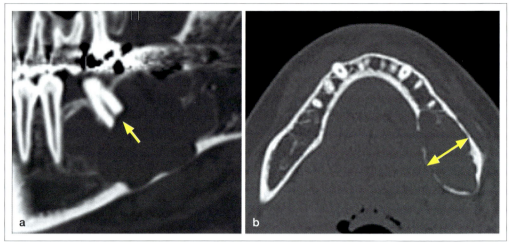

図2 エナメル上皮腫のCT所見
a：左側下顎の sagital 像．腫瘍は境界明瞭な多房性を示し，辺縁は弧状で，歯根尖のナイフカット状吸収（⇨）を認める．
b：a の coronal 像．腫瘍は頬舌的に増大し（⇦⇨），皮質骨は菲薄化を認める．

病理所見

■ エナメル上皮腫（通常型）

- 病理組織学的には，濾胞型と叢状型に大別される．両者が混在する場合もある．

濾胞型（follicular type）

- エナメル上皮腫のなかで最も典型的なもので，エナメル器を模倣する 図3b, c ．
- 腫瘍実質の胞巣は濾胞状（小球や袋状）を呈する 図3b, c ．
- 胞巣内部はエナメル器の星状網に類似したエナメル髄様の構造である 図3b, c ．
- 辺縁部はエナメル芽細胞様の円柱状ないし立方状細胞が柵状に配列し，核は内側に偏在する 図3c ．
- 胞巣内部の変性，液化融解による囊胞形成（実質囊胞）をみる 図3b ．
- 胞巣内部に扁平上皮化生をみる 図3c ．
- 実質囊胞を有する胞巣は互いに癒合し，増大する（単囊胞化傾向）．
- 免疫組織化学：CD56，D2-40 は胞巣辺縁の円柱状，立方状のエナメル芽細胞様細胞に陽性を示し，cytokeratin（CK）19，p63 は胞巣辺縁の細胞と内腔側の細胞に陽性を示す 図4 ．

叢状型（plexiform type）

- 濾胞型に次いで典型的なもので，歯堤を模倣する．
- 叢（草むら）のイメージによる名称で，腫瘍は細い索状をなして不規則に連続して網目状構造を呈する 図5a ．
- 胞巣辺縁部にはエナメル芽細胞様の円柱状ないし立方状の細胞が柵状配列するが，不明瞭な場合もある 図5b ．
- 胞巣内部はエナメル器の星状網に類似したエナメル髄様の構造が明瞭な場合，不明瞭な場合がある 図5 ．
- 間質は水腫性変化を伴う線維性結合組織からなる．
- 腫瘍実質胞巣に囲まれた間質に組織液が貯留した間質囊胞を認める．

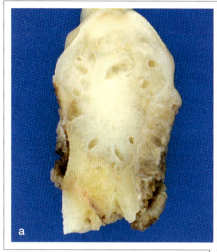
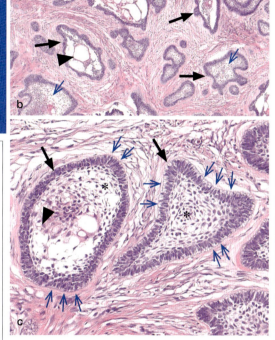

図3 エナメル上皮腫（濾胞型）
a：切除検体の割面．腫瘍は中央部で充実性を示し，周辺には多数の小嚢胞状構造を認める．
b：腫瘍は濾胞状（➡）に増殖する．胞巣内部はエナメル器の星状網に類似したエナメル髄様の構造（→）をなし，実質嚢胞（▶）を認める．
c：濾胞状（➡）をなす胞巣の辺縁部ではエナメル芽細胞様の円柱状，立方状の細胞が柵状に配列し，核は内側に偏在する（→）．胞巣内部はエナメル髄様の構造（*）を示し，扁平上皮化生（▶）を認める．

- 濾胞型と同様に実質嚢胞をみることがある．
- 免疫組織化学：CD56，D2-40 は胞巣辺縁の円柱状，立方状のエナメル芽細胞様細胞に陽性を示すが，それが扁平な細胞の場合には CD56 は陰性を示すことがある．CK19，p63 は辺縁の細胞と内腔側の細胞にも陽性を示す．

組織細胞亜型
- 通常型のうち，濾胞型には以下の亜分類がある．
- 棘細胞型（acanthomatous type）：腫瘍胞巣内に扁平上皮化生や角質球をみるもの．
- 顆粒細胞型（granular cell type）：好酸性顆粒状細胞質を有する細胞をみるもので，顆粒状物はライソソームとされる 図6．
- 基底細胞型（basal cell type）：基底細胞様の比較的小型の細胞からなるもの．
- 類腱型（desmoplastic type）：間質に著しい膠原線維の形成とそれによる腫瘍実質の圧迫が特徴である．胞巣周囲には一層の粘液様基質の介在がみられる．胞巣内部の腫瘍細胞は紡錘形で，扁平上皮化生を示す棘細胞型が多い 図7．

■ エナメル上皮腫，単嚢胞型
- 単房性の嚢胞状増殖を示す．
- 腫瘍性上皮の増殖様式により，次の2つに分類される．
- 内腔裏装型（luminal type）：腫瘍性上皮が腔の内面を裏装するもので，嚢胞壁内

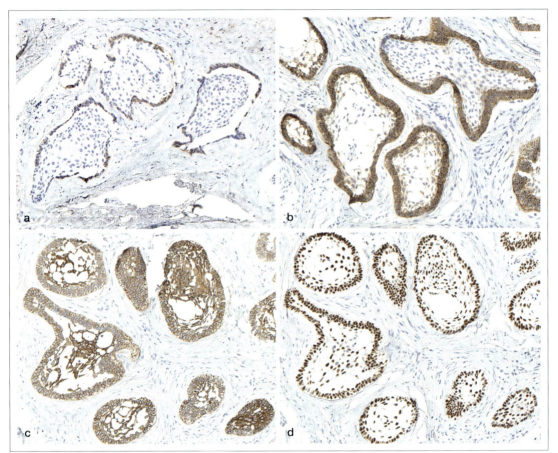

図4 エナメル上皮腫（濾胞型）の免疫染色
a：CD56 免疫染色．胞巣辺縁のエナメル芽細胞様細胞に陽性を示す．
b：D2-40 免疫染色．胞巣辺縁のエナメル芽細胞様細胞に陽性を示す．
c：CK19 免疫染色．胞巣辺縁のエナメル芽細胞様細胞，胞巣内部のエナメル髄様組織の細胞に陽性を示す．
d：p63 免疫染色．胞巣辺縁のエナメル芽細胞様細胞，胞巣内部のエナメル髄様組織の細胞に陽性を示す．

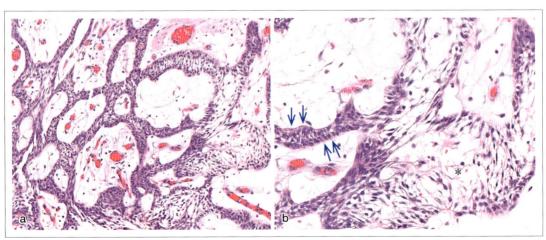

図5 エナメル上皮腫（叢状型）
a：腫瘍は索状をなして不規則に連続して網目状構造を呈する．エナメル髄様組織が左 2/3 は不明瞭で，右 1/3 は明瞭である．
b：太い網目状をなす部分やその近傍では辺縁部の円柱状，立方状細胞の柵状配列（→）や内部のエナメル髄様構造（＊）が明瞭である．

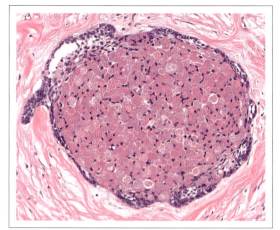

図6 エナメル上皮腫（顆粒細胞型）
胞巣内部に好酸性の細顆粒状細胞質をもつ細胞を認め，辺縁に柵状配列するエナメル芽細胞様細胞は圧排され，扁平化している．

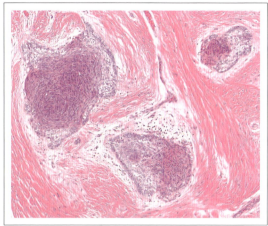

図7 エナメル上皮腫（類腱型）
腫瘍は膠原線維に富む豊富な線維性結合組織中に胞巣状をなして増殖する．胞巣周囲には一層の粘液様基質に富む線維性結合組織が介在する．胞巣内部には扁平上皮化生や紡錘形細胞の束状，渦巻き状配列を認める．辺縁には立方状のエナメル芽細胞様細胞ないし扁平な細胞が配列する．

への増殖を認めない．円柱状ないし立方状の細胞が基底層に配列し，内腔側にエナメル髄様の組織層がみられるが 図8a, b ，不明瞭な場合もある．
・内腔突出型（intraluminal type）：腫瘍性上皮が腔の内面を裏装する部分のほかに内腔に突出する部分を認める．内腔突出部は通常叢状型の組織型を示す 図8c, d ．
- なお，WHO分類2005において単嚢胞型に分類されていた壁性型（mural type）はWHO分類2017で通常型に含まれることになった 図9 ．

■ エナメル上皮腫，骨外型/周辺型
- 歯肉や歯槽粘膜に発生したものである 図10a, b ．
- エナメル上皮腫のほとんどは顎骨内に発生するため頻度は低い．
- 下顎小臼歯部の舌側歯肉，上顎小臼歯部の口蓋側歯肉に好発する．
- 長径10 mm以下が多い．
- 病理組織像は顎骨内に発生するものと同様であるが 図10c, d ，棘細胞型が多い．
- 骨への浸潤がなく，再発率は低い．

■ 転移性エナメル上皮腫
- 良性の組織学的・細胞学的特徴を有するエナメル上皮腫のなかで遠隔転移をきたすものである．
- 転移は肺やリンパ節に多い．転移が認められてから診断が確定する．
- 転移巣も原発巣と同様に良性のエナメル上皮腫の組織像を示す．
- エナメル上皮癌（ameloblastic carcinoma）とは区別され，原発巣で異型を認めず，また，転移後に著明な異型を認めない．
- 生検時や手術時の病理標本からは悪性と診断されることはなく，転移予測も困難である．

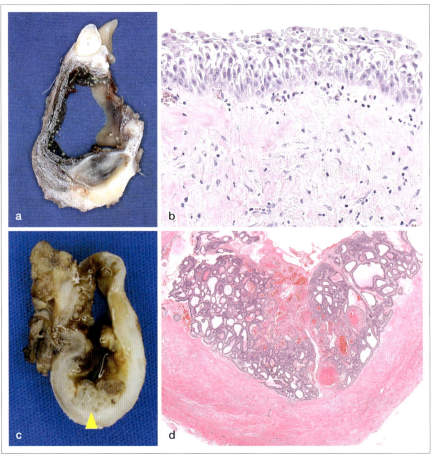

図8 エナメル上皮腫，単嚢胞型
a, b：luminal type. 検体割面に単房性の嚢胞状構造を認める（a）. 腫瘍性上皮が腔の内面を裏装する. 基底層に円柱状細胞が配列し，内腔側にエナメル髄様の層がみられる（b）.
c, d：intraluminal type. 検体割面に腫瘍が内腔に突出する部分（▷）を認める（c）. 内腔突出部では腫瘍は叢状型をなして内腔側に増殖している（d）.

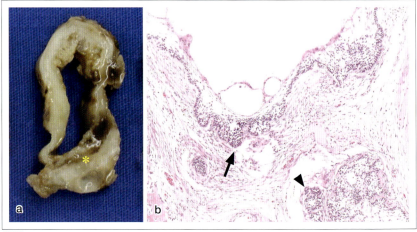

図9 エナメル上皮腫，壁性型
a：検体割面. 大型の嚢胞状構造を認める.
b：内腔面直下（a の ＊部）の病理組織像. 内腔面を裏装する腫瘍性上皮の基底面は平坦ではなく，線維性結合組織層への嵌入（➡）や浸潤（▶）が認められる.

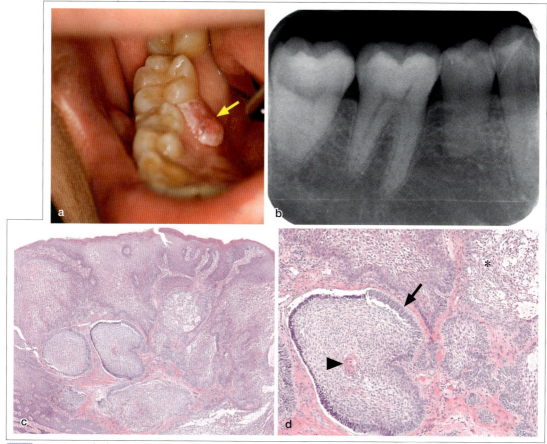

図10 エナメル上皮腫，骨外型/周辺型
a：肉眼所見．下顎臼歯部舌側歯肉に腫瘤を認める（⇨）．
b：デンタルX線所見．骨内に病変を認めない．
c：腫瘍は歯肉上皮直下の粘膜固有層で増殖する．
d：胞巣辺縁にはエナメル芽細胞様細胞が柵状に配列し（➡），胞巣内部にエナメル髄様組織（＊）や扁平上皮化生（▶）を認める．

鑑別診断

通常型との鑑別

▶歯根嚢胞（radicular cyst）

- 非角化重層扁平上皮で裏装され，その外側が肉芽組織と線維性組織からなるが，裏装上皮が肉芽組織中に索状や網目状をなして増殖する場合には叢状型のエナメル上皮腫の組織型に類似する．
- 歯根尖の病変で，原因歯は失活しており，う蝕などによる根尖性歯周炎を認め，鑑別上重要である．
- X線所見でう蝕，修復処置，根管充填処置などがみられ，嚢胞は歯根膜腔から連続し，歯根尖吸収を認めないことが鑑別上重要である．
- 裏装上皮が肉芽組織中に索状，網状をなして増殖する場合に，上皮の幅が広いと

ころで辺縁部のエナメル芽細胞様細胞の柵状配列や胞巣内部のエナメル髄様組織がみられないため，鑑別は可能である．

▶ エナメル上皮線維腫 (ameloblastic fibroma)

- 腫瘍は索状，濾胞状をなして増殖し，辺縁のエナメル芽細胞様細胞の柵状配列や胞巣内部のエナメル髄様組織はエナメル上皮腫に類似する．
- 胞巣周囲に歯乳頭様の粘液基質に富む間葉組織がみられ，鑑別は可能である．

▶ 扁平歯原性腫瘍 (squamous odontogenic tumour)

- きわめてまれな腫瘍で，腫瘍胞巣は線維性結合組織を伴い増殖する．
- 胞巣内部が有棘細胞様細胞からなる．
- 扁平上皮化生を示す棘細胞型エナメル上皮腫や間質に膠原線維がみられ，実質に扁平上皮化生を伴う類腺型エナメル上皮腫に類似する．
- 胞巣辺縁部のエナメル芽細胞様細胞の柵状配列や胞巣内部のエナメル髄様組織がみられないため，鑑別は可能である．

▶ エナメル上皮癌 (ameloblastic carcinoma)

- エナメル上皮腫の組織学的，細胞学的な特徴を認め，類似する．
- 癌腫としての細胞や核の異型，核分裂像，核/細胞質（N/C）比の増大がみられ，鑑別は可能である．
- Ki-67 標識率は 18～42% で，エナメル上皮腫の 6% に比較して高い．

単嚢胞型との鑑別

▶ 含歯性嚢胞 (dentigerous cyst)

- 埋伏歯の歯冠を含む嚢胞で，嚢胞壁は歯頸部に連続する．
- 非角化重層扁平上皮で裏装され，エナメル髄に相当する層はみられない．
- 単嚢胞型エナメル上皮腫で埋伏歯を伴う場合に画像所見が類似する．
- 単嚢胞型エナメル上皮腫では内腔面を裏装する腫瘍性上皮にエナメル髄様の層やエナメル芽細胞様細胞の柵状配列が目立たない場合に組織学的に類似する．
- 含歯性嚢胞では組織学的に嚢胞壁が埋伏歯の歯頸部に連続するため鑑別は可能である．
- 裏装上皮は CD56 に陰性を示すため，鑑別に有用である．
- 隣在歯の根尖の吸収は，含歯性嚢胞ではほとんどみられない．
- 含歯性嚢胞は近遠心的に増大し，エナメル上皮腫は頬舌的に増大する傾向がある．

▶ 歯原性角化嚢胞 (odontogenic keratocyst)

- 錯角化重層扁平上皮で裏装され，基底面は平坦で，基底層に立方状や円柱状の細胞が柵状配列し，角質層が波形を呈する．
- エナメル髄に相当する層はみられない．

- 娘嚢胞を認める.
- X線的に境界明瞭な単房性ないし多房性の透過像を示すため画像所見が類似する.
- 単嚢胞型エナメル上皮腫では内腔面を裏装する腫瘍性上皮にエナメル髄様組織が明確にみられない場合や基底層に柵状配列する円柱状,立方状細胞に核の内側偏在が明確にみられない場合があり,組織学的に類似する.
- 内腔面を裏装する重層扁平上皮は錯角化を示し,内腔に角化物を認めるため,鑑別は可能である.
- 裏装上皮は CD56 に陰性を示すため,鑑別に有用である.

▶石灰化歯原性嚢胞 (calcifying odontogenic cyst)

- 上皮組織の基底層細胞はエナメル芽細胞様の立方状,円柱状細胞からなり,その内腔側はエナメル髄様組織がみられ,類似する.
- 幻影細胞とその石灰化を認め,鑑別は可能である.

▶腺性歯原性嚢胞 (glandular odontogenic cyst)

- X線的に境界明瞭な単房性ないし多房性の透過像を示し,ときに皮質骨の断裂を呈する局所侵襲性のタイプもあり画像所見が類似する.
- 単嚢胞型エナメル上皮腫の腫瘍性上皮にエナメル髄様の層や基底細胞の柵状配列および核の内腔側偏在が目立たない場合に組織学的に類似する.
- 非角化重層扁平上皮で裏装され,上皮に粘液産生細胞,腺管様,微小嚢胞様構造を認め,また,上皮の限局的肥厚,内腔への突出を認め,鑑別は可能である.

> ### 治療,予後

- 外科的療法が行われ,顎骨保存療法と顎骨切除に大別される.
- 単嚢胞型は通常型のエナメル上皮腫と異なり,手術後の再発が少なく,予後は良好である.顎骨切除など過剰な治療は避けるべきである.

石灰化上皮性歯原性腫瘍
(calcifying epithelial odontogenic tumor, pindborg tumor)

> ### 疾患の概要

- 歯原性上皮由来の良性腫瘍で,アミロイド様物質の存在とその石灰化を特徴とする.
- 発生頻度は歯原性腫瘍の約 1% である.約半数は埋伏歯や萌出歯と関連する.
- 嚢胞形成を伴うことがある.
- 顎骨内に生じるが,まれに歯肉に生じることがある(骨外型/周辺型).
- 悪性転化することがある.

臨床所見

■ 好発年齢，性
- 8歳〜90歳代の幅広い年齢に発症し（平均は約40歳），性差はみられない．

■ 好発部位
- 上下顎では1：2で下顎に多い．
- 下顎では臼歯部，上顎では小臼歯部の顎骨内に好発するが，6%は歯肉に生じる（骨外型/周辺型）．

■ 臨床症状
- 腫瘍は発育緩慢で，顎骨の無痛性膨隆を示す．
- 皮質骨の菲薄化により羊皮紙様感を触知する．

■ 画像所見
- 境界明瞭な単房性の透過性病変のなかに不透過物の散在，埋伏歯や未萌出歯を認める．

病理所見

- 間質の線維性結合組織中に多角形で好酸性胞体を有する上皮性細胞が充実性，シート状，島状あるいは索状に増殖する 図11a ．
- 腫瘍細胞は細胞間橋が目立ち，核はしばしば多形性を示すが，核分裂像はみられない．
- 腫瘍細胞に接して好酸性のアミロイド様物質とその石灰化を認める 図11a ．
- アミロイド様物質はエナメル蛋白であるが，組織化学的性状がアミロイドに類似し，Congo red 染色 図11b ，DFS 染色で陽性を示す．
- 淡明細胞がみられるもの(clear cell variant)では侵襲性の強い増殖・拡大を示す．
- 免疫組織化学：腫瘍細胞はCK19, Bcl-2, p63, β-catenin に陽性を示す 図11c〜e ．

鑑別診断

▶扁平上皮癌（squamous cell carcinoma）
- 多形性の核を有する多角形の上皮細胞からなり類似する．
- アミロイド様物質やその石灰化を認めないため，鑑別は可能である．

▶明細胞性歯原性癌（clear cell odontogenic carcinoma）
- 淡明な細胞を含む石灰化上皮性歯原性腫瘍に類似する．
- アミロイド様物質やその石灰化を認めないため，鑑別は可能である．

▶顎骨中心性粘表皮癌（central mucoepidermoid carcinoma of the mandible）
- 淡明な細胞を含む石灰化上皮性歯原性腫瘍に類似する．
- アミロイド様物質やその石灰化を認めないため，鑑別は可能である．

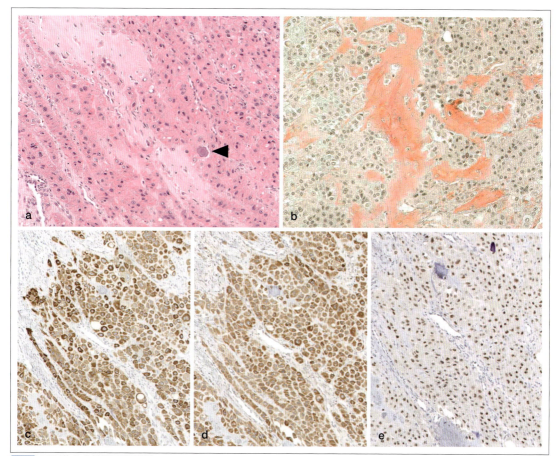

図11 石灰化上皮性歯原性腫瘍
a：多角形で好酸性胞体を有する細胞の増殖からなり，好酸性のアミロイド様物質とその石灰化（▶）を認める．
b：Congo red 染色．無構造のアミロイド様物質は橙色に染まる．
c～e：CK19 免疫染色（c），Bcl-2 免疫染色（d），p63 免疫染色（e）は腫瘍細胞に陽性を示す．

- alcian blue-PAS 染色や mucicarmine 染色陽性の粘液産生細胞を認めるため，鑑別に有用である．

▶転移性の淡明細胞型腎細胞癌（metastatic clear cell renal cell carcinoma）

- 淡明な細胞を含む石灰化上皮性歯原性腫瘍に類似する．
- 腎病変の存在を認める．
- アミロイド様物質とその石灰化を認めないため，鑑別は可能である．
- CA9，CD10 が陽性を示し，鑑別に有用である．

治療

- 病変の摘出掻爬術が行われるが，大きなものでは顎骨切除が行われる．

腺腫様歯原性腫瘍（adenomatoid odontogenic tumor）

▶ 疾患の概要

- 腺管様構造を特徴とする良性歯原性腫瘍である.
- 発生頻度は歯原性腫瘍の約1%である.
- エナメル器の中間層細胞あるいは永久歯堤の残遺上皮に由来するとされる.
- 過誤腫的な病変とする説もある.

▶ 臨床所見

■ 好発年齢, 性
- 30歳代までが多く, 10歳代に好発する.
- 男女比は約1：2で女性に多い.

■ 好発部位
- 上顎犬歯部, 下顎犬歯部の顎骨内に多く（上顎：下顎＝約2：1）, まれに顎骨外の歯肉に生じる.

■ 臨床症状
- 発育は緩慢である.
- 顎骨の無痛性膨隆がみられる.
- 埋伏歯（犬歯）を伴うことが多い.
- 増大に伴い皮質骨の菲薄化により羊皮紙様感を呈する.

■ 画像所見
- 境界明瞭な類円形の透過像を示す.
- 透過像の中に砂粒状不透過像（石灰化物）を認める.
- 病変内に埋伏歯（犬歯）を伴うことが多い.

▶ 病理所見

- 腫瘍実質は多角形や紡錘形細胞がシート状に密に増殖し 図12a , 紡錘形細胞の渦巻き状をなす部分も認める.
- 腫瘍実質にはエナメル芽細胞に類似する円柱状細胞が1列の環状配列を示す腺管状構造のほかに円柱状細胞が2列に配列する花冠状構造を認める 図12 .
- 囊胞状を呈することが多い.
- 腺管状構造の内腔や花冠状構造の2列に配列する細胞に挟まれ好酸性の基底膜様物質を認める 図12b .
- 腫瘍実質内や線維性結合組織中に硝子様の好酸性物質（滴状物）や小石灰化物を認める.

284 | 3章 口腔・歯原性腫瘍の概要と鑑別診断

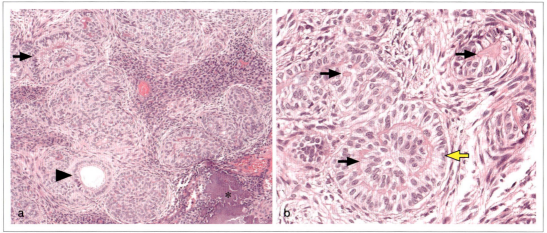

図12 腺腫様歯原性腫瘍
a：多角形や紡錘形細胞が密に増殖する中に花冠状構造（➡），腺管状構造（▶）や石灰化物（＊）が認められる．
b：花冠状構造（⇨）内，腺管状構造内や腫瘍細胞間に好酸性物質を認める（➡）．

鑑別診断

エナメル上皮腫（ameloblastoma）

- エナメル芽細胞様細胞を認め類似する．
- 花冠状構造，腺管状構造や石灰化物を認めないため，鑑別は可能である．

石灰化上皮性歯原性腫瘍（calcifying epithelial odontogenic tumor）

- 囊胞を形成し，石灰化物を認め，腺腫様歯原性腫瘍と類似する．
- 花冠状構造や腺管状構造を認めないため，鑑別は可能である．

治療

- 病変の摘出掻爬術に併せて腫瘍に含まれる埋伏歯の抜歯術が行われる．

- 発生部位，臨床症状，放射線画像の確認が必要である．
- エナメル上皮腫では頰舌的膨隆を示し，皮質骨の菲薄化を認める．
- エナメル上皮腫の胞巣の辺縁に柵状配列する円柱状ないし立方状のエナメル芽細胞様細胞の核は内側に偏在する．胞巣内部はエナメル髄様の組織からなる．
- 叢状型のエナメル上皮腫のエナメル芽細胞様細胞やエナメル髄様組織は，太い索状をなす部分で確認しやすい．
- 埋伏歯の歯冠を含む囊胞性病変では，歯頸部から連続する囊胞壁を剝離させず，一部を歯に付着した状態でのプレパラート作製により，単囊胞型のエナメル上皮腫と含歯性囊胞との鑑別が可能である．
- 石灰化上皮性歯原性腫瘍ではアミロイド様物質を認める．
- 腺腫様歯原性腫瘍では花冠状構造，腺管状構造を認める．

扁平歯原性腫瘍 (squamous odontogenic tumor)

疾患の概要

- 分化した扁平上皮からなる胞巣が線維性結合組織中に増殖する良性の上皮性腫瘍で、きわめてまれな腫瘍である.
- 歯堤やMalassezの上皮残遺などから発生するとされる.

臨床所見

■好発年齢, 性
- 8歳〜70歳代の幅広い年齢に発生するが20歳代に多い.
- 男性にやや多い.

■好発部位
- 上下顎に発生するが、下顎にやや多い.
- 多くは歯槽部に発生し、下顎では臼歯部に、上顎では前歯部に好発する.

■臨床症状
- 臨床症状に乏しく、X線検査で偶然発見されることが多い.
- 隣接する2つの歯根間にみられ、増大すると歯根離開、歯の動揺、歯槽部の膨隆を認める.
- 単発性が多いとされるが、多発性の場合もある.

■画像所見
- 境界明瞭な単房性の透過像を示すが、増大すると多房性の透過像を示す.
- 病変に隣接する歯根は離開するが、吸収はみられない.

病理所見

- 高分化な扁平上皮細胞からなる胞巣が線維性結合組織中に増殖する.
- 胞巣辺縁部は立方形ないし扁平な基底細胞様細胞が配列する.
- 胞巣内部は有棘細胞様細胞からなり、嚢胞化を認めることもある.
- 細胞異型や核異型はほとんど認めない.

鑑別診断

▶エナメル上皮腫（棘細胞型）〔ameloblastoma（acanthomatous type）〕

- 胞巣内部に扁平上皮化生を認め、類似する.
- 胞巣辺縁部に円柱状ないし立方状のエナメル芽細胞様細胞が柵状に配列し、内部にエナメル髄様組織を認め、鑑別は可能である.

顎骨内の病変

- **濾胞の形成**
  - 辺縁に円柱状, 立方状のエナメル芽細胞様細胞の柵状配列, 内部はエナメル髄様の組織 → エナメル上皮腫（濾胞型）図3
  - 胞巣内に扁平上皮化生や角質球あり → エナメル上皮腫（棘細胞型）
  - 胞巣内は顆粒細胞 → エナメル上皮腫（顆粒細胞型）図6
  - 胞巣内は基底細胞 → エナメル上皮腫（基底細胞型）
  - 間質に著明な膠原線維
    - 胞巣は棘細胞型, 胞巣周囲に一層の粘液様基質あり → エナメル上皮腫（類腺型）図7
    - 胞巣内は高分化扁平上皮の有棘細胞様細胞, 辺縁部は立方形, 扁平な細胞が配列 → 扁平歯原性腫瘍

- **網目状の構造**
  - 辺縁に円柱状, 立方状のエナメル芽細胞様細胞の柵状配列, 内部はエナメル髄様の組織 → エナメル上皮腫（叢状型）図5
  - 非角化重層扁平上皮による裏装上皮が肉芽組織中に網状増殖, 囊胞壁は歯根に連続, 原因歯は失活 → 歯根囊胞

- **囊胞腔の形成**
  - 腫瘍性上皮が腔の内面を裏装, 基底層に円柱状, 立方状細胞が配列 → エナメル上皮腫, 単囊胞型 luminal type 図8b
    - 裏装上皮が内腔に突出 → エナメル上皮腫, 単囊胞型 intraluminal type 図8d
    - 内腔面から外側の囊胞壁に腫瘍が浸潤 → エナメル上皮腫, 壁性型 図9
  - 好酸性細胞の増殖, アミロイド様物質, 石灰化物 → 石灰化上皮性歯原性腫瘍 図11
  - 花冠状構造, 腺管状構造, 石灰化物 → 腺腫様歯原性腫瘍 図12
  - 幻影細胞とその石灰化 → 石灰化歯原性囊胞
  - 錯角化重層扁平上皮で裏装, 基底細胞の柵状配列, 娘囊胞あり, 内腔に角化物 → 歯原性角化囊胞
  - 正角化重層扁平上皮で裏装, 顆粒層あり → 正角化性歯原性囊胞
  - 非角化重層扁平上皮で裏装あり
    - 埋伏歯の歯冠を含む囊胞, 囊胞壁は歯頸部に連続 → 含歯性囊胞
    - 上皮下に肉芽組織層あり, 囊胞壁は歯根尖に連続, 原因歯は失活 → 歯根囊胞
    - 上皮に粘液産生細胞, 腺管, 微小囊胞, 上皮の限局性肥厚, 内腔突出 → 腺性歯原性囊胞
    - 上皮の限局性肥厚, 内腔突出 → 側方性歯周囊胞

▶エナメル上皮腫（類腺型）〔ameloblastoma（desmoplastic type）〕

- 間質が膠原線維に富む結合組織からなり，実質に扁平上皮化生を認め，類似する．
- 胞巣内部にわずかにエナメル髄様組織が，辺縁部に少ないながらも円柱状ないし立方状のエナメル芽細胞様細胞を認め，鑑別が可能である．
- 胞巣周囲には時に一層の粘液様基質の介在を認め，鑑別の一助となる．

▶側方性歯周嚢胞（lateral periodontal cyst）

- 歯根間に発生し，X線的に境界明瞭な透過像を示し，時に歯根離開を認め，画像所見が類似する．
- 非角化重層扁平上皮で裏装され，外側が線維性結合組織からなる嚢胞構造を認め，鑑別は可能である．
- 裏装上皮の限局性肥厚，内腔への突出を認める．

▶ 治療

- 摘出掻爬術が行われる．

（岡田康男）

benign mixed epithelial and mesenchymal odontogenic tumors

良性歯原性腫瘍
良性上皮・間葉混合性歯原性腫瘍

疾患の概要

- 歯原上皮と誘導された外胚葉性間葉よりなる良性腫瘍群である．
- さまざまな程度の上皮-間葉相互誘導現象がみられ，歯の硬組織形成を伴わないもの（エナメル上皮線維腫，原始性歯原性腫瘍）と，伴うもの（歯牙腫，象牙質形成性幻影細胞腫）がある．
- 本腫瘍群に含まれる腫瘍は歯原上皮-外胚葉性間葉の誘導現象のステージに着目して鑑別する．
- エナメル上皮線維腫と象牙質形成性幻影細胞腫には悪性転化が報告されている．

エナメル上皮線維腫（ameloblastic fibroma）

臨床所見

■ 好発年齢，性
- 平均年齢は約15歳，症例の約80％が20歳までに診断される．
- 男性にやや多い．

■ 好発部位
- 下顎の小臼歯部から大臼歯部が好発部位である．

■ 臨床症状
- 無痛性で，緩徐に増大する．大きさは10 cm程度までさまざまである．
- 大きくなると顎骨の膨隆をきたす．
- 20％の症例がX線写真上で偶然発見される．

■ 画像所見
- 境界明瞭な単房性〜多房性のX線透過像で，周囲に不透過帯を伴う ．
- 80％の症例が埋伏歯歯冠と関連し，含歯性嚢胞様を呈する．

病理所見

■ 肉眼所見
- 薄い被膜様構造で囲まれた境界明瞭な，充実性の軟組織塊で，割面は灰黄白色を呈する．

■ 組織学的所見
- 歯乳頭に類似した間葉組織を背景に島状ないし索状の歯原上皮胞巣が増殖する．

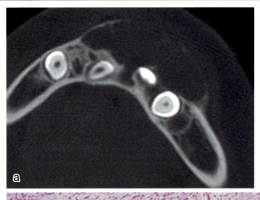
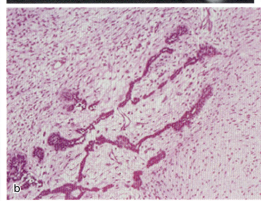
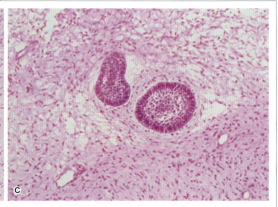

図1 エナメル上皮線維腫
a：CT所見．皮質骨は頰側に膨隆し，菲薄化しており，内部に広範な骨吸収がみられる（大阪大学症例）．
b：歯乳頭様の間葉組織内に歯堤様の上皮が増殖している．
c：歯乳頭様の間葉組織内にエナメル器様の上皮が増殖している．

- 索状上皮胞巣は立方形細胞が2列に並び歯堤に類似する 図1b ．
- 島状上皮胞巣は辺縁部のエナメル芽細胞様細胞と中央部の星芒状細胞からなりエナメル器に類似している 図1c ．
- 象牙芽細胞の分化，象牙質やエナメル質の形成はない．

治療，予後

- 小さな病変は搔爬で完治するが，不完全な腫瘍摘出による再発が16％の症例で報告されている．
- 多房性で，大きく広がる病変には根治的な外科処置が必要である．
- エナメル上皮線維肉腫（ameloblastic fibrosarcoma）への悪性転化が報告されており，長期経過観察が必要である．

原始性歯原性腫瘍（primordial odontogenic tumor）

- 2014年に初めて報告された新しい腫瘍型で，現在までに10例余りの報告しかない．

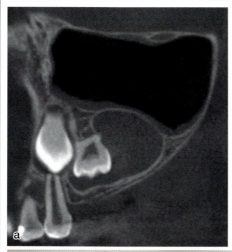
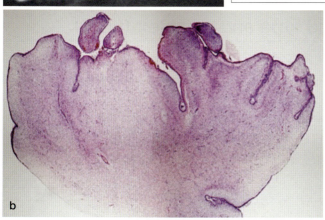
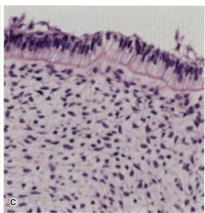

図2 原始性歯原性腫瘍
a：CT所見．未萌出第一乳臼歯歯冠と関連した境界明瞭な単房性のX線透過像がみられる（広島大学症例）．
b：歯乳頭様の間葉組織塊の周囲を歯原上皮が取り囲む．歯原上皮は間葉組織内に深く陥入して，腫瘍は分葉状になっている．
c：腫瘍の周囲は歯原上皮で囲まれている．

臨床所見

■好発年齢，性
- 20歳までに診断される．男性にやや多い．

■好発部位
- 下顎骨臼歯部が好発部位である（下顎：上顎＝5：1）．

■臨床症状
- ほとんどの症例が無痛性の骨膨隆として現れる．

■画像所見
- 埋伏歯と関連した単房性ないしは2房性のX線透過像で，骨膨隆を伴う ．

病理所見

■肉眼所見
- 境界明瞭な充実性白色の軟組織塊で，一塊として摘出可能である．約半数が関連埋伏歯の歯冠を含んでいる．

■組織学的所見

- 豊富な粘液基質を伴う歯乳頭様の間葉組織塊よりなる.
- 上皮が間葉組織内に深く陥凹することで腫瘍表面が分葉状になる 図2b .
- 腫瘍の周囲は内エナメル上皮に似た立方形から円柱状の細胞が取り囲む 図2c .
- 腫瘍の周囲には薄い線維性被膜が認められる.
- 象牙芽細胞への分化や象牙質形成はない.

▶ 治療，予後

- 摘出で治癒する. 再発の報告はない.

歯牙腫（集合型・複雑型）〔odontoma（compound type and complex type）〕

▶ 臨床所見

■好発年齢，性
- 20歳までに診断され，性差はない.

■好発部位
- 集合型は上顎前歯部，複雑型は下顎臼歯部に好発する.

■臨床症状
- 未萌出歯と関連することが多い.
- 無症状で，X線写真上で偶然発見されることが多い.
- 大きさは1cm以下のものから6cm以上までさまざまである.
- 歯牙腫はまれに石灰化歯原性嚢胞やエナメル上皮腫と併存することがある.

■画像所見
- 境界明瞭なX線透過像内に，集合型では多数の歯牙様不透過像 図3a が，複雑型では塊状の不透過物質 図4a が含まれる.

▶ 病理所見

■肉眼所見
- 集合型：狭い軟組織で隔てられた多数の歯牙様硬組織の集合体からなる.
- 複雑型：軟組織で囲まれた不定形の硬組織塊からなる.

■組織学的所見
- 集合型：エナメル質，象牙質，セメント質および歯髄からなる多数の小歯牙組織の集合体で，周囲に歯嚢様の結合組織がみられる 図3b .
- 複雑型：複雑に配列するエナメル質，象牙質，セメント質の塊からなる 図4b .
  エナメル質に接してエナメル器が，象牙質に接して歯乳頭が観察されることもある.
- 発育過程にある歯牙腫（developing odontoma）では，歯原上皮と歯乳頭様の間葉

292 | 3章　口腔・歯原性腫瘍の概要と鑑別診断

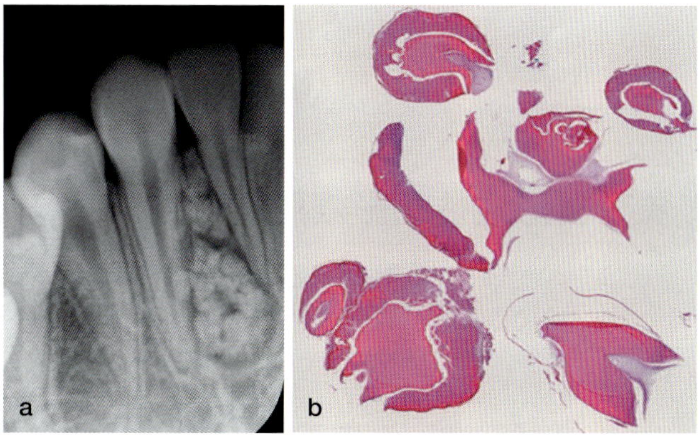

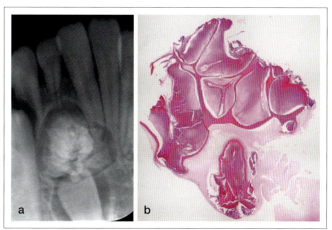

図3 集合型歯牙腫
a：デンタルX線写真．歯間部に境界明瞭な病変がみられる．内部に多数の小歯牙様不透過像が存在している（広島大学症例）．
b：エナメル質，象牙質，歯髄が規則的に並ぶ小歯牙様硬組織が集まっている．

図4 複雑型歯牙腫
a：デンタルX線写真．埋伏歯歯冠部の境界明瞭な透過性病変で内部に不規則な形態の塊状の不透過像物を含む（広島大学症例）．
b：エナメル質，象牙質，歯髄が不規則に混在している．

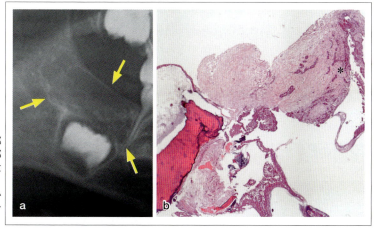

図5 発育過程にある歯牙腫
a：パノラマX線写真．埋伏歯歯冠部の境界明瞭な透過性病変で，内部に少量の不透過像を伴う（広島大学症例）．
b：硬組織形成とともに歯原上皮小塊を伴う歯乳頭様組織（エナメル上皮線維腫様）がみられる（＊）．

組織がさまざまな段階の歯の硬組織形成を伴って増殖している 図5．旧WHO分類でエナメル上皮線維象牙質腫，エナメル上皮線維歯牙腫として分類されていたものを含む．

> ### ▶ 治療，予後
>
> - 外科的掻爬術で完全に切除すれば再発はない．

■ 象牙質形成性幻影細胞腫（dentinogenic ghost cell tumor）

- 非常にまれな腫瘍で，半数はアジアからの報告である．
- 良性腫瘍であるが，エナメル上皮腫と同様に局所侵襲性を示す．

> ### ▶ 臨床所見
>
> #### ■ 好発年齢，性
> - 40〜60歳に好発する．男女比は約2：1．
> #### ■ 好発部位
> - 上下顎臼歯部の顎骨内に発生することが多いが，周辺性に発生することもある．
> #### ■ 臨床症状
> - 皮質骨の膨隆を伴い緩徐な増大を伴う病変で，約半数に疼痛がある．
> #### ■ 画像所見
> - 一般に単房性境界明瞭な骨透過像で，内部に不透過領域を含む．1/3の症例は境界不明瞭である．

> ### ▶ 病理所見
>
> #### ■ 肉眼所見
> - 充実性で，石灰化領域を伴っている．
> #### ■ 組織学的所見 図6
> - エナメル上皮腫様の歯原上皮の増殖が主体で，部分的に微小嚢胞や基底細胞様細胞の増殖がみられる．
> - 上皮内には石灰化を伴う幻影細胞が多数出現し，集塊を形成する．
> - 上皮と接して類象牙質がみられる．

診断のポイント

画像診断

- 一般に境界明瞭な単房性ないし多房性のX線透過像で，周囲に一層の不透過帯を伴うことが多い．
- 歯牙腫と象牙質形成性幻影細胞腫は，腫瘍内部に硬組織形成量に応じたX線不透過像が存在する．
- エナメル上皮線維腫，原始性歯原性腫瘍，象牙質形成性幻影細胞腫は真の腫瘍で，徐々に増大し，皮質骨の膨隆をきたす．
- 歯牙腫は過誤腫的性格を有し，X線写真で偶然発見されることが多い．

---

294 ┃ 3章　口腔・歯原性腫瘍の概要と鑑別診断

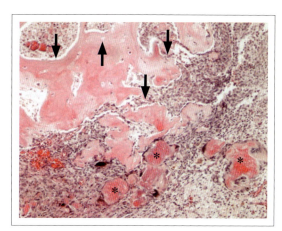

図6 象牙質形成性幻影細胞腫
類象牙質（➡）と幻影細胞（＊）．

治療，予後

- 局所侵襲性の性格を示すため，安全域を含んで病変の切除を行う．
- 悪性転化した症例も報告されているので，長期経過観察を必要とする．

鑑別診断

良性腫瘍

▶**エナメル上皮線維腫**（ameloblastic fibroma）

- 歯乳頭類似の間葉組織内に歯原上皮胞巣が存在し，象牙芽細胞の誘導や硬組織形成はない．
- 間葉成分に異型性がみられるエナメル上皮線維肉腫との鑑別が必要となる．

▶**原始性歯原性腫瘍**（primordial odontogenic tumor）

- 歯原上皮に包まれた歯乳頭様の間葉組織塊からなり，象牙質の形成はない．

▶**発育過程にある歯牙腫**（developing odontoma）

- 歯原上皮と歯乳頭様の間葉組織の増殖からなるが，歯原上皮に近接して象牙質やエナメル質の形成がみられる．

▶**象牙質形成性幻影細胞腫**（dentinogenic ghost cell tumor）

- 幻影細胞を伴う歯原上皮の充実性胞巣に接して象牙芽細胞の分化と象牙質形成があるが，歯乳頭様の間葉組織の増殖はない．
- 石灰化歯原性囊胞（calcifying odontogenic cyst）などの幻影細胞の出現する病変との鑑別を要する．

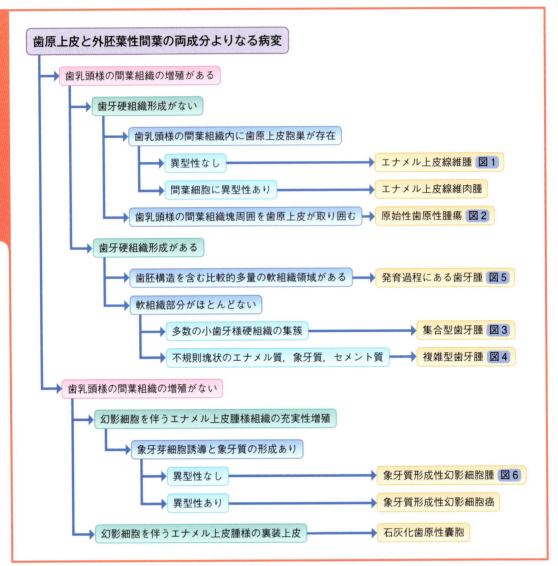

（宮内睦美）

benign mesenchymal odontogenic tumors

良性歯原性腫瘍
良性間葉性歯原性腫瘍

- 歯原性外胚葉性間葉に由来する腫瘍の総称である．

歯原性線維腫（odontogenic fibroma）

疾患の概要

- 遺残型の歯原性上皮が混在する成熟型の線維性腫瘍である．
- 顎骨中心性と歯肉に発生する周辺性の臨床型がある．
- 中心型は全歯原性腫瘍の<1%を占め，周辺型は周辺性歯原性腫瘍としては最も多い．
- エナメル質形成不全/歯原性線維腫過誤腫症候群（enamel hypoplasia/odontogenic fibroma hamartoma syndrome）やリン酸塩尿性間葉系腫瘍（phosphaturic mesenchymal tumor）では類似の顎骨内病変をみることがある．

臨床所見

好発年齢，性
- 平均年齢は30歳代であるが，小児や高齢者にもみられる．
- 中心型の男女比は約1：2と女性に多いが，周辺型は性差がない．

好発部位
- 上顎にやや多く（52%），前歯・小臼歯部に好発する（下顎77%，上顎91%）．

臨床症状
- 無痛性で単発の骨膨隆として認められる．
- 上顎前歯・小臼歯部では腫瘍が頬側に位置する場合は歯肉腫瘤 図1a, b を，口蓋側に位置する場合は口蓋骨の吸収・穿孔に伴う瘢痕収縮を呈し口蓋粘膜陥凹を生じることが多い 図1c, d ．

画像所見
- 約66%は境界明瞭な単房性透過像を示し 図2a, b ，大きな病変は多房性となる．
- 萌出歯の歯根部に多く，埋伏歯の歯冠を含む例は少ない（<30%）．
- 歯根周囲病変は根の離開（78%）や吸収（30%）を伴う 図2a, b ．
- 約12%に不透過像が混在する 図2c ．
- 周辺型は30～40歳代の前歯部（74%）に無痛性で単発の歯肉腫瘤（平均1 cm）として認められる．

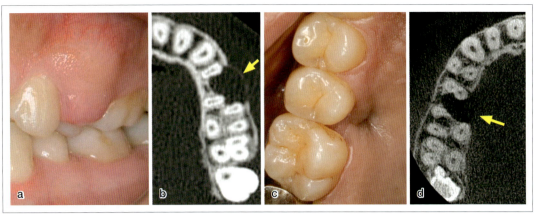

図1 歯原性線維腫の臨床所見
a：頰側歯肉の腫瘤　　b：頰側皮質骨の膨隆（⇨）　　c：口蓋粘膜の陥凹　　d：口蓋皮質骨の欠損（⇨）

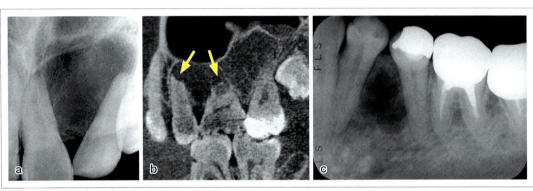

図2 歯原性線維腫の画像所見
a：歯根の離開　　b：歯根の吸収（⇨）　　c：不透過像

病理所見

■ 肉眼所見
- 被膜を欠き，周囲との境界がやや不明瞭な充実性腫瘤（平均2cm）である 図3 .

■ 組織学的所見
- 線維腫と歯原性上皮の両成分の組み合わせよりなる 図4 .
- 線維腫成分は富細胞性から乏細胞性までさまざまで 図4b, c ，混在する例も多い．
- 膠原線維は疎・粘液様から硬化・硝子化までさまざまで，間質は血管に富む 図4 .
- 上皮成分は歯提やMalassez上皮遺残に類似し，均一に分布する 図4 .
- 上皮胞巣の大きさ，数，形態はさまざまで 図4 ，明細胞を認めることもあるが，角化や扁平上皮化生はない．
- まれに上皮性腫瘍に類似する大型胞巣の目立つ例もある 図4b .
- 小石灰化物は約19%にみられる．
- 巨細胞肉芽腫を伴う型，Langerhans細胞とアミロイド様物質をみる型，骨形成を伴う型，顆粒細胞をみる型などのまれな亜型がある．

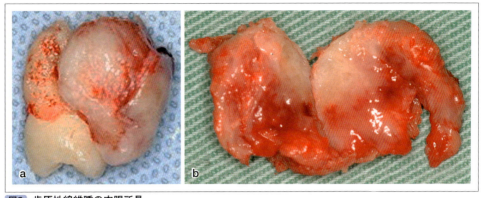

図3 歯原性線維腫の肉眼所見
a：歯根に付着した腫瘍　　b：充実性の割面像

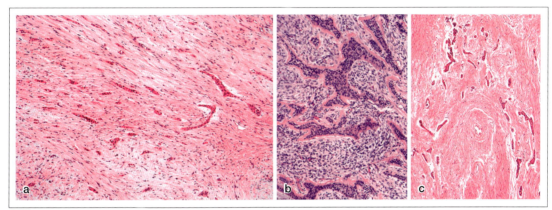

図4 歯原性線維腫の組織学的所見
a：歯原性上皮を含む成熟した線維腫　　b：富細胞型　　c：乏細胞型

- 周辺型は約60％に小石灰化物を，約97％に歯肉基底細胞の上皮脚伸長を認める．

■ 免疫組織化学
- 診断の決め手になる特異的なマーカーはない．
- HE染色で歯原性上皮が不明瞭な場合は，cytokeratinが有用である．

診断のポイント
- 増殖活性は低いが（Ki-67＜1％），局所侵襲性である．
- 上皮成分を確認できない場合は，類腱線維腫や筋線維腫を考える．
- 上皮の胞巣状増殖が優勢な場合は，エナメル上皮腫との鑑別を要する．
- 粘液変性を伴う例を歯原性粘液腫と誤診しない．
- 神経浸潤が顕著な場合は，硬化性歯原性癌を疑う．
- 埋伏歯の歯冠に限局した対称性病変（3〜4 mm）は過形成性歯小囊である．
- 石灰化物に富む周辺型を周辺性骨形成線維腫（peripheral ossifying fibroma）や周辺性石灰化上皮性歯原性腫瘍（peripheral calcifying epithelial odontogenic tumor）と誤認しない．

鑑別診断

▶過形成性歯小囊 (hyperplastic dental follicle)

- 正常組織と同様である.

▶類腱線維腫 (desmoplastic fibroma)

- β-catenin の核陽性率は約50%で，臨床・画像所見が必要である.

▶筋線維腫 (myofibroma)

- 平滑筋系マーカーが全体に陽性である.

▶末梢性神経鞘腫瘍 (peripheral nerve sheath tumor)

- S-100蛋白が全体に陽性である.
- 非歯原性の間葉系腫瘍には歯原性上皮の介在はない.

▶硬化性歯原性癌 (sclerosing odontogenic carcinoma)

- 臨床・画像所見と総合的に判断する.

治療, 予後

- 中心型では摘出と掻爬が行われる. 再発は4～26%である.
- 周辺型では単純切除が行われる. 再発は17～50%である.
- 肉腫化の報告はない.

歯原性粘液腫/粘液線維腫
(odontogenic myxoma/myxofibroma)

疾患の概要

- 豊富な粘液様細胞外基質に紡錘形や星状の間葉細胞が疎に増殖する腫瘍である. 部分的に線維化を伴う場合は，粘液線維腫とも呼ばれる.
- 全歯原性腫瘍の約7%を占める.
- 幼小児の上顎洞・鼻腔に発生する粘液腫 (sinonasal myxoma) は骨原性である.
- いわゆる周辺性歯原性粘液腫は反応性病変で，粘液変性を伴った線維性エプーリス (epulis) である.

臨床所見

■好発年齢, 性

- 平均年齢は30歳代であるが，幼小児や高齢者にもみられる.

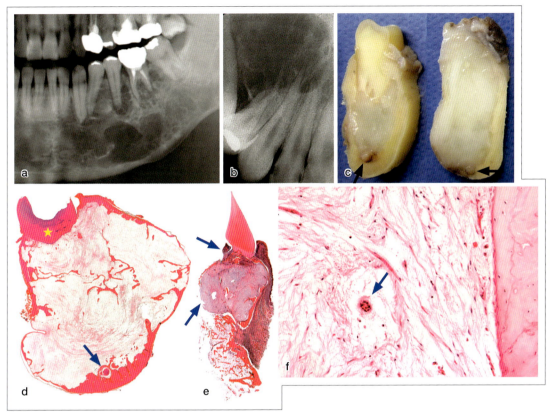

図5 歯原性粘液腫
a, b：画像所見. 石けんの泡状構造（a）と歯根の離開（b）.
c：歯原性粘液腫の肉眼所見. 光沢のあるゼラチン様割面. 下歯槽神経（➡）
d, e：ルーペ像. びまん性増殖, 歯根（⭐）, 下歯槽神経（➡）（d）と浸潤性増殖（e）.
f：歯原性上皮（➡）
（a 写真提供：昭和大学 荒木和之先生）

- 女性にやや多い（57％）.

好発部位

- 下顎にやや多く（56％）, 臼歯部に好発する（74％）.

臨床症状

- 無痛性（82％）で単発の骨膨隆として認められる（93％）. 大きな病変では顎変形を伴う.

画像所見 図5a, b

- 約62％は多房性透過像で（>4 cm）, 残存骨中隔により石けんの泡状を呈することがある（34％）.
- 通常, 境界は不明瞭である.
- 歯根の離開（53％）をみるが, 吸収（19％）は少ない.
- 骨皮質の穿孔は多い（75％）.
- 埋伏歯を含む例はまれである（<5％）.

病理所見

■ 肉眼所見 図5c
- 被膜を欠く充実性腫瘍で，割面は光沢のあるゼラチン様である．

■ 組織学的所見
- 細長い突起をもつ紡錘形や星状細胞が微細な膠原線維を含む間質性粘液内に均一で疎に分布する 図5d, e．
- 増殖活性は低いが（Ki-67＜1%），浸潤性増殖パターンを示す 図5d, e．
- 血管に乏しく，太い膠原線維束や小石灰化物が散在する例もある（25%）．
- 小型の歯原性上皮を少数みる場合があるが（＜13%），分布が不均一で診断基準ではない 図5f．
- 核の濃染性や多核化を認めるが，核異型はごく軽度である．

■ 免疫組織化学
- 診断の決め手になる特異的なマーカーはない．

鑑別診断

▶歯乳頭（dental papilla），歯小囊（dental follicle）
- 歯胚や埋伏歯の歯乳頭ないし歯小囊が時に顎骨手術材料に含まれることがある．組織学的に最も誤診される可能性の高い正常組織で，鑑別には臨床・画像所見が鍵となる．
- 粘液様組織（＜1.5 cm）の表層に象牙芽細胞を伴う場合は歯乳頭と，退縮エナメル上皮を伴う場合は歯小囊と診断可能である．

▶過形成性歯小囊（hyperplastic dental follicle）
- 正常組織と同様である．

▶原始性歯原性腫瘍（primordial odontogenic tumor）
- 被覆エナメル上皮層を確認する．

▶非歯原性の粘液様間葉系腫瘍
（non-odontogenic myxoid mesenchymal tumors）
- 各腫瘍の診断に有用な免疫組織化学マーカーを併用する．

> **診断のポイント**
> ・歯乳頭，歯小囊や過形成性歯小囊との鑑別は組織像のみでは困難である．
> ・強い線維化をみる場合は，歯原性線維腫を疑う．
> ・まれに介在する歯原性上皮 図5f を腫瘍成分と誤認しない．
> ・非歯原性の粘液様間葉系腫瘍との鑑別には免疫染色（S-100蛋白，平滑筋系マーカーなど）が有用である．

治療，予後

- 限局病変は摘出と掻爬，顎変形を伴う大きな病変（>10 cm）は顎切除が必要となる．
- 再発は約9%である．
- 肉腫化の報告はない．

セメント芽細胞腫（cementoblastoma）

疾患の概要

- 歯根と連続性にセメント質様組織を形成するセメント芽細胞の真性腫瘍である．
- 全歯原性腫瘍の<6%を占める．
- 特異な画像所見から術前に確定診断が可能である．

臨床所見

好発年齢，性
- 10～30歳代に最も多く，平均23歳である．性差はない．

好発部位
- 下顎（77%）に多く，大臼歯（64%），特に第一大臼歯（48%）に好発する．

臨床症状
- 約74%は有痛性で単発の骨膨隆として認められる．

画像所見
- 約98%は歯根を包む球状の不透過像で，幅の狭い均一な透過帯で囲まれる 図6a．
- X線不透過の程度は腫瘍の成熟度に依存する．
- 歯根の離開はないが（86%），腫瘍に含まれた歯根の吸収は多い（59%）図6a．
- 骨皮質の穿孔は少ない（<16%）．

病理所見

肉眼所見
- 歯根に付着した表面平滑な骨様硬の球形腫瘍（平均2cm）で，被膜をもつ．

組織学的所見
- 歯根セメント質から連続性に塊状，層状ないし梁状にセメント質様組織の添加をみる 図6b．

・セメント質様組織と歯根の連続性を確認する 図6a, b．
・濃染性の核をもつ大型セメント芽細胞の密な増殖像を骨芽細胞腫や低悪性中心性骨肉腫と誤診しない 図6d．

良性間葉性歯原性腫瘍 | 303

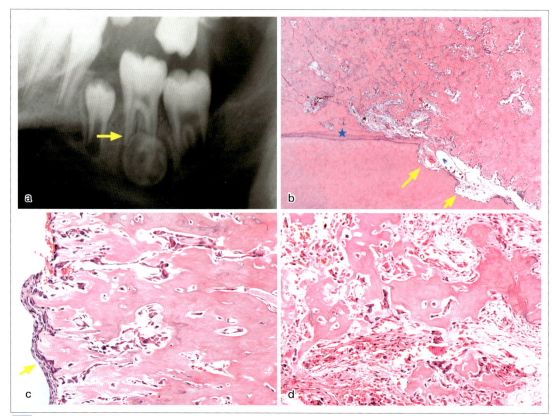

図6 セメント芽細胞腫
a：画像所見．未石灰化領域を含む腫瘍．歯根の吸収（⇨）．
b：歯根セメント質（★）との連続性，歯根の吸収（⇨）．
c：梁状の未石灰化セメント質，被膜（⇨）
d：セメント芽細胞と破骨細胞

- 中心部のセメント質様組織は好塩基性のモザイク状改造線を示し，封入細胞に乏しく，セメント芽細胞も少ない 図6b．
- 歯根吸収窩には破骨細胞をみる 図6b．
- 被膜付近の未石灰化セメント質様組織は梁状である 図6c．
- 血管に富む間質には多角形で大型のセメント芽細胞がシート状に増殖し，多数の破骨細胞が混在する 図6d．
- 核異型はない．

■ 免疫組織化学
- 診断の決め手になる特異的なマーカーはない．

鑑別診断

- 通常，鑑別すべき病変はない．
- 歯牙が抜去された腫瘍（残留セメント芽細胞腫：residual cementoblastoma）や再発腫瘍では，骨芽細胞腫（osteoblastoma）や低悪性中心性骨肉腫（low-grade central osteosarcoma）との鑑別を要するが，臨床・画像所見が鍵となる．

> ## 治療，予後

- 摘出と掻爬が行われる.
- 再発は約11%である.
- 悪性セメント芽細胞腫（malignant cementoblastoma）の報告はない.

セメント質骨形成線維腫（cemento-ossifying fibroma：COF）

> ## 疾患の概要

- セメント質様組織の形成を伴う歯原性の骨形成線維腫で，歯牙領域に発生する.
- 全顎腫瘍の2~4%を占め，良性線維性骨病変（benign fibro-osseous lesions）としてはセメント質骨性異形成症に次いで多い.
- 周辺性(セメント質)骨形成線維腫は反応性病変で，本邦ではエプーリス(epulis)と別称される.

染色体・遺伝子異常

- *CDC73*（*HRPT2*）変異に起因する hyperparathyroidism-jaw tumor 症候群では多発性である.

> ## 臨床所見

■ 好発年齢，性
- 平均年齢は31歳であるが，小児や中年にもみられる.
- 女性が男性の約5倍を占める.

■ 好発部位
- 下顎に多く（70%），臼歯の歯槽部に好発する（75%）.

■ 臨床症状
- 約66%は無痛性で単発の骨膨隆として認められ，長期間放置すると著しい顎顔面の変形をきたす.

■ 画像所見 図7
- 約58%は境界明瞭な透過像で，下顎では下歯槽管の上方に中核をもつ.
- 進展病変は下縁皮質骨の菲薄・弓状化や上顎洞底の挙上を示す.
- 種々の程度に不透過像が混在し，歯根の離開（＞27%）や吸収（＜20%）をみる

診断のポイント
- 砕片状の摘出標本では確定診断が困難なことが多い.
- 歯牙・歯槽骨との関連を確認する 図7，8d，e .
- ほかの良性線維性骨病変との鑑別は臨床・画像所見とともに総合的に判断する.
- 若年性骨形成線維腫との鑑別には臨床所見が重要である

良性間葉性歯原性腫瘍 | 305

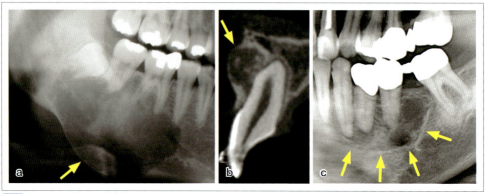

図7 セメント質骨形成線維腫の画像所見
a：境界明瞭な透過像．下縁皮質骨の菲薄・弓状化（⇨）
b：歯根部に限局した腫瘍（⇨）
c：歯槽部に限局した腫瘍（⇨）
（a写真提供：昭和大学 荒木和之先生）

例もある．
- 通常，骨皮質の穿孔はない．

病理所見

肉眼所見
- 表面平滑な骨様硬の腫瘤（平均3.8 cm）で，明瞭な被膜を認める例もある．

組織学的所見
- 血管に富む細胞性線維腫で，類骨，梁状の線維骨や層板骨および球状・塊状のセメント質様組織をみる 図8a．
- 細胞密度や硬組織量は腫瘍の成熟度に依存する．
- セメント質様組織は封入細胞に乏しく，癒合傾向を示す 図8b, c．
- 新生線維骨梁には骨芽細胞の縁取りを，太い骨梁には層板化をみる 図8b, c．
- 通常，腫瘍硬組織と周囲既存骨の癒合はない 図8d．
- 間質に偽嚢胞を伴う例がある 図8e．
- 核異型はない．

免疫組織化学
- 診断の決め手になる特異的なマーカーはない．

鑑別診断

▶線維性異形成症（fibrous dysplasia）
- 鑑別には臨床・画像所見が必要で，*GNAS*変異の確認は有用である．

▶セメント質骨性異形成症（cemento-osseous dysplasia）
- 鑑別には臨床・画像所見が鍵となる．

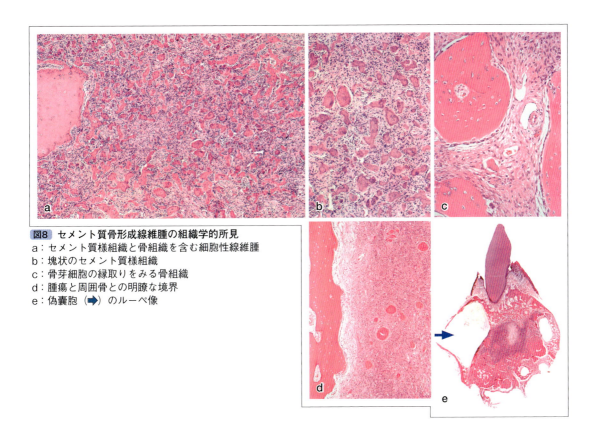

図8 セメント質骨形成線維腫の組織学的所見
a：セメント質様組織と骨組織を含む細胞性線維腫
b：塊状のセメント質様組織
c：骨芽細胞の縁取りをみる骨組織
d：腫瘍と周囲骨との明瞭な境界
e：偽囊胞（➡）のルーペ像

▶若年性骨形成線維腫（juvenile ossifying fibroma）

- 骨原性腫瘍で，梁状（trabecular）と砂粒様（psammomatoid）の両型がある．
- 鑑別には臨床・画像所見を加味する．

治療，予後

- 限局病変では摘出と掻爬が，進展病変では顎切除が行われる．
- 再発は5〜12%である．
- 肉腫化の報告はない．

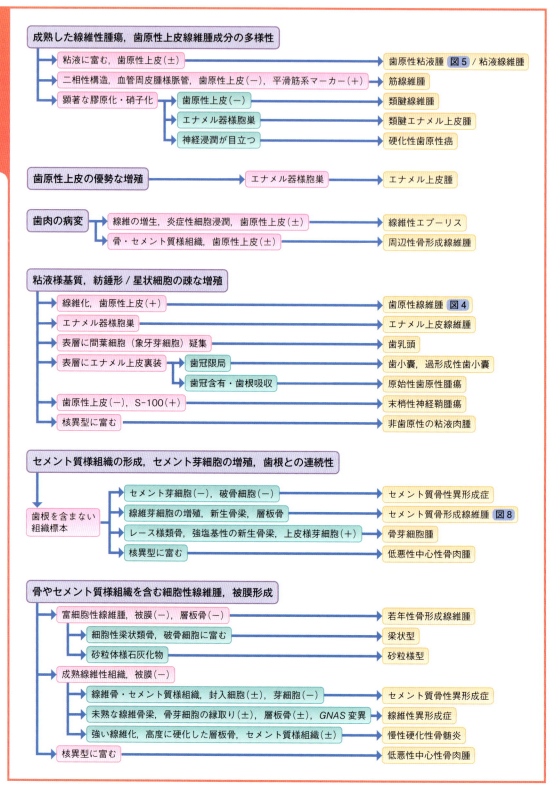

(井出文雄, 美島健二)

odontogenic cyst

歯原性嚢胞

疾患の概要

- 顎口腔領域の嚢胞は，嚢胞壁を裏装する上皮の由来（歯原性，非歯原性）や発生機序（炎症性，発育性）などをもとに分類されている 表1 .
- 各嚢胞とも診断に際しては，組織像とともに，発生部位や歯との位置関係なども考慮する.

歯根嚢胞（radicular cyst）

疾患の概要

- 最も頻度が高い（顎嚢胞の約 50%を占める）.
- 失活した歯（根管治療が施されていることが多い）の根尖を囲む 図1a .
- 根管の側枝に関連して，根の側面に生じる場合もある.
- Malassez の上皮遺残 図2 が根尖性歯周炎に伴う炎症刺激で増殖して生じる.
- 原因歯が抜歯されたのちに残された歯根嚢胞は残留嚢胞（residual cyst）と呼ぶ.

病理所見

- 嚢胞内面は非角化扁平上皮で裏打ちされる.

表1 顎口腔の嚢胞の分類（WHO 分類 2017 より抜粋）

炎症性歯原性嚢胞
歯根嚢胞　radicular cyst
炎症性傍側性嚢胞　inflammatory collateral cyst
歯原性ならびに非歯原性発育性嚢胞
含歯性嚢胞　dentigerous cyst
歯原性角化嚢胞　odontogenic keratocyst
側方性歯周嚢胞とブドウ状歯原性嚢胞
lateral periodontal cyst and botryoid odontogenic cyst
歯肉嚢胞　gingival cyst
腺性歯原性嚢胞　glandular odontogenic cyst
石灰化歯原性嚢胞　calcifying odontogenic cyst
正角化性歯原性嚢胞　orthokeratinized odontogenic cyst
鼻口蓋管嚢胞　nasopalatine duct cyst

歯原性嚢胞 | 309

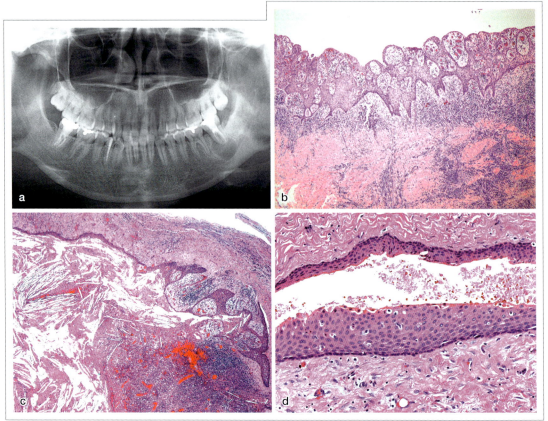

図1 歯根嚢胞
a：X線所見．左下顎第二大臼歯の歯根嚢胞．根管治療がなされている左下顎第二大臼歯の根尖に連続して類円形透過像を認める．
b：嚢胞内面には炎症細胞浸潤が目立ち，裏装上皮は上皮索を伸ばしている．
c：高度の炎症に伴い裏装上皮が欠落した部位（図の右下半部）を伴っている．裏装上皮の大部分を欠く場合もある．
d：発生後数年が経過した症例．炎症性嚢胞としての組織学的特徴は乏しい．

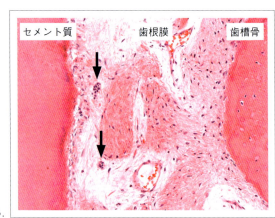

図2 Malassezの上皮遺残（➡）
歯根膜内に残存する歯原性上皮細胞である．

- 通常，嚢胞腔側には高度の炎症細胞浸潤があり，裏装上皮は増殖してしばしば上皮索を形成する 図1b．
- 炎症が強い場合は，上皮が障害されて欠落することもある 図1c．
- 炎症が軽快し，炎症性嚢胞としての組織学的特徴が失われることもある 図1d．

炎症性歯周囊胞（inflammatory collateral cyst）

- 顎囊胞の約 5％を占める．
- 智歯周囲炎などに随伴して，下顎智歯あるいは大臼歯の歯根に隣接して生じる．
- 歯根囊胞と同様の炎症性囊胞の組織像を示す．

含歯性囊胞（dentigerous cyst）

疾患の概要

- 歯根囊胞に次いで2番目に多い（約 20％）．
- 埋伏歯の歯冠を囲む 図3a．
- 多くは下顎第三大臼歯に生じる．
- 歯嚢の退縮したエナメル上皮 図3b から生じると考えられている．

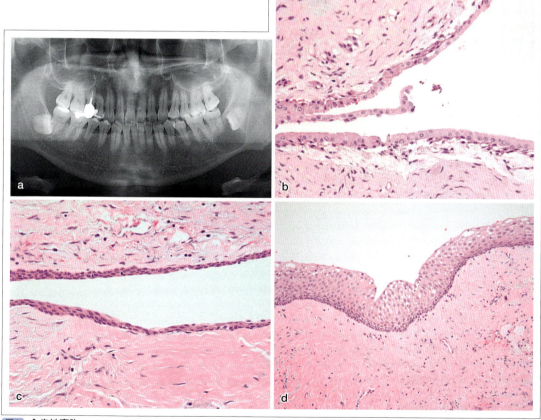

図3　含歯性囊胞
a：X線所見．左下顎埋伏智歯の含歯性囊胞．歯冠を囲んで類円形透過像を認める．左下顎第二大臼歯は根管治療がなされていない．
b：歯嚢．若年者の埋伏歯の歯冠周囲から含歯性囊胞が疑われる検体として病理検査に提出されることがある．この症例は単層上皮がみられるが，上皮の萎縮や欠落もしばしばみられる．
c：薄い重層上皮で裏装されている．
d：cと同一症例．この部は比較的厚い扁平上皮となっているが，角化は明瞭でない．

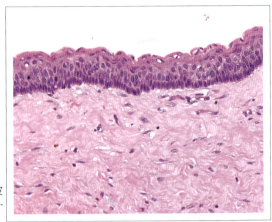

図4 歯原性角化嚢胞
数層の厚さの錯角化した扁平上皮で覆われている。palisading patternが特徴的である。

病理所見

- 2～数層の厚さの非角化扁平上皮に裏装される 図3c, d.
- 炎症のないものが典型的だが,しばしば二次的な炎症を伴う.

歯原性角化嚢胞（odontogenic keratocyst）

疾患の概要

- 頻度：顎嚢胞の10～20%.そのうち5%程度が基底細胞母斑症候群に関連する.
- 多発することもある.
- 局所侵襲性が比較的あり,摘出後の再発も多い（10～30%）.
- 角化嚢胞性歯原性腫瘍（keratocystic odontogenic tumor）と同義.

病理所見

- 錯角化し,整然とした配列を示す,5～8細胞層をなす扁平上皮で覆われる.典型例は縦長の基底細胞が整列したpalisadingを呈し,角化層表層が波打っている 図4.
- 二次的な炎症が加わると,これらの特徴が消失し,炎症性嚢胞と類似した組織像を呈する場合がある.
- 時に嚢胞壁に娘嚢胞や上皮塊をみる.

側方性歯周嚢胞（lateral periodontal cyst）

- 萌出した歯の側面に生じる,まれな発育性嚢胞.
- 多嚢胞性のものはブドウ状歯原性嚢胞（botryoid odontogenic cyst）と呼ぶ.
- 組織学的所見は,内面は薄い単～重層上皮や非角化扁平上皮で裏打ちされ,時に裏装上皮の局所的な肥厚を伴う 図5.

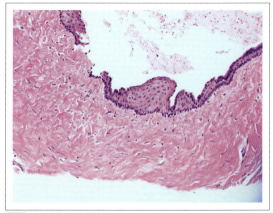
図5 側方性歯周囊胞
囊胞腔に突出する上皮肥厚を示すことがある．

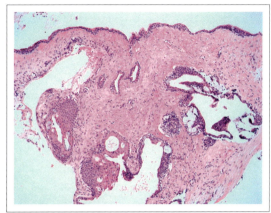
図6 腺性歯原性囊胞
多囊胞性を示した部位．裏装上皮に円柱上皮や線毛上皮，粘液細胞や腺腔構造を認める．

歯肉囊胞（gingival cyst）

- 歯肉に生じる，まれな発育性囊胞．
- 組織学的所見は側方性歯周囊胞と同様である．

腺性歯原性囊胞（glandular odontogenic cyst）

疾患の概要

- 腺性分化を示す，まれな発育性囊胞．
- 局所侵襲性があり，時に再発もみられる．

病理所見 図6

- 裏装上皮に円柱上皮や線毛上皮，粘液細胞や腺腔構造を認める（ただし，腺性歯原性囊胞以外の囊胞でも，円柱上皮や線毛上皮，粘液細胞が出現することはある）．
- 多囊胞性のことがある．

石灰化歯原性囊胞（calcifying odontogenic cyst）

疾患の概要

- 幻影細胞の出現を特徴とする，まれな囊胞性病変．
- 同様の組織像で充実性のものはdentinogenic ghost cell tumorとして腫瘍に分類される．
- 歯牙腫と合併することがある．
- 石灰化囊胞性歯原性腫瘍（calcifying cystic odontogenic tumor）と同義．

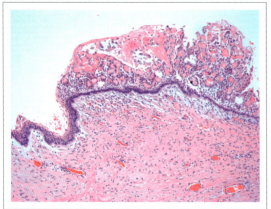
図7 石灰化歯原性囊胞
エナメル上皮腫様の裏装上皮内に，多数の幻影細胞がみられる．石灰化もみられる．

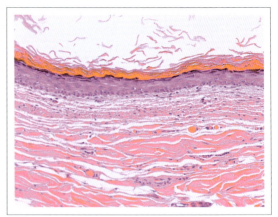
図8 正角化性歯原性囊胞
類表皮囊胞と類似した組織像を示す．

病理所見

- エナメル上皮腫に類似した形態の裏装上皮内に，幻影細胞が出現する 図7．幻影細胞は本疾患に特異的である．
- 上皮内あるいは上皮に接して石灰化物が形成されることがある．

正角化性歯原性囊胞（orthokeratinized odontogenic cyst）

- 類表皮囊胞と同じ組織像を呈する，まれな発育性囊胞である．約半数が埋伏歯に関連して生じる．
- 組織学的所見は正角化した扁平上皮が囊胞内面を裏打ちする 図8．

診断のポイント

- 歯原性角化囊胞と単囊胞型エナメル上皮腫はほかの囊胞と治療方針が異なるので，的確に鑑別する．
- 歯原性角化囊胞，正角化性歯原性囊胞，石灰化歯原性囊胞，腺性歯原性囊胞，単囊胞型エナメル上皮腫は，それぞれ特異的な組織像から診断できる．
- 上記以外の囊胞は既往歴や歯との位置関係などを考慮して診断する．まずは頻度の高い歯根囊胞と含歯性囊胞に該当するかどうかを考える．
- 歯と独立して顎骨内に生じ，含歯性囊胞と同様の組織像を呈する発育性囊胞も時にみられる．WHO分類2017の顎囊胞の分類のいずれにも一致しないが，以前は原始性囊胞（primordial cyst）と呼ばれていたものの一部に該当する．

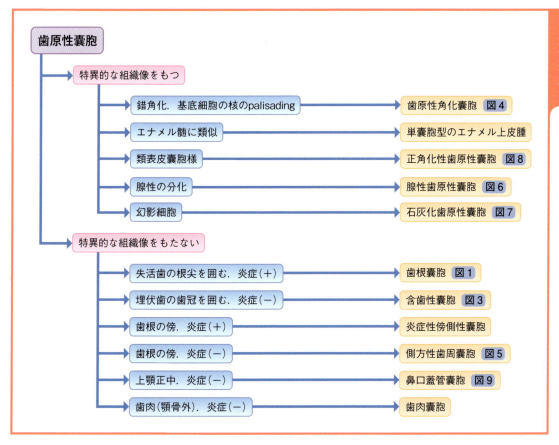

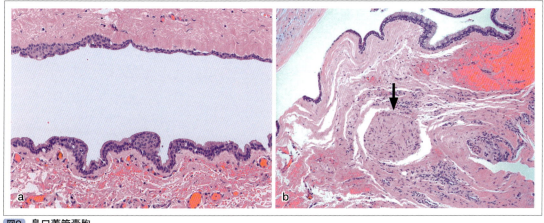

図9 鼻口蓋管嚢胞
a：扁平上皮，円柱上皮，粘液細胞などがみられる． b：嚢胞壁に太い神経がみられる（➡）．

鼻口蓋管嚢胞（nasopalatine duct cyst）

疾患の概要

- 顎嚢胞の約5％を占め，上顎正中に生じる非歯原性発育性嚢胞．

- 鼻口蓋管（切歯管）の遺残上皮から発生すると考えられている.

> ## 病理所見

- 囊胞内面は立方上皮，円柱上皮，線毛上皮，扁平上皮などに覆われる 図9a .
- 囊胞壁に太い神経や動脈（鼻口蓋神経と鼻口蓋動脈の枝）を認めることが多い 図9b .

（坂本　啓）

4章

病理検体の取り扱い

口腔・歯原性腫瘍の取り扱い

　国際対がん連合（Union for International Cancer Control：UICC）では，舌〔可動部（舌前方2/3）〕，上顎歯肉，下顎歯肉，頰粘膜，口腔底，硬口蓋および口唇に発生する粘膜の悪性腫瘍を口腔癌として分類している．この他に，口腔領域に発生する腫瘍としては，歯原性腫瘍を含む顎骨腫瘍や軟部腫瘍，第1部で取りあげられている唾液腺腫瘍がある．本章では，口腔粘膜および顎骨に発生した腫瘍性病変の検体の取り扱いについて記載する．

　舌，頰粘膜，口腔底単独の検体に関しては，ほかの消化器系臓器の検体取り扱いと大きな違いはない．しかし，上下顎歯肉や硬口蓋，顎骨内に発生する腫瘍では骨や歯が含まれる可能性が高く，その病理組織標本の作製は煩雑で手間がかかることに留意すべきである．

生検検体

- 生検として提出された検体は，大小によらず最大割面を薄切面にする．
- 口腔領域の検体は小さいことが多く，オリエンテーションの判定が難しいため，濾紙などに貼り付けてから，ホルマリン液に浸漬し，切り出しを行うとよい．その際，どの面を濾紙面に貼り付けるのか，臨床医とルールを決めておく必要がある．
- 切り出し時には，依頼書に検体のシェーマを記載するか，検体写真を撮影し 図1，検体の形態的特徴，組織片数，大きさ，切り出し線などを記載する．
- 緊急に標本を作製し，診断を求められることがある．その場合，3 mm³ くらいまでの検体の大きさであれば，検体は固定されている（固定時間は最低6時間以

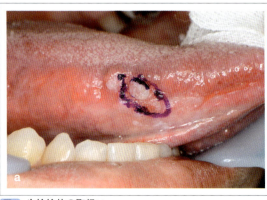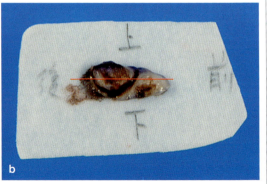

図1　生検検体の取扱い
a：生検の採取部位　　b：検体の切り出し図（──：長軸方向に切り出した）
採取された検体は切除面を濾紙に貼り付ける．濾紙には検体のオリエンテーションが記載されている．

上）．包埋プロセッサーを用いれば，脱水→透徹→パラフィン浸透をおおよそ80分で処理し（全14槽×3分と全過程の薬液交換時間の約40分を加算），パラフィンブロックを作製できる．その後，1時間半くらいの過程で，薄切，染色が完了し，鏡検，病理報告書を作成することができる．全工程9時間超である．夕方に提出された生検検体も翌日の昼過ぎには病理報告書を提出できる．この処理過程はあくまでも緊急の場合であり，日常の病理検査業務には適さない．

術中迅速診断検体

- 凍結切片用検体は小組織片のため，乾燥しやすい．検体の運搬方法や検体処理方法について手順書を作成し，手順どおりに迅速に実施する．これにより，標本作製や組織標本などに問題が生じた場合の検証が可能になる．
- 適切に湿らせたガーゼなどに検体を包んで運搬する（吸水性のある濾紙などに貼り付けて運ばないこと）．
- 薄い粘膜検体でオリエンテーションの判断が難しい場合は，臨床医の協力を得て，サージカルスキンマーカーなどで上皮面をマーキングした後，検体を提出してもらうと標本作製を円滑に実施できる．
- 凍結標本作製後の検体から永久組織標本を作製することは，凍結標本での診断の妥当性や凍結標本上の問題点などを検証する一助となるので，術中迅速診断の精度向上のために行うことを推奨する．
- インシデントレポートの1例として，凍結切片用検体として病理に提出されたにもかかわらず，実際には固定液に浸漬されている場合がある．検体の処理方法には十分に注意する必要がある．

手術検体

ホルマリン固定前 図2

- 病変の記録のために，固定前に写真を撮影する．臨床医が実施する場合と病理医が実施する場合がある．
- 検体に付着している血液などの汚れを可及的に洗い落とし，その後，水分をよく拭きとる．
- カメラスタンドを用いて，病変部を明示できる構図で撮影し，必要であれば，いくつかの方向から撮影を実施する．
- 基本的には，メジャーを入れて検体と重ならないように注意する．
- 腫瘍本体と頸部郭清体が一塊として提出された場合は，まずは一塊の状態で撮影する．その後，腫瘍本体と頸部郭清体を分離し，それぞれ写真を撮影する．
- 発熱する光源を用いて撮影をする場合には，不必要に光源を検体に当てないようにする．
- 画像をプリントアウトし，検体の大きさ，肉眼的病変の大きさ，病変の性状，切除断端までの距離などを記載する（原則として，口腔癌・頭頸部癌取扱い規約に

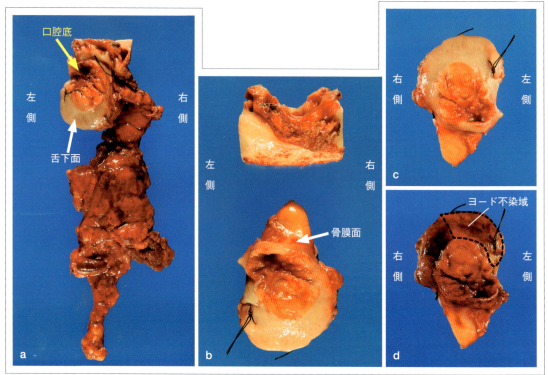

図2 右側下顎骨区域切除を含む手術検体の処理方法—固定前の処理
a：口腔底部腫瘍本体と頸部郭清体を一塊にして撮影された手術検体　　b：分離された口腔底部腫瘍本体と下顎骨
c：口腔底部腫瘍本体　　d：ヨード染色を施された口腔底部腫瘍本体
口腔底から舌下面部にかけて腫瘍性病変を認めた．aの写真は検体を背部から撮影した画像である．手術検体は，固定される前にまず腫瘍本体と頸部郭清体を一塊として撮影され（a），その後右側顎下腺を基準にして分離された．さらに，本症例では腫瘍組織の顎骨浸潤が画像上明らかではなかったため，骨膜部で下顎骨から口腔底を剥がし，その状態について記録した（b）．口腔底部の腫瘍本体の病態像をあらためて撮影し（c），続いてヨード染色を実施した（d）．その結果，舌下面側断端から左側断端にかけてヨード不染域が出現した．

準じて記載する）．所見の記載はスピーディに行う．
- 病変部の切除後，直ちにその検体の処理ができない場合には，生理食塩水に浸し，硬く絞ったガーゼで検体を包み，密封できる容器に入れて，冷蔵保存しておくことが重要である．

ホルマリン固定

- 固定液は，通常10％あるいは20％中性緩衝ホルマリン液を用いる．
  - pH調節されていない固定液は使用しない．
  - 固定液の使い回しは避ける．
  - 固定液は十分量を用いる（検体量の10倍量が目安）．
- 固定液に浸漬する前に，検体にしわが寄っていないか確認する．しわが寄っている場合には虫ピンなどを用いて，検体を適切に（口腔内に存在した状態を可能な限り再現するように）伸展させる．
- ボードに検体を貼り付ける場合には，ほかの組織片付着防止，あるいはボードがコルク板ではなく，ゴム製のものを使用した際には，固定液が検体内部に浸透し

にくいため紙タオルやティッシュペーパーなどを敷いてその上に検体を載せて貼り付ける.

- ・検体が小さく，検体にしわがみられない場合には，濾紙などに貼り付ける．これにより検体が収縮することを防止する.
- ・大きな検体では，腫瘍と周囲組織や切除端部との位置関係について配慮して貼り付ける．口腔領域の検体は切除断端が複雑なため，臨床的にどの部位の断端を重要視しているかを明確にし，その部分の評価が適切に判定できるように固定をする必要がある.
- ・大きな検体の場合には，深部組織の固定状態をよくするため振盪させながら固定を行うとよい.

- 固定は室温で行う.
- 固定時間については，通常の軟組織検体（舌の部分切除など）であれば，24〜48時間が目安となる．大きな検体（舌亜全摘や顎骨を含む検体など）では内部への固定液の浸透が悪いため，24時間後に大まかな切り出しを行い，再固定を行う．次の日に最終的な切り出しを実施すると速やかに検体が処理できる.
- 遺伝子検索のための凍結保存用検体は，固定前に採取しておく．病理組織診断の妨げにならないように採取部位を決定する（臨床医が組織採取を実施する場合には，採取部位などについて病理医の確認を得ておく）.

ホルマリン固定後 図3

■ 切り出し

固定状態を確認し，その後，十分に検体を水洗する．特に，舌，頬粘膜，口腔粘膜の粘膜癌には固定検体であってもヨード染色を行うことを推奨する．食道癌と同様に病変部がヨード不染域として描出される 図2d, 3b ．切り出し方法に関しては，『口腔癌取扱い規約』に準じて行う.

- ・軟組織の場合

触診で病変の一番深部に進展していると思われる部分を確認し，第1割を入れる．検体内における病変の広がりを把握した後は，均等の厚さ（2〜4 mm）で，切り出す.

検体を切り出した後，元の形に検体を復元して撮影する 図3c ．続いて，割面の写真を撮影する 図3d, e ．割面の撮影後，薄切面にマーキングをして，包埋用カセットに入れる.

- ・顎骨組織の場合 図4

検体の切り出しを行う前に，顎骨内の病変の広がりを把握しておく．臨床で撮影された手術直前のパノラマX線やCT画像を参考にする．当院では軟X線装置を用いたX線画像を参考に，切除された検体で顎骨の破壊の程度を確認している.

未脱灰の顎骨や歯を割断するには特殊な割断機（ボーンカッター，バンドソーなどのダイヤモンドカッター）が必要となる．各施設のニーズに合わせて選択し，検体の処理を行う.

- ・非脱灰の検体切り出し時に考慮すべき点は，刃の厚みの分「切りしろ」が生じることである．想定していた病変部の割面が作製できないことがあるので注意

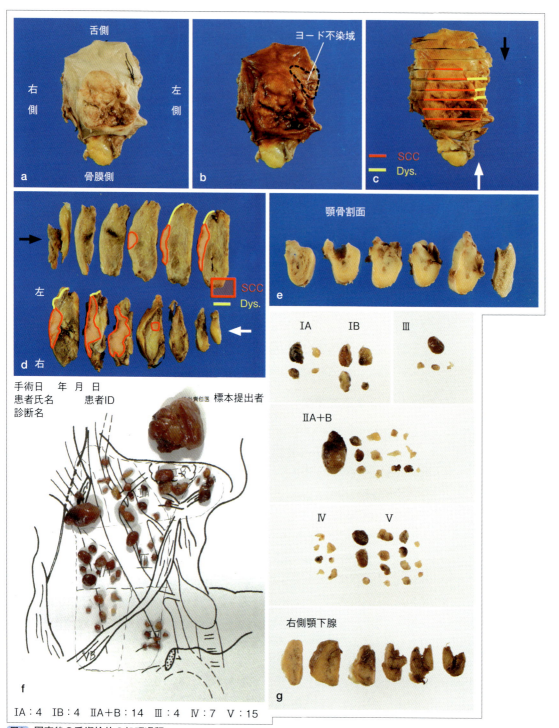

図3 固定後の手術検体の処理過程
a：水洗後の口腔底腫瘍本体　　b：ヨード染色後の口腔底腫瘍本体　　c：切り出し図と鏡検結果のマッピング像
d：割面像と鏡検結果の浸潤癌の広がり　　e：顎骨の割面像　　f：頸部郭清されたリンパ節のマッピング像
g：各レベルでのリンパ節の形状と個数と顎下腺の割面像の記録

水洗は約2時間行い，その後各種写真撮影を実施した．口腔底の検体の切り出しは縦方向に割を入れることが原則ではあるが，本症例の場合，左側の粘膜上皮の断端の検索のために横方向に切り出しを行った．ヨード不染域は固定前の染色性とは異なり，左側断端に限局していた．その領域にほぼ一致して口腔上皮異形成が観察された．顎骨内への浸潤は肉眼的にも，顕微鏡的にも認められなかった．郭清されたリンパ節については，マッピング像に臨床が記載したリンパ節の個数と切り出し時に確認されたリンパ節の個数が一致しているかを確認している．

＊矢印は薄切方向を示し，この症例では骨膜側から見たとき（⇨）の割面を薄切面とし，舌側の断端のみ，舌側から見た面（➡）を薄切面とした．SCC：扁平上皮癌，Dys.：上皮性異形成

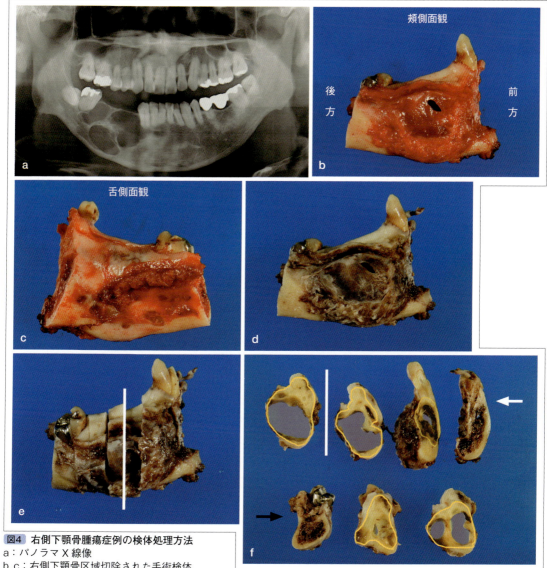

図4 右側下顎骨腫瘍症例の検体処理方法
a：パノラマX線像
b, c：右側下顎骨区域切除された手術検体
d：固定後の手術検体
e, f：手術検体の切り出し図と鏡検結果のマッピング像

下顎右側犬歯部から第二大臼歯部にかけて多房性，隔壁を有するX線透過像を認めた（a）．右側下顎骨区域切除された手術検体の頬側皮質骨では菲薄化を認め，一部に穿孔が観察された（b, c）．固定後（d），X線画像を参考に，白線の位置で第1割目を入れた（e）．そこから左右のブロックを5～7 mm厚みで切り出した．顎骨の広範囲に病変（エナメル上皮腫）が広がっていた（f）．

＊矢印は薄切面方向を示し，この症例では前方から見たとき（⇨）の割面を薄切面とした．後方の断端のみ，後方から見た面（➡）を薄切面とした．

する．
・当院では，バンドソーを用いて切り出しを行っている．軟組織同様，病変部の最大割面部で第1割を入れ，その後はおよそ5～7 mm間隔で切り出している．骨の裏打ちがない軟組織部分はメス刃で切っている．

切り出し終えたら，軟組織と同様に検体を元の形に復元し，写真を撮影する．また，割面についても同様に写真撮影する．固定が不十分な場合には再固定し，必要

がない場合には脱灰処理を行う.

■ 硬組織標本の脱灰

脱灰液にはギ酸溶液，プランク・リュクロ溶液，EDTA溶液などがある．免疫染色を施す場合には，EDTA溶液を用いた脱灰がよいが，欠点は時間とコストがかかることである．また，プランク・リュクロ溶液では脱灰は迅速に行えるが，HE染色の染色性の低下や多くの抗体で免疫染色反応が低下するため，適切な診断に用いることができない．一部の施設では，プランク・リュクロ溶液よりある程度の抗原性が保たれているという理由で，ギ酸溶液を使用している．

・脱灰処理の工夫

- バンドソーなどの割断機がなく，検体が小さい場合には未脱灰の状態では切り出しをせず，脱灰処理を行った後にメス刃で切り出すとよい．大きな顎骨検体の場合には，検体の大きさに合わせて2~3分割して，脱灰処理を行い，その後メス刃で最終切り出しを実施する．ここでのポイントは，脱灰時間をいかに短くして切り出せるかである．酸系の脱灰溶液を用いた場合，脱灰時間が長くなればなるほどHE染色における核の染色性が低下するため，診断が困難になるので注意しなければならない．

- 顎骨骨髄は脂肪髄の場合が多く，脱灰処理では脱灰時間に影響し，パラフィン浸透では組織内へのパラフィンの浸透に影響が及ぶ．よって，脱灰処理をする前に十分な脱脂処理を行うことが重要である．

- 顎骨から軟組織を剥がし，別々に検体の処理を行っている施設がある．利点は軟組織内に腫瘍性病変が存在していた場合，免疫染色に標本を供せることと，病理組織学的情報が早く得られるので，顎骨標本の作製が完了していなくても，臨床医に一次的な病理診断を報告可能なことである．ただし，欠点としては標本の破損が生じやすくなる，軟組織内と顎骨内の病変の連続性が絶たれるため，正確な病変進展状態がわかりにくくなることがある．

■ 脱灰標本の脱水，透徹，パラフィン浸透

脱水→透徹→パラフィン浸透の過程について，顎骨標本や厚みのある軟組織標本の場合では，通常の処理工程ではパラフィン浸透が悪く，薄切しにくくなる．余分な組織は適切にトリミングし，さらにプロセッサーの処理時間を全体的に長くするか（当院では，週末に大きな骨標本を集めて，2日間かけて処理している），あるいはプロセッサーの処理前に，アルコールで十分に脱脂をしておくと，透徹，パラフィンの浸透がよくなる．

粘膜切除生検検体 図5

生検をするには病変が小さい場合には，一定の安全域を含めて病変を一度で切除する切除生検は有用な治療法の1つである．それらの検体の処理方法については食道の内視鏡的切除検体の取扱い方を参考にしていただきたい．

切除生検検体においても，適切に粘膜のしわをとって検体を固定することが挙げられることはいうまでもないが，その検体の切除断端の病態把握も重要であるため，大きな手術検体と同様に検体を扱わなければならない．

324　4章　病理検体の取り扱い

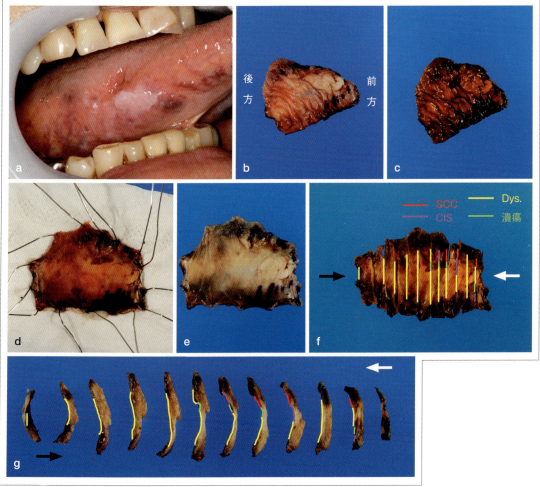

図5 粘膜切除生検（右側舌白板症）
a：口腔病態像　　b：固定前の粘膜切除生検検体　　c, d：ヨード染色像
e：固定後の切除生検検体　　f, g：ヨード染色を実施後の切り出し図と鏡検結果のマッピング像
右舌縁部に 16×10 mm 大の白斑病変を認め（a），ここでは示さないが白斑の後方にヨード不染域が認められ，それを含めて切除生検された．検体にしわが寄った状態で，ヨード染色しても不染域は不明瞭であるが（b, c），虫ピンで検体のしわを除くと検体前方の白斑の後方に不染域がみられることがわかる（d, e）．ホルマリン固定後，約2時間水洗し，切り出しを通法どおり実施した（f）．鏡検結果のマッピング像を示す（g）．不染域にほぼ一致するように早期浸潤癌〔上皮下結合織に留まる扁平上皮癌（SCC）〕，上皮内癌（CIS），上皮性異形成（Dys.）を認めた．
＊矢印は薄切方向を示し，この症例では前方から見たとき（⇨）の割面を薄切面とし，後方の断端のみ，後方から見た面（➡）を薄切面とした．

 1）固定前の切除検体を撮影する．
  ・検体に血液などが付着していたら，水で洗い流す．
  ・可能な限り，しわを伸ばす．
 2）ヨード染色の染色状況を撮影し，記録を残す（ただし，歯肉・歯槽粘膜，口蓋粘膜ではヨード染色は不適である）．
 3）検体から染色が抜け落ちる前にコルクボードなどに貼り付けて，再度撮影する．
 4）十分量の固定液に浸漬する（浸漬時間は6～48時間）．
 5）固定後，約2時間水洗する．続いて切除検体を撮影し，再度ヨード染色を施行して固定前の染色性と変化がないか確認した後，再び撮影する．

6) 切り出しを行う．切り出し方法は口腔癌・頭頸部癌取扱い規約に準じて実施する．スライス幅は2～3mmである．

7) 切り出した後には割線の入った写真と割面の写真を撮影，プリントアウトし，切り出し図として使用する．

8) 切り出した標本をカセットに入れて，パラフィン包埋ブロックを作製し，薄切，染色に供する．

ゲノム医療に向けた品質の高い検体検査

コンパニオン診断を含むゲノム病理診断検査に備えて

近年，悪性腫瘍の病理組織・細胞検体を用いた検査において，病理組織診断を下すだけではなく，体細胞遺伝子検査が実施され，臨床応用されつつある．今後は，次世代シークエンサーなどの新規技術の導入によりゲノム診断（遺伝子パネル検査）が普及していくものと考えられる．そのため，遺伝子検査の品質・精度の管理が重要になり，それぞれの段階〔測定前（プレアナリシス段階），測定（アナリシス段階），測定後（ポストアナリシス段階）〕で規格や基準が定められている．これらの遺伝子診断を実施する施設では，検体の品質・精度を確保，保証するため，検査室の第三者認定（ISO 15189）の取得が義務づけられている．

日本病理学会は2016年に，「ゲノム研究用病理組織検体取扱い規程」を公開し，続いて2018年に，「ゲノム診療用病理組織検体取扱い規程」を発刊している．後者では，ホルマリン固定パラフィン包埋標本を用いた遺伝子検査の成否が，各施設の病理検査室のプレアナリシス段階に依存すると結論づけている．

規程では，プレアナリシス段階をさらに3つの過程（固定前プロセス，固定プロセス，固定後プロセス）に分類し，それぞれの過程における役割分担と検体処理についての注意すべき項目について詳細に記載し，各施設での実施を推奨している．以下に，それらを要約したものを記載する．

1) 固定前プロセス

この工程は臨床医の担当である．切除された検体をいかに速やかに浸漬固定するかが重要である．手術により切除された組織においては，切除後30分以上室温で保持することは極力回避する．直ちに固定液に浸漬できない場合には4℃で保管し，3時間以内に処理する．

2) 固定プロセス

この過程は，施設によって臨床医，病理医，臨床技師などが担当する．

ホルマリン固定液としては，中性緩衝ホルマリン溶液を用いる．ホルマリン濃度は10%（3.7%ホルムアルデヒド）とする．また，固定時間についてはコンパニオン診断を考慮して，6～48時間で固定する．固定液の容量は，検体量に対し10倍量を用い，固定不良（固定不足・過固定）による品質劣化を回避する．

3) 固定後プロセス

・脱灰操作について：硬組織を含む検体をゲノム診断に供する可能性がある場合には，酸による脱灰を避け，EDTA脱灰を用いる．

・検体の脱水，透徹，パラフィン浸透について：従来型の組織プロセッサーの仕様は問題ない．使用薬剤の管理（交換頻度など）の影響については不明である．
・保管方法について：通常のブロックの場合は室温で，多湿を避け冷暗所で保管する．ゲノム診断を目的として作製されたブロックは，冷蔵保存を推奨している．作り置きした未染色標本のゲノム診断への使用は避け，可能な限り再薄切を行う．

（柳下寿郎）

3部
症例の実際

症例 1 唾液腺明細胞癌
60歳代，女性

■ 現病歴

初診2か月前に右頸部腫脹を自覚した．来院時，経鼻内視鏡検査にて舌根部に腫瘤がみられ，CT画像では舌根部の境界不明瞭な腫瘤性病変と右頸部リンパ節腫大が認められた 図1a．PET-CT画像では同部位に異常集積が検出された 図1b．生検後，中咽頭腫瘍切除術および両側頸部郭清術が施行された．術後約3年を経た現在，再発や遠隔転移はない．

病理所見

腫瘍は最大径1.7 cmで，既存の小唾液腺組織や骨格筋組織へ不規則に浸潤していた 図2a．一部で粘膜に潰瘍形成を伴っていたが，表面を覆う重層扁平上皮に異型性はみられなかった．腫瘍内では，淡明な細胞質を有する比較的単調な腫瘍細胞が充実性胞巣や索状構造を形成し，浸潤性に増殖していた．腫瘍細胞は細胞境界が明瞭で，類円形から不整形の濃染性偏在核を有していた 図2b．好酸性細胞質を伴い扁平上皮様の部分 図2c や，一部では少数の粘液細胞が混在する部分 図2d もあった．間質には線維化や硝子化が目立っていた．リンパ管侵襲および静脈侵襲が認められ，両側の頸部リンパ節3個への転移を伴っていた．

免疫組織化学的に，腫瘍細胞はp63に陽性を示したが 図3a，α-SMAやcalponin，

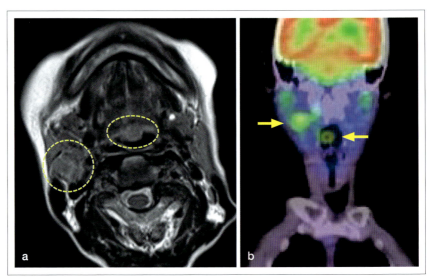

図1 画像所見
a：CT像．舌根部に境界不明瞭な腫瘤性病変がみられ，それとともに右頸部リンパ節の腫大が認められる（→）．
b：PET像．同部位にはPET-CTにて異常集積がみられる（⇨）．

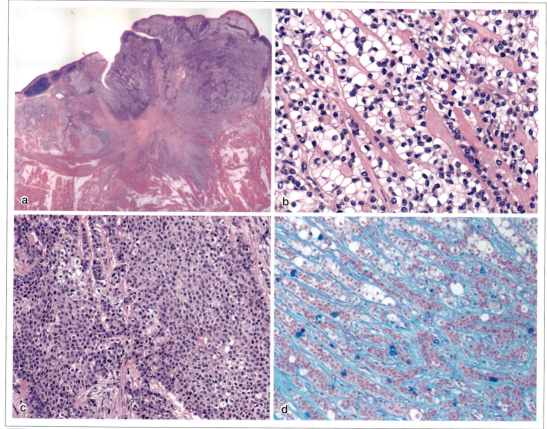

図2 組織学的所見および特殊染色所見
a：HE 染色．腫瘍は既存の小唾液腺組織や骨格筋組織へ不規則に浸潤する．
b：HE 染色．淡明な細胞質を有する比較的単調な腫瘍細胞が硝子化間質を伴って増殖する．
c：HE 染色．好酸性細胞質を有し，扁平上皮様を呈する部分もある．
d：alcian blue 染色．一部では粘液細胞が混在する．

S-100 蛋白といった筋上皮マーカーは陰性であった 図3b．また，adipophilin や perilipin，RCC も陰性であった 図3c．Ki-67 標識率は高いところで 10% であった 図3d．

RT-PCR 法にて，*EWSR1-ATF1* 融合遺伝子が検出され 図4a，シークエンス法により融合部位が確認された 図4b．また，fluorescence *in situ* hybridization（FISH）法においても，*EWSR1* 遺伝子の再構成が認められた 図4c．

鑑別診断

本腫瘍は，淡明な細胞質を有する腫瘍細胞が増殖することを特徴とする．淡明細胞が増殖する腫瘍の鑑別診断には，扁平上皮癌，上皮筋上皮癌，明細胞癌，脂腺腺癌，他の組織型（粘表皮癌，腺房細胞癌，筋上皮癌）の明細胞亜型，転移性腎細胞癌が挙げられる 表1．唾液腺原発の扁平上皮癌はきわめてまれであり，また本症例では表層粘膜上皮に異型性が認められないことから舌粘膜上皮由来の扁平上皮癌は否定される．上皮筋上皮癌や明細胞亜型の筋上皮癌では筋上皮分化が保たれ，

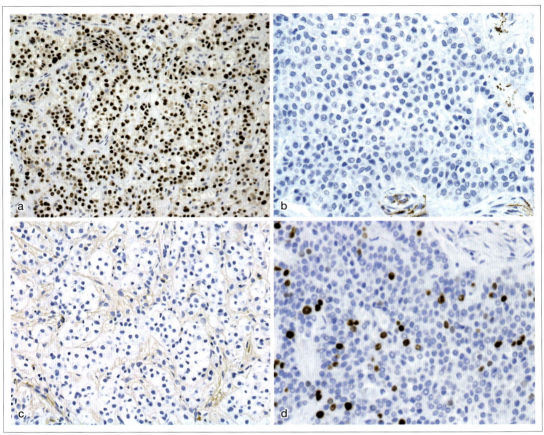

図3 免疫染色所見
腫瘍は p63 陽性（a），α-SMA 陰性（b），RCC 陰性（c）であり，Ki-67 標識率は 10％ を示す（d）．

α-SMA などの筋上皮マーカーが少なくともいずれかは陽性を示すため，除外される．また，本症例では腫瘍細胞が p63 陽性であるため，明細胞亜型の腺房細胞癌には合致しない．Adipophilin や perilipin 陰性であることから脂腺腺癌が，RCC 陰性であることから転移性腎細胞癌も否定できる．もちろん腎腫瘍の既往の有無を確認する必要もある．

　明細胞癌と粘表皮癌は，ともに粘液細胞が認められ p63 陽性となるなど，特に粘液細胞が少なく淡明細胞優位の粘表皮癌では形態学的所見や特殊染色・免疫染色のみでは両腫瘍の鑑別は困難なことがある．これらを鑑別するためには遺伝子検索が有用である．両者ともに特異的な融合遺伝子が知られており，明細胞癌では *EWSR1-ATF1/CREM*，粘表皮癌では *CRTC1/3-MAML2* が高率に検出される．本症例では *EWSR1-ATF1* が検出され，*CRTC1/3-MAML2* は認められなかった．なお，*EWSR1-ATF1* 融合遺伝子は唾液腺腫瘍では明細胞癌に特異的であるが，顎骨に生じる明細胞性歯原性癌においても 80％ 以上の症例で *EWSR1* 遺伝子の再構成があるとされている．唾液腺明細胞癌と同様に，明細胞性歯原性癌でも *ATF1* がパートナー遺伝子として挙げられている．唾液腺明細胞癌と明細胞性歯原性癌は形態学的所見や形質発現，融合遺伝子が共通している．ただし，唾液腺明細胞癌は高悪性度転化を生じない限り，予後良好な低悪性度腫瘍であるが，明細胞性歯原性癌は症

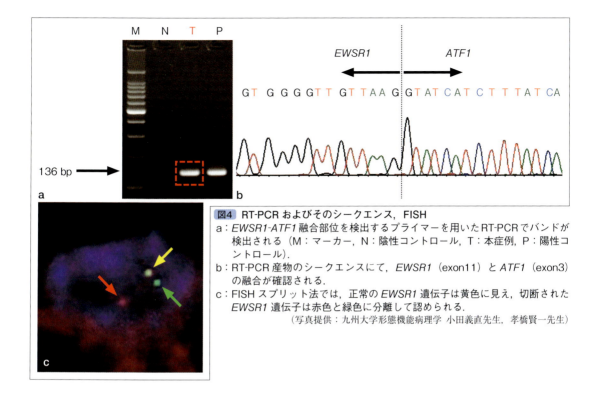

図4 RT-PCR およびそのシークエンス，FISH
a：*EWSR1-ATF1* 融合部位を検出するプライマーを用いた RT-PCR でバンドが検出される（M：マーカー，N：陰性コントロール，T：本症例，P：陽性コントロール）．
b：RT-PCR 産物のシークエンスにて，*EWSR1*（exon11）と *ATF1*（exon3）の融合が確認される．
c：FISH スプリット法では，正常の *EWSR1* 遺伝子は黄色に見え，切断された *EWSR1* 遺伝子は赤色と緑色に分離して認められる．

（写真提供：九州大学形態機能病理学 小田義直先生，孝橋賢一先生）

表1 淡明細胞から成る腫瘍の鑑別診断

明細胞癌	p63（＋），他の筋上皮マーカー（－），*EWSR1-ATF1/CREM* 融合遺伝子（＋）
扁平上皮癌	粘膜上皮に異型性あり（口腔扁平上皮癌），扁平上皮分化のみ（唾液腺原発扁平上皮癌）
上皮筋上皮癌	腺腔形成あり（二相性あり），筋上皮マーカー（＋）
明細胞亜型　粘表皮癌	*CRTC1/3-MAML2* 融合遺伝子（＋）
腺房細胞癌	p63（－）
筋上皮癌	筋上皮マーカー（＋）
脂腺腺癌	adipophilin（＋），perilipin（＋）
転移性腎細胞癌	腎癌の既往あり，RCC（＋）

例によって態度が異なり，腫瘍死を起こしうる進行性の症例もある．

　本腫瘍は WHO 分類 2005 では clear cell carcinoma, not otherwise specified（NOS）として分類されていたが，WHO 分類 2017 で clear cell carcinoma となった．明細胞癌は硝子化した間質に富むことが多く，硝子化明細胞癌（hyalinizing clear cell carcinoma）とも呼ばれてきた．口腔内小唾液腺，特に口蓋や舌根部に生じることが多いため，腫瘍の発生部位に着目することも大切である．高悪性度転化した症例報告もあるが，一般に低悪性度腫瘍であり，本症例においても脈管侵襲や所属リンパ節転移が認められたものの，遠隔転移や局所再発は現在までのところ認められていない．

（谷川真希，長尾俊孝）

症例2 唾液腺高悪性度転化癌（脱分化癌）
60歳代，女性

■ 現病歴

左頸部鎖骨上の腫瘤形成を自覚した．抗菌薬の投与を受けるも軽快せず，生検を行ったところ転移性腺癌と診断された．「原発不明癌」として精査の結果，左顎下腺に腫瘍と思しき腫瘤を認めたため，頸部郭清とともに顎下腺摘出術が施行された．腺外への浸潤も疑われたため術後放射線治療が追加され，入院後約1か月で退院した．外来にて経過観察を行っている．

病理所見

頸部リンパ節転移部では腫瘍は著明な核異型，大小不同，多形性を呈する低分化高悪性の腺癌NOSの像を呈していた．少数角化細胞も混在し，間質の著明な線維化によりリンパ節構造の不明瞭化した領域も多くみられた 図1a ．顎下腺においても同様の腺癌NOSの像が主体を占めたが 図1b, c ，腫瘍辺縁部には二層性腺管と小型基底細胞様細胞の胞巣ないし篩状構造からなる低悪性相当の腺様囊胞癌の像を認め，両者の間には中間的ないし移行的な像も観察された 図1d ．腺癌NOS成分からなる小型胞巣辺縁には腺様囊胞癌の基底細胞様細胞が周囲を縁取るように配列し，これらは免疫組織化学的にはactin，calponinおよびp63陽性で，同時に胞巣全体を覆う明瞭な基底膜構造の内部に位置していた．また腺癌NOS成分は腺様囊胞癌成分に比して著しく高いKi-67標識率，さらに明瞭なcyclin D1陽性像を呈していた 図2 ．GCDFP-15やandrogen receptor（AR）はいずれにも陰性であった．なおリンパ節転移部には腺様囊胞癌の像は全く認めなかった．以上より左顎下腺原発の高悪性度転化を伴った腺様囊胞癌（脱分化型腺様囊胞癌）と診断された．

鑑別診断

唾液腺癌における高悪性度転化（high-grade transformation）は先行する既存の低悪性癌から高悪性の癌腫成分を二次的に生じる現象を指し，同様のものは腺様囊胞癌のみならず腺房細胞癌および分泌癌，上皮筋上皮癌，多型腺癌などでも認められる．概念の端緒となった腺房細胞癌の報告や初期の腺様囊胞癌の報告においては"脱分化（dedifferentiation）"の表記が用いられ，昨今では転化ないし転換の表現を好む者も多いが，現行のWHO分類2017においてもほぼ同義語の扱いで併記されている．著しく異型度の異なる成分が混在する点では多形腺腫由来癌，著しく性状の異なる組織像が混在する点では混成癌（hybrid carcinoma），高悪性成分に紡錘形細胞を混じる場合は癌肉腫などが共通の鑑別対象となるが，定義上前駆病変が唾液腺に由来する低悪性癌でなければ用いることのできない表記であり，その組織型の同

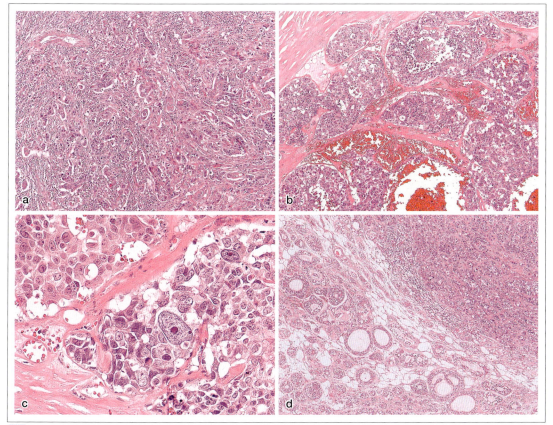

図1 組織学的所見
a：頸部リンパ節転移巣では腺癌NOSは索状の配列を示し，間質の線維化を伴いながら浸潤する．
b〜d：顎下腺の原発巣では腺癌NOSは大型の胞巣を形成し，出血，一部にはcomedo様壊死を伴っている（b）．腺癌NOSは高度の異型性，多形性を呈し，いびつで著しく大型の細胞も混在している．一部に粘液を含む小型の腺腔もみられる（c）．原発巣辺縁では腺癌NOSは小型の胞巣を形成し，近傍の軟部組織には低悪性相当の腺様嚢胞癌の浸潤を認める（d）．

定・証明が診断の眼目となる．

　多形腺腫由来癌はいうまでもなく良性腫瘍たる多形腺腫を前駆病変とするもので，悪性化（悪性転化）と見なすべきものである．

　特に混成癌については，腺様嚢胞癌および唾液腺導管癌の組み合わせを有するものの中には本症例と同種のものを誤認した事例があることが文献上指摘されている．本症例ではGCDFP-15やARは陰性であったが，低悪性癌の転化ないし脱分化を経て混成癌が発生する，すなわち脱分化癌および混成癌双方の特徴を併せ持つ症例の存在も否定できない．ただし，両成分に組織上著しい悪性度の差異が推測され，特に両成分間に移行像がみられる場合や，密接な関連がうかがわれる場合，また同様に高悪性成分を含み，これが組織学的に著しく低分化であるため容易には組織型を決定できない一種「得体の知れない」ものである場合には，やはりまず脱分化癌を考慮する必要があろう．

　癌肉腫は唾液腺ではきわめてまれで，一般的には明瞭な間葉系分化の明らかな場合に成立する診断名であるが，ここに示すような転化・脱分化の結果として明確な肉腫成分を生じた報告はこれまで認められない．また，明らかな骨形成を伴うよう

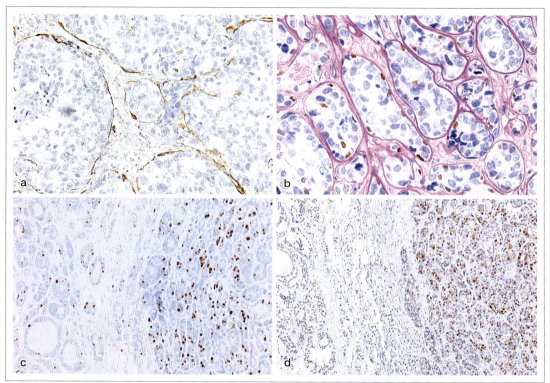

図2 免疫染色所見
a：muscle specific actin（HHF35）．腺癌 NOS の小型胞巣辺縁には腺様嚢胞癌に由来する筋上皮細胞が残存し，これを縁取るように陽性反応を呈する．
b：PAS と p63 の重染色．筋上皮細胞は p63 陽性を呈する．胞巣辺縁には基底膜構造を認め，p63 陽性細胞もすべて基底膜の内側に存在する．
c, d：Ki-67（c），cyclin D1（d）はともに腺様嚢胞癌（左方）に比して腺癌 NOS（右方）では高い標識率とより明瞭な陽性反応を認める．

な腫瘍に関しては，*de novo* であるいは多形腺腫由来癌として発生した肉腫様亜型相当の唾液腺導管癌との鑑別が重要であろう．

　未分化癌や腺癌 NOS に関しては，*de novo* で発生するものは唾液腺ではまれであり，前駆病変となった多形腺腫や低悪性癌の有無を入念に検討する必要がある．

　鑑別診断フローチャートは 図3 に示すとおりである．

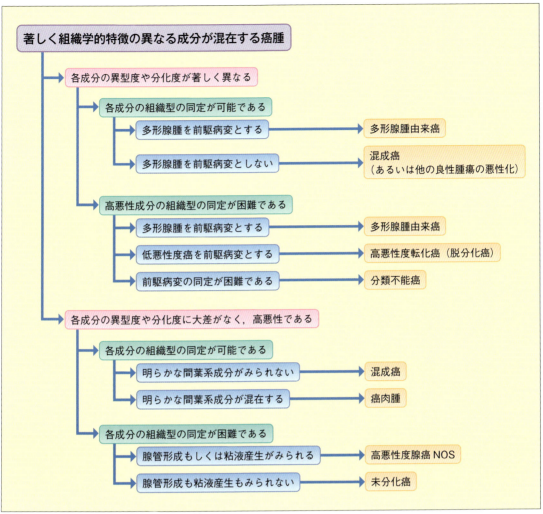

図3 高悪性度転化癌（脱分化癌）鑑別診断フローチャート

（原田博史）

症例 3 腫瘍随伴性リンパ球増殖を伴う低悪性度粘表皮癌（ワルチン腫瘍様粘表皮癌）
20歳代，女性

■ 現病歴

10年前より耳下腺腫瘤に気づくも放置していた．腫瘤が増大傾向を示したため，良性腫瘍の疑いで摘出術が行われた．腫瘍径は2.5 cmであった．腫瘍摘出後，3年が経過するが，再発は認めていない．

病理所見

境界明瞭な囊胞性腫瘍で，線維性被膜は肥厚している部分と不明瞭な部分があった 図1a．囊胞内には好酸性の粘液を認めた．胚中心を有するリンパ濾胞を伴って，多くのリンパ球が浸潤していた 図1b．リンパ球に異型はなかった．本病変には軽度の急性炎症細胞の浸潤もみられた．上皮は全体に化生性であり，異型はあっても弱かった．上皮は大部分で扁平上皮化生様変化 図1c，一部で杯細胞化生様変化 図1d を示し，いわゆる化生性ワルチン腫瘍類似の像であった．ワルチン腫瘍にみられる典型的な上皮（二層性核配列を示し，好酸性細胞質を有する高円柱上皮）は標本中には全く認められなかった．標本の数か所では扁平上皮化生様細胞と杯細胞化生様細胞が乳頭状に増生し，粘表皮癌に類似していた 図1e．免疫染色では，扁平上皮化生様細胞は p63 に陽性 図1f，calponin や α-SMA などの平滑筋マーカーに陰性であり，筋上皮細胞よりむしろ基底細胞様性格を有すると考えられた．確定診断のため，パラフィン切片を用いて遺伝子解析を行ったところ，RT-PCR 法にて *CRTC1-MAML2* 融合遺伝子が，組織切片全領域に対して行ったFISH法にて *MAML2* 遺伝子分離 図1g が化生様上皮も含めすべての上皮細胞に認められた．

鑑別診断

本症例の鑑別診断として囊胞腺腫，オンコサイトーマ，非脂腺型リンパ腺腫なども挙げられるが，臨床上，最も重要な鑑別診断は，粘表皮癌とワルチン腫瘍である．リンパ球の浸潤が高度でも粘表皮癌成分や典型的ワルチン腫瘍上皮が明らかな場合は通常診断に苦慮しない．しかし，"化生性変化"が強いワルチン腫瘍の場合には粘表皮癌との鑑別が困難となる．

図2 に化生性ワルチン腫瘍の症例を示す．高度のリンパ球浸潤 図2a，扁平上皮化生 図2b，杯細胞化生 図2c を認めるが，よく観察すると，ワルチン腫瘍として典型的な上皮が残存している 図2d．この症例では *CRTC1/3-MAML2* 融合遺伝子は陰性であった．

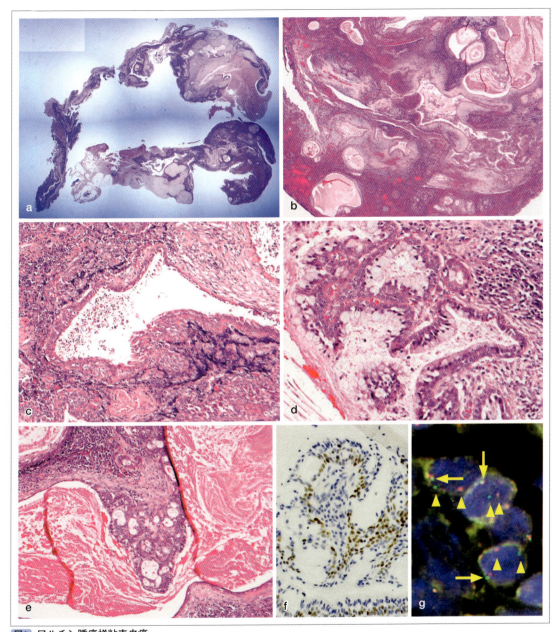

図1 ワルチン腫瘍様粘表皮癌
好酸性粘液様物質を含む囊胞性病変で密なリンパ球浸潤を伴う（a, b）．上皮の大部分は扁平上皮化生様変化（c）を示すが，一部には杯細胞化生様変化（d）が認められた．標本の数か所に粘表皮癌を疑う部位がみられた（e）．扁平上皮化生様細胞は p63 陽性である（f）．FISH 法にて上皮細胞に *MAML2* 遺伝子分離（g）が認められた（▷：分離シグナル，⇨：非分離シグナル）．

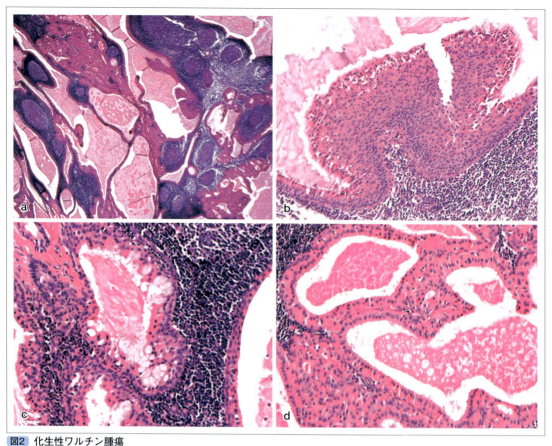

図2 化生性ワルチン腫瘍
高度のリンパ球浸潤が認められる（a）．扁平上皮化生（b），杯細胞化生（c）が顕著である．数か所に残存している典型的ワルチン腫瘍上皮（d）．

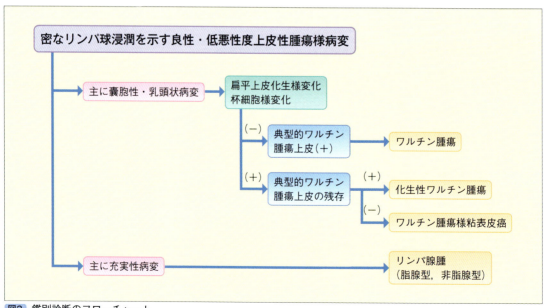

図3 鑑別診断のフローチャート

診断のポイント

「化生性変化の強いワルチン腫瘍」で粘表皮癌が疑われる場合は，典型的ワルチン腫瘍上皮の有無が重要である．ワルチン腫瘍様粘表皮癌には典型的なワルチン腫瘍上皮が全く認められないが，ワルチン腫瘍には組織のどこかに認められる 図2d ．

Ishibashi らは，15例の化生性ワルチン腫瘍を検索し，5例に *CRTC1-MAML2* 融合遺伝子が陽性であったと報告し，腫瘍随伴性リンパ球増殖を伴う化生性ワルチン腫瘍様変化を示す粘表皮癌を，ワルチン腫瘍様粘表皮癌（Warthin-like mucoepidermoid carcinoma）と呼ぶことを提唱している．なお，Ishibashi らは，スライド上の全組織を FISH 解析し，扁平上皮化生様および杯細胞化生様を含むすべての上皮に *MAML2* 遺伝子分離が認められたため，ワルチン腫瘍様粘表皮癌は *de novo* の粘表皮癌であり，ワルチン腫瘍の一部に粘表皮癌が発生した可能性は低いと推察している．

鑑別診断フローチャートは 図3 に示すとおりである．

（稲垣　宏，村瀬貴幸）

症例4 著明な篩状構造を伴った唾液腺基底細胞腺癌
50歳代，女性

■ 現病歴

1か月来の左耳下部腫脹を自覚し耳鼻咽喉科を受診した．疼痛，顔面神経麻痺は認めなかった．穿刺吸引細胞診では良性と判定し，基底細胞腺腫もしくは筋上皮腫を推定した．耳下腺腫瘍摘出術が施行された．

病理所見

肉眼像およびルーペ像では，径 15×13 mm 大の球形，割面ベージュ色の腫瘍で，分葉状充実性構造を呈し部分的に囊胞状で 図1a ，内部は薄い隔壁に隔てられ好塩基性粘液を有する小腔と好酸性分泌物を入れる囊胞状構造の集合からなっていた 図1b ．

細胞像では，清明な背景内には結合性の強固な平面的シート状上皮がみられた 図2a ．核クロマチンは濃染するも，高度な核形不整や核小体の腫大は認めなかった．一部の胞巣辺縁にはライトグリーン陽性の基底膜様物の縁取りがみられた 図2b ．

組織像では，大小不同の腺腔が密に篩状〜融合腺管状構造をとり増殖していた 図3a,b ．腺腔構造は好塩基性内容を有し，alcian blue に陽性を呈する多数の偽腺腔と好酸性分泌物を入れ PAS 陽性を呈する真腺腔の混在からなっていた 図3c,d ．神経周囲腔浸潤は認めなかった．p63 免疫染色では偽腺腔を形成する腫瘍細胞は陽性，真腺腔部分は陰性であった 図4 ．Ki-67 標識率は 3.4% であった．また腫瘍の一部では索状胞巣と間質紡錘形細胞の増生からなる部分がみられ 図5a ，S-100 蛋白免疫

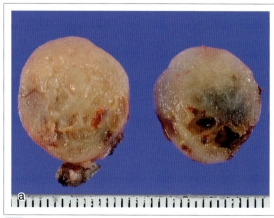
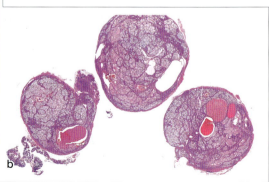

図1 切除標本所見
a：肉眼像．割面ベージュ色の腫瘍で，内部は分葉状充実性構造を呈し部分的に囊胞状である．
b：ルーペ像．好塩基性粘液を有する小腔と好酸性分泌物を入れる囊胞状構造の集合からなっている．

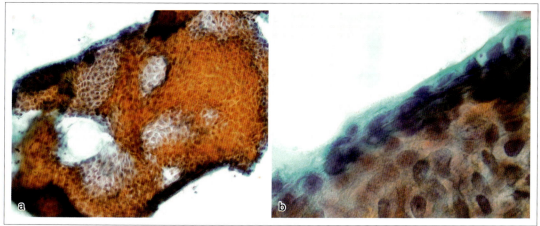

図2 穿刺吸引細胞診所見
a：結合性の強固な平面的シート状上皮集塊
b：胞巣辺縁にはライトグリーン陽性の基底膜様物の縁取りが認められる．

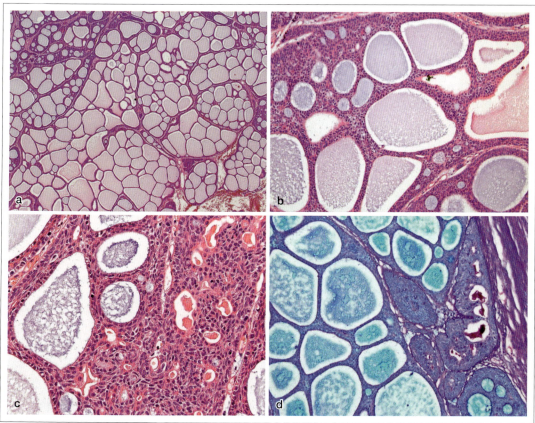

図3 組織学的所見
a, b：大小不同の腺腔が密に篩状〜融合腺管状構造をとり増殖している．
c, d：alcian blue 陽性の好塩基性物質を含む偽腺腔と PAS 陽性好酸性分泌物を入れる真腺腔が混在している．

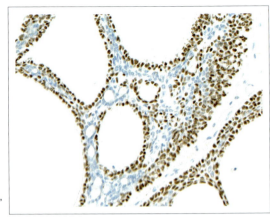

図4 p63 免疫染色所見
偽腺腔を形成する腫瘍細胞に陽性,真腺腔形成細胞には陰性である.

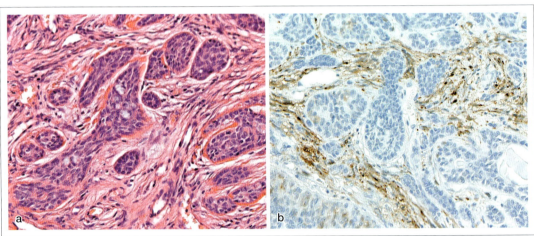

図5 腫瘍の索状増殖部分
a：索状胞巣と間質紡錘形細胞の増生からなる部分がみられる.
b：間質紡錘形細胞が S-100 蛋白免疫染色で陽性を呈する.

染色で間質紡錘形細胞は陽性を呈していた 図5b ．腫瘍被膜外への浸潤増殖は明らかでなかった．腺様嚢胞癌との鑑別が問題となったが，基底細胞腺腫の可能性が最も考えられた．β-catenin 免疫染色では腺様〜充実性腫瘍部分，索状部分ともに一部の腫瘍細胞に核陽性像を認めた 図6 ．

遺伝子学的検索において，ダイレクト DNA シークエンス法では β-catenin をコードする *CTNNB1* 遺伝子の exon3 のミスセンス変異が p. I35T（c. 104 T＞C）に認められた 図7 ．初回作製 HE 標本では腫瘍の被膜外浸潤は明らかでなかったが，深切り切片を作製したところ，辺縁部において浸潤性増殖像が観察された 図8 ．

以上の所見から最終的に，篩状構造の顕著な基底細胞腺癌と診断した．術後再発転移を認めていない．

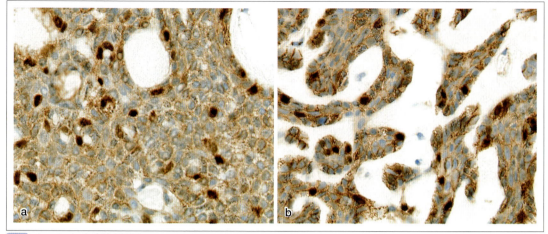

図6 β-catenin 免疫染色所見
a：腺様〜充実性腫瘍部分の一部の細胞に核陽性像を認める.
b：索状部分においても一部の腫瘍細胞に核陽性像を認める.

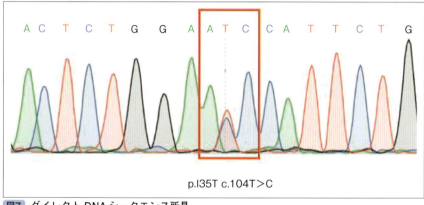

図7 ダイレクト DNA シークエンス所見
CTNNB1 遺伝子の exon3 のミスセンス変異を p.I35T（c.104T＞C）に認める.

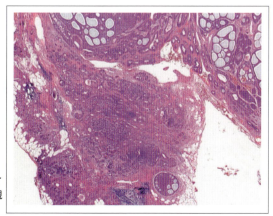

図8 腫瘍の浸潤性増殖像
深切り HE 切片で，辺縁部において腫瘍被膜外への浸潤性増殖像が観察された.

鑑別診断

　本例は腺腔形成細胞と非腺腔形成細胞からなる二相性を有し，かつ篩状構造を呈する腫瘍型が鑑別診断に挙がる．それらには腺様嚢胞癌，上皮筋上皮癌，多形腺腫，基底細胞腺腫/腺癌が挙げられる．腺様嚢胞癌では本例に類似した，偽腺腔と真腺腔の混在からなる篩状構造が特徴的であるが，通常核は多角形でクロマチンは粗ぞうで増しており，核異型に富むことが多い．また多くの例で神経周囲腔浸潤や周囲組織への境界不明瞭な浸潤傾向を有する．上皮筋上皮癌は，類円形核と好酸性細胞質を有する腺腔細胞とその外層を取り巻く多角形核と淡明な細胞質が特徴的な腫瘍性筋上皮細胞がみられ，比較的均一で密な腫瘍胞巣を形成することが多いが，部分的に篩状構造をとることがある．その場合は定型的な上皮筋上皮癌の組織像をどこかに認めることや間質紡錘形細胞の介在を欠くことが診断の手がかりになる．多形腺腫では腫瘍性筋上皮細胞が，形質細胞様，紡錘形，星芒状と多彩な形態をとることと，多くの場合に腫瘍のどこかに粘液軟骨間質を認める点が鑑別となる．基底細胞腫瘍では水泡状クロマチンを有する類円形核と淡好酸性細胞質を有する比較的異型に乏しい腫瘍細胞が管状，索状，充実性胞巣状に増殖し，しばしば胞巣辺縁に核の柵状配列を認める．特にジグソーパズル状を呈する索状構造は基底細胞腺腫/腺癌に特徴的で，胞巣間に S-100 蛋白陽性の紡錘形細胞を認めることは他の唾液腺腫瘍にはみられない所見である．基底細胞腺腫/腺癌の診断には穿刺吸引細胞診も有用で，特に結合性に富む上皮集塊辺縁におけるライトグリーン陽性基底膜様物の縁取りは特徴的である．

　しかしながら組織細胞所見のみでは上記の鑑別が困難な例もあり，特に本症例のごとく病変全体に顕著な篩状構造がみられる場合は腺様嚢胞癌との鑑別が問題となる．基底細胞腺腫/腺癌と腺様嚢胞癌では，前者は通常完全切除により予後良好なのに対し，後者ではリンパ節郭清を伴う切除後に放射線治療が行われることがあり，その鑑別診断は重要である．そのような場合は遺伝子変異の検索が有用なことがある．基底細胞腺腫/腺癌では *CTNNB1* 遺伝子変異やそれに伴う *β*-catenin の核発現がみられる．一方，腺様嚢胞癌では *MYB/MYBL1-NFIB* 融合遺伝子が，多形腺腫では *PLAG-1* や *HMGA2* 遺伝子の転座がみられることが診断の助けになる．

　唾液腺基底細胞腺腫と腺癌の鑑別については，通常核異型や組織構築のみでは困難とされ，周囲組織への浸潤性発育の有無で判定されているが，少数ながら明らかに癌とみなされる高度な核異型を伴い周囲組織に明瞭な浸潤増殖を呈する症例も存在する．一方，腫瘍被膜外浸潤がみられ基底細胞腺癌とされるものの明らかな核異型の乏しい腫瘍群については，"basal cell adenoma with capsular invasion" とする意見もある．本症例のごとく，核異型は良性の範疇で当初は基底細胞腺腫とされたが，追加切片を作製したところ浸潤性増殖が認められる例も存在することから，基底細胞腺腫と腺癌の鑑別にあたっては多数切片の作製により浸潤性増殖の有無を確認することが重要である．

（浦野　誠，中黒匡人）

症例 5 エナメル上皮腫，単囊胞型
10歳代，男子

■ 現病歴

初診時のパノラマX線写真にて，埋伏した下顎左側第二大臼歯の歯冠を含む境界明瞭なX線透過像を認め 図1a，CTにて埋伏歯の歯冠を含む単胞性囊胞性病変を確認した 図1b〜e．病変に隣接する歯の歯根吸収は認められなかった．臨床的に含歯性囊胞と診断し，開窓療法を兼ねた生検が行われた．

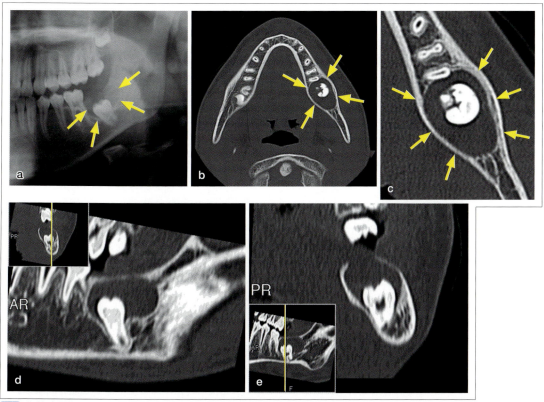

図1 初診時画像所見
a：パノラマX線像．埋伏した歯の歯冠周囲に境界明瞭な類円形透過像を認める．接する歯根に異常吸収はみられない．埋伏歯根尖部で下顎管に接し，圧排像がみられる．
b, c：CT像．下顎骨水平断にて，埋伏歯の周囲に境界明瞭，類円形（単胞性）の低吸収域を認める．頬舌的な膨隆がみられる．cはbの拡大．
d：CT像．矢状断にて，埋伏歯の歯冠を含む類円形の病変を認める．隣接する歯根は病変と接するが，明らかな吸収所見は認めない．
e：CT像．冠状断にて，埋伏歯の歯冠を含む低吸収域を認める．膨隆がみられ，歯槽頂側骨に菲薄・消失が認められる．下顎管を下方に圧排している．

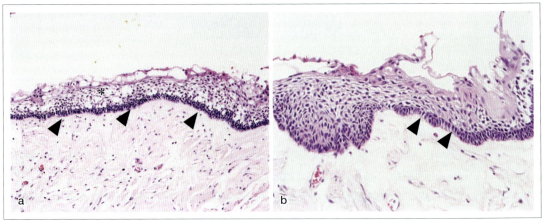

図2 組織学的所見
a：囊胞様構造を裏打ちする菲薄な上皮にエナメル上皮腫に特徴的な円柱状細胞の柵状配列（▶）とエナメル髄様の組織（＊）が確認される．
b：エナメル上皮腫は多彩な像を呈するため，特徴的な組織が確認しづらいこともある（左側）．特徴的な円柱状細胞の柵状配列（▶）を確認する．

病理所見

　採取された囊胞様構造の組織は，線維性結合組織の内面が菲薄な上皮で裏打ちされ，その菲薄な上皮にはエナメル上皮腫様の構造が観察された 図2a ．上皮の基底層側には，エナメル上皮腫に特徴的な，基底膜から離れた位置に核の極性を有するエナメル芽細胞様の円柱状細胞が，柵状に配列していた 図2 ．囊胞様構造の内腔側の上皮には，細胞接着性に乏しい紡錘形細胞が疎に配列するエナメル髄様所見が観察され 図2a ，上皮下には硝子帯の形成がみられた．採取された組織では，囊胞壁様の結合組織内への腫瘍性増殖は観察されなかった．

鑑別診断

　エナメル上皮腫，単囊胞型（ameloblastoma, unicystic type）は，顎骨中心性に発生して単胞性囊胞様構造を呈する．WHO分類2017（第4版）では，WHO分類2005（第3版）でいう内腔性亜型（luminal variant）に相当するものをエナメル上皮腫，単囊胞型とし，壁性亜型（mural variant）は通常型とされている．

　エナメル上皮腫，単囊胞型は，X線的には境界明瞭な単胞性骨透過像を呈し，しばしば埋伏歯を伴うため，画像診断では含歯性囊胞と診断されることが多い．鑑別診断として，X線的に類似する骨透過像を呈する病変の歯原性角化囊胞や巨細胞性病変なども挙げられる．また，顎口腔領域では歯原性囊胞に加え，部分的あるいは全体的に囊胞状を呈する歯原性腫瘍も鑑別診断として考慮しておく必要もある 表1 ．

　組織学的に，特徴的なエナメル上皮腫の組織像が確認できれば，診断は比較的容易である．しかし，単胞性囊胞様構造をとりながら，濾胞型あるいは叢状型を呈するエナメル上皮腫が囊胞壁様の結合組織内に腫瘍細胞が増殖している型，いわゆるWHO分類2005でエナメル上皮腫，単囊胞型の壁性亜型とされていたものには注意

表1 顎骨内にみられる囊胞性病変

囊胞形成を呈する良性歯原性腫瘍	エナメル上皮腫（いわゆる通常型） 　エナメル上皮腫，単囊胞型 腺腫様歯原性腫瘍
顎骨内に発生する歯原性囊胞	歯原性ならびに非歯原性発育性囊胞 　含歯性囊胞 　歯原性角化囊胞 　側方性歯周囊胞とブドウ状歯原性囊胞 　腺性歯原性囊胞 　石灰化歯原性囊胞 　正角化性歯原性囊胞 　鼻口蓋管（切歯管）囊胞 炎症性歯原性囊胞 　歯根囊胞 　（残留囊胞） 　炎症性傍側性囊胞
顎骨内に発生する非歯原性囊胞	術後性上顎囊胞 単純性骨囊胞 動脈瘤性骨囊胞 静止性骨空洞

が必要である 図3b ．この型の場合，通常型と同様に周囲骨への浸潤や再発が生じることがあるため，通常型に準じた治療となる．かつて単囊胞型と診断された症例の半数から2/3には，部分的に壁性を呈する組織が含まれるといわれており，診断の際には病変全体を注意深く検鏡することが求められる．診断の際には，摘出物から囊胞様構造の内側に突出した組織や肥厚した囊胞壁様組織の部分の切り出しを行うと特徴的な組織像を得やすくなり，有用である 図3 ．

　囊胞様構造の内側に向かって増殖する腫瘍成分が認められず，囊胞様構造の内面を腫瘍組織が裏打ちする，いわゆる単純囊胞型の場合，鑑別が困難である．また，生検など観察範囲が限られている場合，エナメル上皮腫は多彩な像を呈するため，注意を要する．この場合も，X線による病変に隣する歯根の特徴的吸収像 図3c,d などを参考にして，囊胞様構造の内面を覆う上皮の基底層側にエナメル上皮腫に特徴的な円柱状細胞の柵状配列や囊胞様腔側の組織のエナメル髄様所見 図2, 図3e,f を確認する．

　いわゆる通常型エナメル上皮腫もしばしば大型の囊胞様構造を呈する部位を有する 図4a ．また，石灰化歯原性囊胞はエナメル上皮腫様上皮組織の裏打ちを有するので 図4b ，生検などではこれらとの鑑別が必要となることがある．

　炎症を伴ったエナメル上皮腫は，特徴的な組織像が失われたり，多彩な像に炎症による修飾が加わると，炎症を伴う発育性歯原性囊胞や炎症性歯原性囊胞である歯根囊胞などとの鑑別が困難となる．組織学的には，特有のエナメル上皮腫の組織を探すことになる．病変と歯との関係や，病変と近接する歯の歯根吸収像などの画像所見が診断の助けとなるが，臨床的に歯原性腫瘍や発育性歯原性囊胞が疑われた場合，あらかじめ臨床医と相談し，できるだけ炎症が少なく，囊胞様構造の裏打ちが

エナメル上皮腫，単囊胞型 | 349

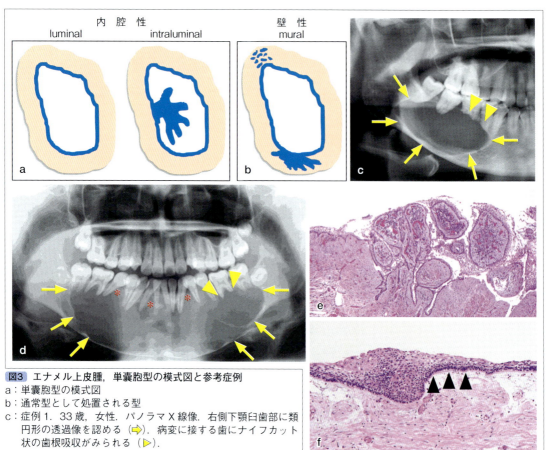

図3 エナメル上皮腫，単嚢胞型の模式図と参考症例
a：単嚢胞型の模式図
b：通常型として処置される型
c：症例1．33歳，女性．パノラマX線像．右側下顎臼歯部に類円形の透過像を認める（⇨）．病変に接する歯にナイフカット状の歯根吸収がみられる（▷）．
d：症例2．12歳，女子．パノラマX線像．下顎骨全域に境界明瞭，隔壁様の構造を有するX線透過像を認める（⇨）．下顎下縁は帆立貝状を呈する．多数歯にわたり，傾斜，離開（＊），歯根吸収（▷）が認められる．
e：炎症性修飾によりエナメル上皮腫特有の組織像の観察が困難となる．
f：嚢胞腔側の組織が扁平上皮様に変化し，エナメル髄様特徴を失うも，上皮基底側に特徴的な円柱状細胞の柵状配列（▶）を確認する．

保たれ，比較的壁の厚い部位からの生検がポイントとなる．

　多くのエナメル上皮腫には*BRAF*や*SMO*遺伝子に変異が認められ，病変の発生部位によりそれらの発現頻度に差がある．エナメル上皮腫，単嚢胞型にも*BRAF*遺伝子変異が認められると報告され，予後因子や分子治療の標的として注目されている．歯原性嚢胞との鑑別にこれらの遺伝子変異の検索を参考にするが，歯原性角化嚢胞にも*BRAF V600E*の遺伝子変異が高頻度に認められるという報告もあり，今後のデータの蓄積が待たれる．

　鑑別診断において，現在のところ免疫組織化学的・分子生物学的に歯原性腫瘍マーカーといえるものがないため，特徴的組織像を得やすい部位の切り出しを行い，HE染色による組織学的所見により診断する．顎骨内嚢胞性病変の診断の際には，「歯原性嚢胞」や「歯原性腫瘍」の項も併せて参照されたい．

　鑑別診断のフローチャートを**図5**に示す．

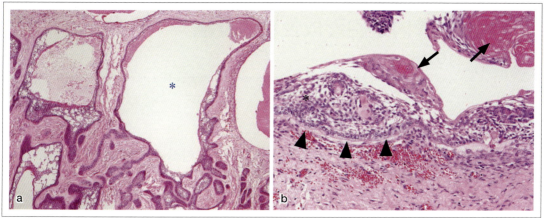

図4 部分的に類似する組織像を呈する例
a：通常型．胞巣内に大きな囊胞（＊：実質囊胞）形成を認める．
b：石灰化歯原性囊胞．エナメル上皮腫に類似した円柱状細胞の柵状配列（▶）とエナメル髄様の組織（＊）が確認される．幻影細胞（ghost cell）化した上皮細胞の集塊（➡）が観察される．

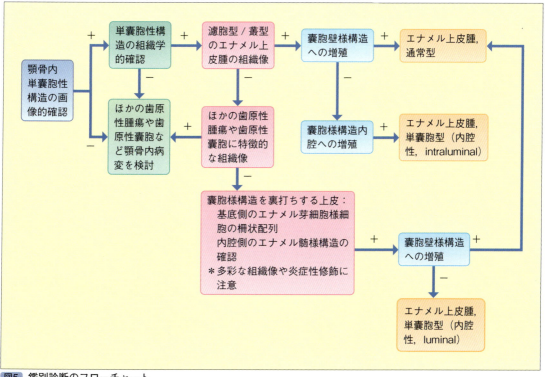

図5 鑑別診断のフローチャート

（清島　保）

症例 6 顎骨内嚢胞形成性粘表皮癌
10歳代，男子

■現病歴

右側上顎臼歯部の腫脹と疼痛を主訴として来院した．初診時，同部に骨膨隆を認め 図1，X線的には，小臼歯～大臼歯部において骨を頬・口蓋側に膨隆するとともに，上顎洞底を挙上する境界明瞭な嚢胞状透過像が観察された 図2a．口蓋側での部分的な骨欠損と第一，二大臼歯の歯根吸収を認め，前方部では多房性を疑わせる像であった 図2b．嚢胞の臨床診断で摘出術が施行されたが，約1年半後に多房性の骨透過像を示す再発を認めた 図2c．

病理所見

原発時の病変は嚢胞状 図3a で，線維性結合組織よりなる壁の内面は，薄い非角化重層扁平上皮に加えて，2～数層の立方上皮や円柱上皮 図4a，表面に立方上皮と粘液細胞が混在する厚い非角化重層扁平上皮 図4b や粘液細胞の乳頭状突出 図4c，hob-nail 様細胞，線毛細胞など，多彩な像を示す上皮で被覆されていた．また，上皮内には立方上皮や粘液細胞で囲まれ，好酸性分泌物を入れた小腺腔構造 図4d，基底層やその上層の明細胞 図4e も観察された．さらに，多数の粘液細胞，扁平上皮細胞，明細胞と小型の細胞が小腺腔を形成してシート状に増殖し，腔内に突出する小領域 図3b を伴っていた．再発病変も嚢胞状で，同一の組織像を呈していたが，上皮のシート状増殖部がより広範に認められ，管状構造が結合組織内に浸潤する像も観察された 図5．

ホルマリン固定パラフィン包埋組織より，上皮のシート状増殖部とそれ以外の部分とに分けて組織を採取し，RT-PCRにより *CRTC1-MAML2* 融合遺伝子の有無を検討した結果，どちらにもその存在が確認された 図6．

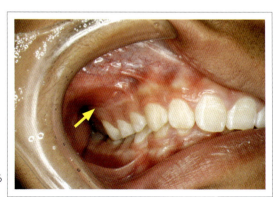

図1　初診時の口腔内写真
右側上顎臼歯部に骨膨隆を認める（⇨）．

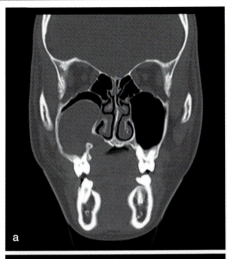
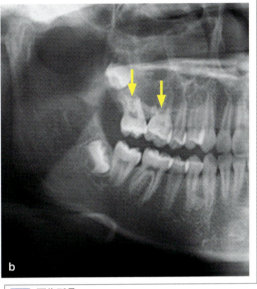
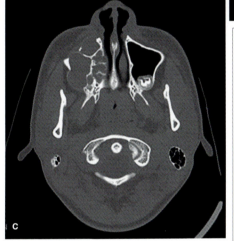

図2 画像所見
a, b：初診時のCT像（a）とパノラマX線像（b）．右側上顎小臼歯から大臼歯部に，骨を頬舌側に膨隆し，上顎洞底を挙上する境界明瞭な囊胞状透過像が観察される．口蓋側での部分的な骨欠損と第一，二大臼歯の歯根吸収がみられる（⇨）．
c：再発時のCT像．原発病変の摘出部に多房性骨透過像を認める．

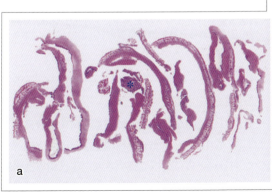
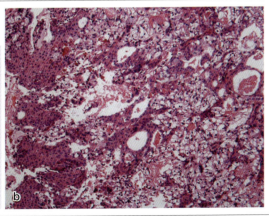

図3 原発病変
a：ルーペ像．囊胞状で，一部に腔内への突出がみられる（*）．
b：a*の拡大像．シート状増殖部．粘液細胞，扁平上皮細胞，明細胞と小型の細胞よりなり，小腺腔を形成する．

顎骨内囊胞形成性粘表皮癌 | 353

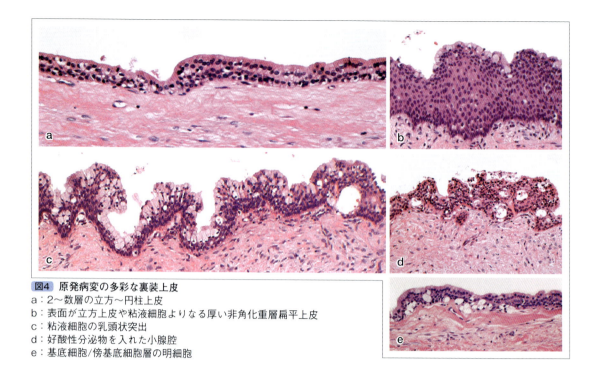

図4　原発病変の多彩な裏装上皮
a：2〜数層の立方〜円柱上皮
b：表面が立方上皮や粘液細胞よりなる厚い非角化重層扁平上皮
c：粘液細胞の乳頭状突出
d：好酸性分泌物を入れた小腺腔
e：基底細胞/傍基底細胞層の明細胞

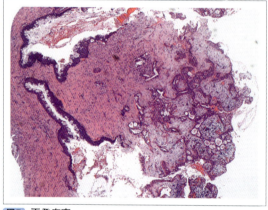

図5　再発病変
原発病変と同様の裏装上皮部分と移行して，結合組織への管状構造の浸潤を認める．

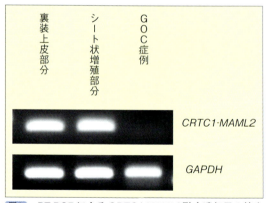

図6　RT-PCRによる *CRTC1-MAML2* 融合遺伝子の検出
裏装上皮部分とシート状増殖部に *CRTC1-MAML2* 融合遺伝子を認める．腺性歯原性囊胞（GOC）は陰性である．

鑑別診断　図7

　原発時の囊胞状病変は，歯原性囊胞の一般的な裏装上皮である非角化重層扁平上皮に加えて，小腺腔の形成，粘液細胞，線毛細胞，hob-nail様細胞などの腺上皮的な性格を有する上皮で裏装されていた．Fowlerらによって提唱された腺性歯原性囊胞（glandular odontogenic cyst：GOC）の組織学的指標10項目（①上皮表面の好酸性胞体を有する立方形，円柱状細胞，②1層の立方形，円柱状細胞で囲まれた上皮内小囊胞/導管様腔，③hob-nail様細胞のアポクリン様突出，④基底細胞/傍基底細胞層の淡明/空胞化細胞，⑤種々の厚さの裏装上皮，⑥囊胞腔への乳頭状突出，⑦粘液細胞，⑧上皮性肥厚/plaque様構造，⑨線毛，⑩多数の囊胞形成）中8項目が観察さ

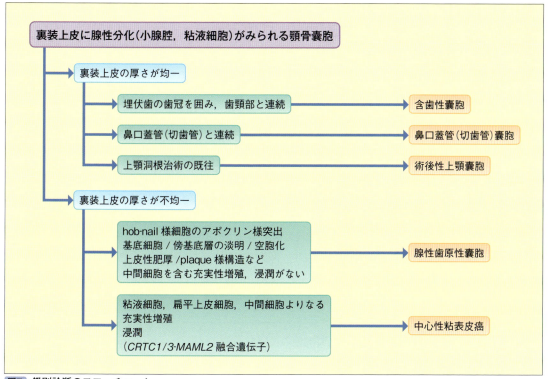

図7 鑑別診断のフローチャート

れ，GOCと診断する組織学的基準を満たしている．一方で，粘液細胞，扁平上皮細胞，明細胞と小型の細胞からなり，小腺管の形成を伴うシート状増殖部は，低悪性度の粘表皮癌（mucoepidermoid carcinoma）と共通する組織像である．粘表皮癌は，悪性唾液腺腫瘍として最も発生頻度の高い腫瘍型であるが，約4%は顎骨に発生し，中心性あるいは骨内性粘表皮癌と呼ばれる．囊胞形成が明瞭な低悪性度のものが多く，構成細胞も共通していることからGOCとの鑑別が困難な場合があり，充実性増殖や結合組織内への浸潤，小型の中間細胞の存在は，粘表皮癌の特徴とされる．今回の症例では原発時に中間細胞に相当する小型細胞も構成成分とする充実性増殖がみられ，再発時には浸潤像も観察されることから，これらの部分は粘表皮癌と診断される．

　中心性粘表皮癌の由来としては，顎骨内の異所性唾液腺組織と歯原上皮が想定されているが，しばしば埋伏歯と関係して発生すること，含歯性囊胞，GOCなどの歯原性囊胞にも腺性分化がみられることから，歯原上皮由来がより強く支持されている．今回の症例では先行するGOCから粘表皮癌が発生したのか，全体が粘表皮癌であるのかが問題となる．再発時にも原発病変と同様の裏装上皮部分とシート状増殖部があり，原発時から全体を粘表皮癌とみなすのが妥当と考えられるが，形態学的な検討では確実な鑑別は困難であった．そこで，粘表皮癌に特異的とされるCRTC1-MAML2融合遺伝子の検討を行った．その結果，シート状増殖部，裏装上皮部分でともに融合遺伝子が検出され，全体が粘表皮癌であることが確認された．なお，コントロールとして用いたGOC例には融合遺伝子は認めなかった．

（小川郁子，長尾俊孝，太田　聡）

症例 7 口腔紡錘細胞扁平上皮癌
70歳代，女性

■ 現病歴

約半年前から左側舌縁部に違和感が出現，その後，腫瘤となり増大してきたため来院した．初診時，潰瘍形成を示す 41×33 mm のポリープ状病変がみられ，硬結を伴っていた 図1 ．生検で扁平上皮癌（squamous cell carcinoma）と診断され，舌部分切除術および上頸部郭清術が施行された．術後，放射線療法と化学療法を行い経過観察していたが，1年後に舌・頸部での再発および肺への転移が認められた．全身状態より緩和ケアとなり，再発より3か月後に呼吸不全で死亡した．

病理所見

病変は，有茎性で外向性の増殖を示すと同時に，深部筋層への浸潤性増殖も著明であった 図1 ．口腔粘膜よりポリープ状に増殖している部位では，潰瘍形成がみられ線維素膿性膜に被覆されていた 図2a,b ．腫瘍組織の大部分は，異型を伴う紡錘形細胞が花むしろ状ないし束状を呈し，密に増殖していた 図2c,d ．多形細胞の出現や核分裂像もみられた 図2c ．一部では，紡錘形細胞の増殖塊内に通常型の扁平上皮癌の胞巣が認められた 図2e ．紡錘形腫瘍細胞は筋層に達し，骨格筋束中に浸潤していた 図2f ．ポリープ状を示す腫瘍組織に隣接した舌粘膜には，通常型の扁平上皮癌の発生が認められた 図2g ．頸部リンパ節転移陽性 図2h ．

免疫組織化学では，上皮系マーカー pan-CK（AE1/3, 34βE12），CK 5/6, EMA, p63/40，間葉系マーカー vimentin，筋系マーカー α-SMA 陽性 図3a~d ，筋系マー

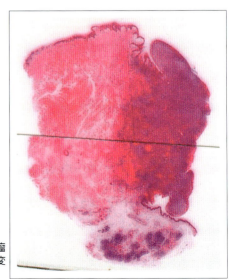

図1 病変中心部のルーペ像
舌縁部にポリープ状の腫瘍がみられる．腫瘍は深部にも増殖し，筋層に達している．病変の下部には舌下腺がみられる．

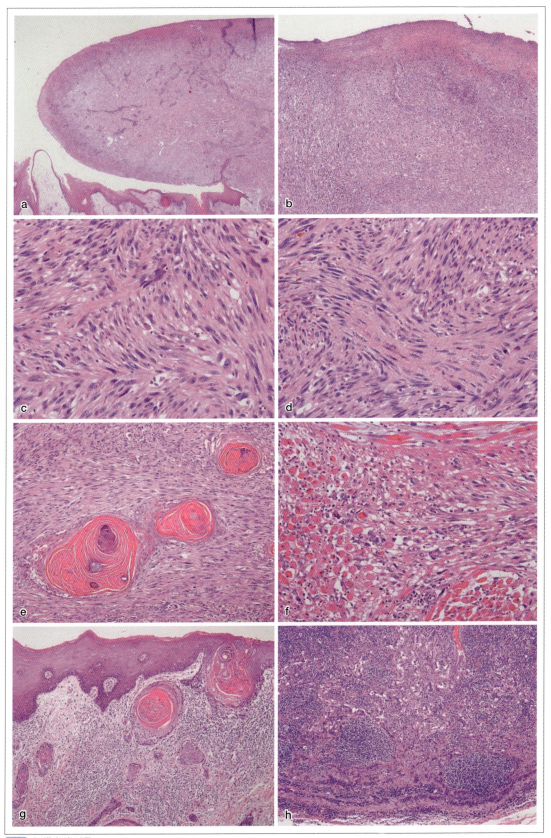

図2 組織学的所見
a：有茎性で外向性増殖を示す腫瘍である．b：腫瘍表面は潰瘍を形成し線維素膿性膜に被覆されている．c：異型を示す紡錘形細胞は花むしろ状に増殖している．核分裂像が散見される．d：異型を示す紡錘形細胞が束状に増殖している．e：紡錘形細胞の集塊内に通常型の扁平上皮癌の胞巣がみられる．f：腫瘍細胞は筋層に浸潤している．g：紡錘形の腫瘍細胞からなる腫瘍組織に隣接して，通常型の扁平上皮癌の発生がみられる．h：腫瘍細胞のリンパ節転移がみられる．

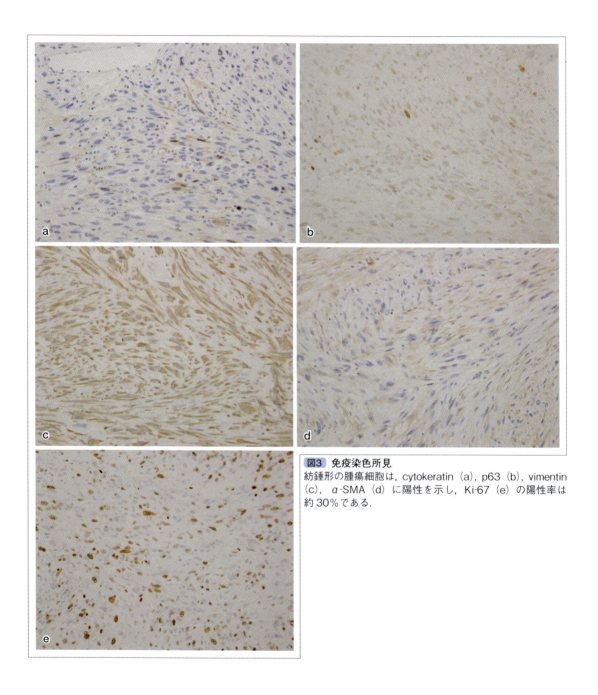

図3 免疫染色所見
紡錘形の腫瘍細胞は，cytokeratin（a），p63（b），vimentin（c），α-SMA（d）に陽性を示し，Ki-67（e）の陽性率は約30％である．

カー desmin, muscle-specific actin, MyoD1, H-caldesmon, 神経系マーカー S-100 蛋白, NSE, synaptophysin, 血管系マーカー CD31, CD34, その他 CD99, bcl-2, HMB45, chromogranin A は陰性であった．Ki-67 陽性率は30％程度であった 図3e ．

鑑別診断

本腫瘍は扁平上皮癌のまれな亜型で，腫瘍細胞が間葉系分化を獲得（上皮間葉移行が示唆される）した病変と考えられ，肉腫様扁平上皮癌（sarcomatoid squamous cell carcinoma）や癌肉腫（carcinosarcoma）とも呼ばれる．通常型扁平上皮癌と発

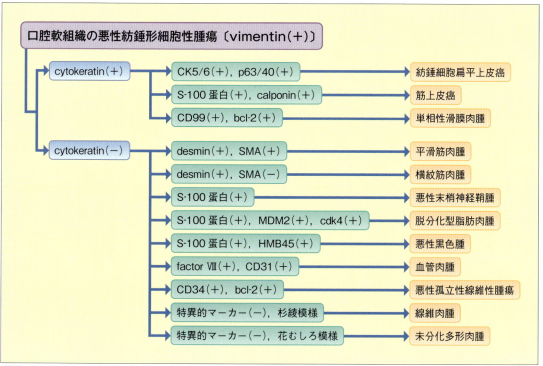

図4 鑑別診断のフローチャート

症危険因子の喫煙・飲酒は同じであるが，放射線治療後に生じることも多い．70歳代以上の高齢者，男性に多く，口腔では舌，頰粘膜，歯槽粘膜でしばしばみられる．肉眼的に，偽膜で覆われた潰瘍を伴うポリープ状病変としてみられることが多い．通常，切除術と放射線治療が施行されるが，進行は速く，頸部リンパ節転移や再発がみられ，予後不良である．

　組織学的には，肉腫様の異型紡錘形細胞の増殖が主となるが，腫瘍組織内や隣接する粘膜に通常型扁平上皮癌ないし上皮異形成の成分を伴うことがある．紡錘形腫瘍細胞の増殖は密で，花むしろ状ないし束状を呈し，多形細胞や核分裂像も散見される．間質は少量でリンパ球，毛細血管がみられ，粘液状である場合は炎症性筋線維芽細胞性腫瘍（inflammatory myofibroblastic tumor），類骨様の場合は骨肉腫（osteosarcoma）との鑑別が必要である．

　免疫組織化学的には，口腔軟組織に生じる悪性紡錘形細胞性腫瘍の多くは間葉系マーカー vimentin 陽性となるが，本腫瘍では同時に上皮系マーカー cytokeratin，EMA，p63/40 陽性である．扁平上皮への分化マーカー CK 5/6，p63/40 は，本腫瘍の確定に重要である 図4．cytokeratin と同時に，筋上皮マーカー S-100 蛋白，calponin が陽性の場合は筋上皮癌（myoepithelial carcinoma），CD99, bcl-2 が陽性で *SS18*（*SYT*）-*SSX* 融合遺伝子が FISH または RT-PCR で確認される場合は単相性滑膜肉腫（monophasic synovial sarcoma）との鑑別が必要である．

（熊本裕行）

参考文献

1 部　唾液腺腫瘍

1 章　病理診断の流れとポイント
唾液腺腫瘍の病理診断

- 長尾俊孝ほか編. 腫瘍病理鑑別診断アトラス. 頭頸部腫瘍Ⅰ. 唾液腺腫瘍. 東京：文光堂；2015.
- 谷川真希ほか. 大唾液腺. 病理と臨床（臨増）病理診断に直結した組織学. 東京：文光堂；2017. p.123-35.
- El-Naggar A, et al., eds. WHO Classification of Head and Neck Tumours. 4th ed. Lyon：IARC Press；2017.
- Wenig B. Atlas of Head and Neck Pathology. 3rd ed. Netherlands：Elsevier；2015.
- Nagao T, et al. Immunohistochemical analysis of salivary gland tumors：application for surgical pathology practice. Acta Histochem Cytochem 2012；45：269-82.
- 長尾俊孝ほか. 腫瘍の鑑別に用いられる抗体　唾液腺. 病理と臨床（臨増）免疫組織化学. 東京：文光堂；2014. p.92-101.
- Zhu S, et al. Review and updates of immunohistochemistry in selected salivary gland and head and neck tumors. Arch Pathol Lab Med 2015；139：55-66.
- Andreasen S, et al. An update on head and neck cancer：new entities and their histopathology, molecular background, treatment, and outcome. APMIS 2019 Feb 27.
- Skálová A, et al. The role of molecular testing in the differential diagnosis of salivary gland carcinomas. Am J Surg Pathol 2018；42：e11-e27.
- Seethala RR, et al. Data set for the reporting of carcinomas of the major salivary glands：explanations and recommendations of the guidelines from the International Collaboration on Cancer Reporting. Arch Pathol Lab Med 2019；143：578-86.

2 章　診断のための基本知識
画像診断

- 井上真吾. 唾液腺の腫瘍性疾患の MRI. 画像医学誌 1994；13：111-23.
- 朴　辰浩ほか. 唾液腺腫瘍の MR imaging-Dynamic Study を併用した造影 MRI と病理組織像との検討. 日医放会誌 1997；57：581-5.
- 田中宏子. 唾液腺腫瘍の良悪性鑑別診断における MRI の有用性の検討. 画像医学誌 2006；25：179-93.
- 尾尻博也編著. 頭頸部画像診断に必要不可欠な臨床・画像解剖. 東京：学研メディカル秀潤社；2011.
- 尾尻博也. 頭頸部の臨床画像診断. 改訂第 3 版. 東京：南江堂；2016. p.741-820.
- 日本医学放射線学会編. 画像診断ガイドライン. 第 2 版. 東京：金原出版；2016. p.108-56.
- 玉木長良, 真鍋　治編. わかりやすい核医学. 東京：文光堂；2016.
- 二階宏昌. 腫瘍鑑別診断アトラス唾液腺. 東京：文光堂；2006.
- Ellis GL, Auclair PL. AFIP Atlas of Tumor Pathology. Series 4 Tumors of the Salivary Glands. Washington DC：ARP Press；2008.
- EI-Naggar AK, et al., eds. WHO Classification of Head and Neck Tumours. 4th ed. Lyon：IARC Press；2017. p.159-202.

細胞診

- El-Naggar AK, et al., eds. WHO Classification of Head and Neck Tumours. 4th ed. Lyon：IARC Press；2017. p.159-202.
- Faquin, WC, et al., eds. The Milan System for Reporting Salivary Gland Cytopathology. Berlin：Springer；2018.

・樋口佳代子，浦野　誠監訳．唾液腺細胞診ミラノシステム．京都：金芳堂；2019.

唾液腺癌の臨床病期，予後，治療

・唾液腺癌（耳下腺癌）．日本頭頸部癌学会編．頭頸部癌診療ガイドライン2018年版．東京：金原出版；2017．p.70-3.
・大唾液腺．日本頭頸部癌学会編．頭頸部癌取扱い規約．第6版．東京：金原出版；2018．p.51-3.
・唾液腺．日本臨床腫瘍学会編．頭頸部がん薬物療法ガイダンス．東京：金原出版；2015．p.69-70.
・Brierley JD, et al., eds. TNM Classification of Malignant Tumours. 8th ed. Hoboken；Wiley-Blackwell；2017.
・Salivary Gland Tumors. NCCN Clinical Practice Guidelines in Oncology（NCCN Guidelines®）, Head and Neck Cancers, Version 2. 2019.
https://www.nccn.org/professionals/physician_gls/pdf/head-and-neck.pdf
・Sood S, et al. Management of Salivary Gland Tumours：United Kingdom National Multidisciplinary Guidelines. J Laryngol Otol 2016；130(S2)：S142-9.
・Fushimi C, et al. A prospective phase II study of combined androgen blockade in patients with androgen receptor-positive metastatic or locally advanced unresectable salivary gland carcinoma. Ann Oncol 2018；29：979-84.
・Takahashi H, et al. Phase II Trial of Trastuzumab and Docetaxel in Patients With Human Epidermal Growth Factor Receptor 2-Positive Salivary Duct Carcinoma. J Clin Oncol 2019；37(2)：125-34.
・Cohen RB, et al. Pembrolizumab for the Treatment of Advanced Salivary Gland Carcinoma：Findings of the Phase 1b KEYNOTE-028 Study. Am J Clin Oncol 2018；Feb 21.
・Drilon A, et al. Efficacy of Larotrectinib in TRK Fusion-Positive Cancers in Adults and Children. N Engl J Med 2018；378(8)：731-9.
・Okada T, et al. Carboplatin and Docetaxel in Patients With Salivary Gland Carcinoma：A Retrospective Study. In Vivo 2019；33(3)：843-53.

3章　唾液腺腫瘍の概要と鑑別診断

粘表皮癌

・Ellis GL, Auclair PL. Mucoepidermoid carcinoma. AFIP Atlas of Tumor Pathology, 4th Series, Fascicle 9. Tumors of the salivary glands. Maryland：ARP Press；2008. p.173-96.
・Brandwein-Gensler M, et al. Mucoepidermoid carcinoma. In：El-Naggar AK, et al., eds. WHO Classification of Head and Neck Tumours. Lyon：IARC Press；2017. p.163-5.
・Auclair PL, et al. Mucoepidermoid carcinoma of intraoral salivary glands. Evaluation and application of grading criteria in 143 cases. Cancer 1992；69：2021-30.
・Goode RK, et al. Mucoepidermoid carcinoma of the major salivary glands：clinical and histopathologic analysis of 234 cases with evaluation of grading criteria. Cancer 1998；82：1217-24.
・Urano M, et al. Sclerosing mucoepidermoid carcinoma with eosinophilia of the salivary glands. Pathol Res Pract 2002；198：305-10.
・Tonon G, et al. t(11；19)(q21；p13) translocation in mucoepidermoid carcinoma creates a novel fusion product that disrupts a Notch signaling pathway. Nat Genet 2003；33：208-13.
・Okabe M, et al. MECT1-MAML2 fusion transcript defines a favorable subset of mucoepidermoid carcinoma. Clin Cancer Res 2006；12：3902-7.
・Birkeland AC, et al. Correlation of Crtc1/3-Maml2 fusion status, grade and survival in mucoepidermoid carcinoma. Oral Oncol 2017；68：5-8.
・Faquin WC, Powers CN. Cystic and mucinous lesions：mucocele and low-grade mucoepidermoid carcinoma. In：Rosenthal DL editor. Salivary Gland Cytopathology. New York：

参考文献 | 361

Springer；2008. p159-81.

・Ishibashi K, et al. Warthin-like mucoepidermoid carcinoma：A combined study of fluorescence in situ hybridization and whole-slide imaging. Am J Surg Pathol 2015；39：1479-87.

腺様嚢胞癌

・Ellis GL, Auclair PL. Adenoid cystic carcinoma. In：AFIP Atlas of Tumor Pathology. 4th Series, Fascicle 9. Tumors of the salivary glands. Maryland：ARP Press；2008. p.225-46.

・Stenman G, et al. Adenoid cystic carcinoma. In：El-Naggar AK, et al., eds. WHO Classification of Head and Neck Tumours. 4th ed. Lyon：IARC Press；2017. p.164-5.

・Ho AS, et al. The mutational landscape of adenoid cystic carcinoma. Nat Genet 2013；45：791-8.

・Fujii K, et al. MYB, MYBL1, MYBL2 and NFIB gene alterations and MYC overexpression in salivary gland adenoid cystic carcinoma. Histopathology 2017；71：823-34.

・Brayer KJ, et al. Recurrent fusions in MYB and MYBL1 define a common, transcription factor-driven oncogenic pathway in salivary gland adenoid cystic carcinoma. Cancer Discov 2016；6：176-87.

・Rooney SL, Robinsin RA. Immunohistochemical expression of MYB in salivary gland basal cell adenocarcinoma and basal cell adenoma. J Oral Pathol Med 2017；46：798-802.

・Shen TK, et al. Salivary gland cancer in BRCA-positive families：a retrospective review. JAMA Otolaryngol Head Neck Surg 2014；140：1213-7.

腺房細胞癌

・Ellis GL, Auclair PL. Acinic cell adenocarcinoma. In：AFIP Atlas of Tumor Pathology. 4th ed, Fascicle 9. Tumors of the salivary glands. Maryland：ARP Press；2008. p.204-24.

・Simpson RHW, et al. Acinic cell carcinoma. In：El-Naggar AK, et al., eds. WHO Classification of Head and Neck Tumours. 4th ed. Lyon：IARC Press；2017. p.166-7.

・Chiosea S, et al. A profile of acinic cell carcinoma after recognition of mammary analog secretory carcinoma. Am J Surg Pathol 2012；36：343-50.

・Vander Poorten V, et al. Salivary acinic cell carcinoma：reappraisal and update. Eu Arch Otorhinolaryngol 2016；273：3511-31.

・浦野　誠. 腺房細胞癌. 森永正二郎ほか編. 腫瘍病理鑑別診断アトラス 頭頸部腫瘍Ⅰ. 東京：文光堂；2015. p.18-22.

・廣川満良. 腺房細胞癌. 日本唾液腺学会編. 唾液腺腫瘍アトラス. 東京：金原出版；2005. p.82-8.

分泌癌

・Skalova A, et al. Secretory carcinoma. In：El-Naggar AK, et al., eds. WHO Classification of Head and Neck Tumours. Geneva：WHO Press；2017. p.177-8.

・Higuchi K, et al. Cytological features of mammary analogue secretory carcinoma of salivary gland：fine-needle aspiration of seven cases. Diagn Cytopathol 2014；42：846-55.

・Ito Y, et al. Mammary analogue secretory carcinoma of salivary glands：a clinicopathologic and molecular study including 2 cases harboring ETV6-X fusion. Am J Surg Pathol 2015；39：602-10.

・Parekh V, Stevens TM. Mammary analogue secretory carcinoma. Arch Pathol Lab Med 2016；140：997-1001.

・Drilon A, et al. What hides behind the MASC：clinical response and acquired resistance to entrectinib after ETV6-NTRK3 identification in a mammary analogue secretory carcinoma （MASC）. Ann Oncol 2016；27：920-6.

・Skalova A, et al. Molecular profiling of mammary analog secretory carcinoma revealed a subset of tumors harboring a novel ETV6-RET translocation：report of 10 Cases. Am J Surg Pathol 2018；42：234-46.

唾液腺導管癌

- Nagao T, et al. Salivary duct carcinoma. In：El-Naggar AK, et al., eds. WHO Classification of Head and Neck Tumors. 4th ed. Lyon：IARC Press；2017. p.173-4.
- Eveson JW, Nagao T. Salivary duct carcinoma. In：Barnes L, ed. Surgical Pathology of the Head and Neck. New York：CRC Press；2008. p.574-8.
- Shimura T, et al. Prognostic and histogenetic roles of gene alteration and the expression of key potentially actionable targets in salivary duct carcinomas. Oncotarget 2017；9：1852-67.
- Takase S, et al. Biomarker immunoprofile in salivary duct carcinomas：clinicopathological and prognostic implications with evaluation of the revised classification. Oncotarget 2017；8：59023-35.
- Williams L, et al. Salivary duct carcinoma：the predominance of apocrine morphology, prevalence of histologic variants, and androgen receptor expression. Am J Surg Pathol 2015；39：705-13.
- Udager AM, Chiosea SI. Salivary duct carcinoma：an update on morphologic mimics and diagnostic use of androgen receptor immunohistochemistry. Head Neck Pathol 2017；11：288-94.
- Dalin MG, et al. Comprehensive molecular characterization of salivary duct carcinoma reveals actionable targets and similarity to apocrine breast cancer. Clin Cancer Res 2016；22：4623-33.
- Fushimi C, et al. A prospective phase II study of combined androgen blockade in patients with androgen receptor-positive metastatic or locally advanced unresectable salivary gland carcinoma. Ann Oncol 2018；29：979-84.
- Kawahara A, et al. Salivary duct carcinoma cytologically diagnosed distinctly from salivary gland carcinomas with squamous differentiation. Diagn Cytopathol 2008；36：485-93.

上皮筋上皮癌

- Batskis JG, et al. Epithelial-myoepithelial carcinoma of salivary glands. Ann Otol Rhinol Laryngol 1992；101（6）：540-2.
- Donath K, et al. Diagnosis and ultrastructure of the tubular carcinoma of salivary gland ducts. Epithelial-myoepithelial carcinoma of the intercalated ducts. Virchows Arch A Pathol Pathol Anat 1972；356：16-31.
- Ellis GL, Auclair PL. Epithelial-myoepithelial carcinoma. In：AFIP Atlas of Tumor Pathology. 4th Series, Fascicle 9. Tumors of the Salivary Gland. Maryland：ARP Press；2008. p.268-81.
- Seethala RR, et al. Epithelial-myoepithelial carcinoma. In：El-Naggar AK, et al., eds. WHO Classification of Head and Neck Tumours. 4th ed. Lyon：IARC Press；2017. p.175-6.
- Seethala RR, et al. Epithelial-myoepithelial carcinoma：a review of the clinicopathologic spectrum and immunophenotypic characteristics in 61 tumors of the salivary glands and upper aerodigestive tract. Am J Surg Pathol 2008；31：44-57.
- Fonsecal I, Sodres J. Epithelial-myoepithelial carcinoma of the salivary glands. A study of 22 cases. Virchows Arch A Pathol Anat Histopathol 1993；422：389-96.
- Seethala RR, et al. New variants of epithelial-myoepithleial carcinoma：oncocystic-sebaceous and apocrine. Arch Pahtol Lab Med 2009；133：950-9.
- Shinozaki A, et al. Sebaceous epithelial-myoepithelial carcinoma of the salivary gland：clinicopathologic and immunohistochemical analysis of 6 cases of a new histologic variant. Am J Surg Pathol 2008；32：913-23.
- Chiosea SI, et al. HRAS mutations in epithelial-myoepithelial carcinoma. Head Neck Pathol 2014；8：146-50.
- El Hallani S, et al. Epithelial-myoepithelial carcinoma：frequent morphologic and molecular evidence of preexisting pleomorphic adenoma, common HRAS mutations in PLAG1-intact and HMGA2-intact cases, and occasional TP53, FBXW7, and SMARCB1 alterations in high-grade cases. Am J Surg Pathol 2018；42：18-27.

基底細胞腺癌

- Fonseca I, et al. Basal cell adenocarcinoma. In：El-Naggar A, et al., eds. NHO Classification of Head and Neck Tumours. 4th ed. Lyon：IARC Press；2017. p.169-70.
- Zhan KY, Lentsch. Basal cell adenocarcinoma of the major salivary glands：a population-level study of 509 cases. Laryngoscope 2016；126：1086-90.
- Sato M, et al. Wnt/β-catenin signal alteration and its diagnostic utility in basal cell adenoma and histologically similar tumors of the salivary gland. Pathol Res Pract 2018；214：586-92.
- Jo VY, et al. Distinctive patterns of *CTNNB1*（β-Catenin）alterations in salivary gland basal cell adenoma and basal cell adenocarcinoma. Am J Surg Pathol 2016；40：1143-50.
- Rito M, et al. Frequent and differential mutations of the *CYLD* gene in basal cell salivary neoplasms：linkage to tumor development and progression. Mod Pathol 2018；31：1064-72.
- Nagao T, et al. Basal cell adenocarcinoma of the salivary glands：comparison with basal cell adenoma through assessment of cell proliferation, apoptosis, and expression of p53 and bcl-2. Cancer 1998；82：439-47.
- Urano M, et al. Diagnostic Significance of HRAS Mutations in Epithelial-Myoepithelial Carcinomas Exhibiting a Broad Histopathologic Spectrum. Am J Surg Pathol 2019 Apr 15. doi：10. 1097/PAS. 0000000000001258.［Epub ahead print］

筋上皮癌

- Bell D, et al. Epithelial carcinoma. In：El-Naggar AK, et al., eds. WHO Classification of Head and Neck Tumours. 4th ed. Lyon：IARC Press；2017. p.174-5.
- Ellis GL, Auclair PL. Myoepithelial carcinoma. In：AFIP Atlas of Tumor Pathology. 4th Series, fascicle 9. Tumors of the Salivary Glands. Washington, DC：Armed Forces Institute of Pathology；2008. p.341-9.
- Nagao T, et al. Salivary gland malignant myoepithelioma. A clinicopathologic and immuno-histochemical study of ten cases. Cancer 1998；83：1292-9.
- Savera AT, et al. Myoepithelial carcinoma of the salivary glands. A clinicopathologic study of 25 patients. Am J Surg Pathol 2000；24：761-74.
- Kong M, et al. Prognostic factors in myoepithelial carcinoma of salivary glands：a clinico-pathologic study of 48 cases. Am J Surg Pathol 2015；39：931-8.
- Kane SV, Bagwan IN. Myoepithelial carcinoma of the salivary glands. A clinicopathologic study of 51 cases in a tertiary cancer center. Arch Otolaryngol Head Neck Surg 2010；136：702-12.
- Wang C, et al. Myoepithelial carcinoma of the salivary glands：a clinicopathologic study of 29 patients. J Oral Maxillofac Surg 2015；73：1938-45.
- Dalin MG, et al. Multi-dimensional genomic analysis of myoepithelial carcinoma identifies prevalent oncogenic gene fusions. Nat Commun 2017；8：1197.
- Yue D, et al. Myoepithelial carcinoma of the salivary gland：pathologic and CT imaging characteristics（report of 10 cases and literature review）. Oral Surg Oral Med Oral Pathol Oral Radiol 2017；123：e182-7.
- 長尾俊孝. 筋上皮癌. 森永正二郎ほか編. 頭頸部腫瘍Ⅰ　唾液腺腫瘍. 東京：文光堂；2015. p.89-94.
- 原田博史, 河原明彦. 筋上皮癌. 原田博史ほか編. 唾液腺腫瘍の組織診・細胞診. 東京：メジカルビュー社；2018. p.221-9.

多型腺癌

- Evans HL, Batsakis JG. Polymorphous low-grade adenocarcinoma of minor salivary glands. A study of 14 cases of a distinctive neoplasm. Cancer 1984；53：935-42.
- de Araujo VC, et al. Polymorphous low-grade adenocarcinoma：an analysis of epidemiolog-

ical studies and hints for pathologists. Diagn Pathol 2013；8：6.
・Castle JT, et al. Polymorphous low grade adenocarcinoma：a clinicopathologic study of 164 cases. Cancer 1999；86：207-19.
・Thompson LD. Polymorphous low-grade adenocarcinoma. Pathology Case Rev 2004；9：259-63.
・Rooper L, et al. Polymorphous low grade adenocarcinoma has a consistent p63＋/p40－ immunophenotype that helps distinguish it from adenoid cystic carcinoma and cellular pleomorphic adenoma. Head Neck Pathol 2015；9：79-84.
・原田博史，河原明彦. 多型低悪性度腺癌. 唾液腺腫瘍の組織診・細胞診. 東京：メジカルビュー社；2018. p.152-69.

多形腺腫由来癌

・Ellis GL, Auclair PL. Carcinoma ex pleomorphic adenoma. In：AFIP Atlas of Tumor Pathology. Series 4. Fascicle 9. Tumors of the salivary glands. Maryland：AFIP Press；2008. p.259-69.
・Williams MD, et al. Carcinoma ex pleomorphic adenoma. In：El-Nagger AK, et al., eds. WHO Classification of Head and Neck Tumours. 4th ed. Lyon：IAPC Press；2017. p.176-7.
・原田博史，河原明彦. 多形腺腫由来癌. 唾液腺腫瘍の組織診・細胞診. 東京：メジカル・ビュー；2018. p.230-44.
・Weiler C, et al. Carcinoma ex pleomorphic adenoma with special reference to the prognostic signification histological progression：a clinicopathological investigation of 41 cases. Histopathology 2011；59：741-50.
・Hashimoto K, et al. S100P expression in ductal type of carcinoma ex pleomorphic adenoma. Am J Surg Pathol 2011；35：346-55.
・Persson F, et al. High-resolution genomic profiling of adenomas and carcinomas of the salivary glands reveals amplification, rearrangement, and fusion of HMGA2. Genes Chromosomes Cancer 2009；48：69-82.
・El Hallani S, et al. Epithelial-myoepithelial carcinoma：frequent morphologic and molecular evidence of preexisting pleomorphic adenoma, common HRAS mutations in PLAG1-intact and HMGA2-intact cases, and occasional TP53, FBXW7, and SMARCB1 alterations in high-grade cases. Am J Surg Pathol 2018；42：18-27.
・Katabi N, et al. Consistent *PLAG1* and *HMGA2* abnormalities distinguish carcinoma ex-pleomorphic adenoma from its *de novo* counterparts. Hum Pathol 2014；46：26-33.
・Katabi N, et al. Prognostic factors of recurrence in salivary carcinoma ex pleomorphic adenoma, with emphasis on the carcinoma histologic subtype：a clinicopathologic study of 43 cases. Hum Pathol 2010；41：927-34.
・Kusafuka K, et al. Carcinoma ex basal cell adenoma of the parotid gland：a report of an extremely rare case. Pathol Int 2017；67：355-60.
・Thorpe LM, et al. Significant and durable clinical benefit from trastuzumab in 2 patients with *HER2*-amplified salivary gland cancer and a review of the literature. Head Neck 2017；39：E40-4.
・Fushimi C, et al. A prospective phase II study of combined androgen blockade in patients with androgen receptor-positive metastatic or locally advanced unresectable salivary gland carcinoma. Ann Oncol 2018；29：979-84.

唾液腺リンパ腫

・Ellis GL, Auclair PL. Malignant lymphomas of the major salivary glands. In：AFIP Atlas of Tumor Pathology Series 4. Fascicle 9. Tumors of the Salivary Grands. Washington DC：ARP Press；2008. p.453-69.
・Cheuk W, et al. Haematolymphoid tumours. In：El-Naggar AK, et al., eds. WHO Classification of Head and Neck Tumours. 4th ed. Lyon：IARC Press；2017. p.200-2.
・Barnes L, et al. Primary malignant lymphoma of the parotid gland. Arch Otolaryngol Head

Neck Surg 1998 ; 124 : 573-7.
- Carbone A, et al. Pathological features of lymphoid proliferations of the salivary glands : lymphoepithelial sialadenitis versus low-grade B-cell lymphoma of the MALT type. Ann Otol Rhinol Laryngol 2000 ; 109 : 1170-5.
- Dunn P, et al. Primary salivary gland lymphoma : a clinicopathologic study of 23 cases in Taiwan. Acta Haematol 2004 ; 112 : 203-8.
- Jackson AE, et al. Extranodal marginal zone lymphoma of mucosa-associated lymphoid tissue of the salivary glands : a multicenter, international experience of 248 patients. Oncologist 2015 ; 20 : 1149-53.

多形腺腫

- Bell D, et al. Pleomorphic adenoma. In : El-Naggar AK, et al., eds. WHO Classification of Head and Neck Tumours. 4th ed. Lyon : IARC Press ; 2017. p.185-6.
- Ellis GL, Auclair PL. Pleomorphic adenoma. AFIP Atlas of Tumor Pathology, Series 4, Fascicle 9. Tumors of the Salivary Glands. Maryland : ARP Press ; 2008. p.49-71.
- 原田博史, 河原明彦. 多形腺腫. 唾液腺腫瘍の組織診・細胞診. 東京 : メジカルビュー社 ; 2018. p.42-60.
- 樋口佳代子. 多形腺腫. 森永正二郎ほか編. 腫瘍病理鑑別診断アトラス 頭頸部腫瘍 Ⅰ唾液腺腫瘍. 東京 : 文光堂 ; 2015. p.119-27.
- Matsuyama A, et al. Aberrant PLAG1 expression in pleomorphic adenomas of the salivary gland : a molecular genetic and immunohistochemical study. Virchows Arch 2011 ; 458 : 583-92.
- Lee PS, et al. Molecular evidence that the stromal and epithelial cells in pleomorphic adenomas of salivary gland arise from the same origin : clonal analysis using human androgen receptor gene (HUMARA) assay. Hum Pathol 2000 ; 31 : 498-503.
- Miliauskas JR, Hunt JL. Primary unilateral multifocal pleomorphic adenoma of the parotid gland : molecular assessment and literature review. Head Neck Pathol 2008 ; 2 : 339-42.
- Triantafyllou A, et al. Functional histology of salivary gland pleomorphic adenoma : An appraisal. Head Neck Pathol 2015 ; 9 : 387-404.
- Riad MA, et al. Variables related to recurrence of pleomorphic adenomas : outcome of parotid surgery in 182 cases. Laryngoscope 2011 ; 121 : 1467-72.
- Knight J, Ratnasingham K. Metastasising pleomorphic adenoma : Systematic review. Int J Surg 2015 ; 19 : 137-45.

筋上皮腫

- Fonseca I, et al. Myoepithelioma. In : El-Naggar AK et al., eds. WHO Classification of Head and Neck Tumours. 4th ed. Lyon : IARC Press ; 2017. p.186-7.
- Ellis GL, Auclair PL. Myoepithelioma. AFIP Atlas of Tumor Pathology. Series 4, Fascicle 9. Tumors of Salivary Glands. Maryland : ARP Press ; 2008 : p.123-33.
- Sciubba JJ, Brannon RB. Myoepithelioma of salivary gland : report of 23 cases. Cancer 1998 ; 49 : 562-72.
- Scalova A, et al. Newly described entities in salivary gland pathology. Am J Surg Pathol 2017 ; 41 : e33-47.
- Gnepp DR. Mucinous myoepithelioma, a recenty described new myoepithelioma variant. Head and Neck Pathol 2013 ; 7 : S85-9.
- Dardick I, et al. Myoepithelioma-new concepts of histology and classification : a light and electron microscopic study. Ultrastruct Pathol 1989 ; 13 : 187-224.
- Barnes L, et al. Myoepithelioma of the head and neck : case report and review. J Surg Oncol 1985 ; 28 : 21-8.
- Rotellini M, et al. Diagnostic utility of PLAG1 immunohistochemical determination in salivary gland tumors. Appl Immunohistochem Mol Morphol 2014 ; 22 : 390-4.
- 矢田直美. 筋上皮腫. 森永正二郎ほか編. 腫瘍病理鑑別診断アトラス 頭頸部腫瘍 Ⅰ唾液

腺腫瘍. 東京：文光堂；2015. p.128-31.
・小川郁子. 筋上皮腫. 日本唾液腺学会編. 唾液腺腫瘍アトラス. 東京：金原出版；2005. p.51-6.

ワルチン腫瘍

・Auclair PL. Tumor-associated lymphoid proliferation in the parotid gland. A potential diagnostic pitfall. Oral Surg Oral Med Oral Pathol 1994；77：19-26.
・Shintaku M, Honda T. Identification of oncocytic lesions of salivary glands by anti-mitochondrial immunohistochemistry. Histopathology 1997；31：408-11.
・Nagao T, et al. Mucoepidermoid carcinoma arising in Warthin's tumour of the parotid gland：report of two cases with histopathological, ultrastructural and immunohistochemical studies. Histopathology 1998；33：379-86.
・Paulino AF, Huvos AG. Oncocytic and oncocytoid tumors of the salivary glands. Semin Diagn Pathol 1999；16：98-104.
・Honda K, et al. Clonal analysis of the epithelial component of Warthin's tumor. Hum Pathol 2000；31：1377-80.
・Lewis PD, et al. Detection of damage to the mitochondrial genome in the oncocytic cells of Warthin's tumour. J Pathol 2000；191：274-81.
・Maiorano E, et al. Warthin's tumour：a study of 78 cases with emphasis on bilaterality, multifocality and association with other malignancies. Oral Oncol 2002；38：35-40.
・Bilal H, et al. P63 is expressed in basal and myoepithelial cells of human normal and tumor salivary gland tissues. J Histochem Cytochem 2003；51：133-9.
・Teymoortash A. Back to the roots of Warthin's tumor of the parotid gland. Eur Arch Otorhinolaryngol 2013；270：2397-402.
・Wemmert S, et al. Genomic alterations in Warthin tumors of the parotid gland. Oncol Rep 2014；31：1899-904.
・Ishibashi K, et al. Warthin-like mucoepidermoid carcinoma：a combined study of fluorescence in situ hybridization and whole-slide imaging. Am J Surg Pathol 2015；39：1479-87.
・Vlantis AC, et al. If cytology of Warthin tumor is accurate, can management be conservative? Ear Nose Throat J 2016；95：185-8.
・Yu C, et al. Mucoepidermoid carcinoma arising in Warthin's tumor of the parotid gland：clinicopathological characteristics and immunophenotypes. Sci Rep 2016；6：30149.

基底細胞腺腫

・Choi HR, et al. Molecular analysis of chromosome 16q regions in dermal analogue tumors of salivary glands：a genetic link to dermal cylindroma? Am J Surg Pathol 2002；26：778-83.
・El-Naggar AK, et al. Genotypic alterations in benign and malignant salivary gland tumors：histogenetic and clinical implications. Am J Surg Pathol 1997；21：691-7.
・Kazakov DV, et al. Skin type spiradenoma of the parotid gland with malignant transformation：report of a case with analysis of the CYLD gene. Hum Pathol 2009；40：1499-503.
・Scott AR, et al. Parotid mass in a woman with multiple cutaneous cylindromas. Head Neck 2010；32：684-7.
・Nagao K, et al. Histopathologic studies of basal cell adenoma of the parotid gland. Cancer 1982；50：736-45.
・Hyman BA, et al. Membranous basal cell adenoma of the parotid gland. Malignant transformation in a patient with multiple dermal cylindromas. Arch Pathol Lab Med 1988；112：209-11.
・Kawahara A, et al. Nuclear β-catenin expression in basal cell adenomas of the salivary gland. J Oral Pathol Med 2011；40：460-6.
・Dardick I, et al. Basal cell adenoma with myoepithelial cell-derived "stroma"：a new major salivary gland tumor entity. Head Neck Surg 1986；8：257-67.

- Nagao T, et al. Basal cell adenocarcinoma of the salivary glands : comparison with basal cell adenoma through assessment of cell proliferation, apoptosis, and expression of p53 and bcl-2. Cancer 1998 ; 82 : 439-47.
- Batsakis JG, et al. Basaloid monomorphic adenomas. Ann Otol Rhinol Laryngol 1991 ; 100 : 687-90.

硬化性多嚢胞腺症

- Seethala R, et al. Sclerosing polycystic adenosis. In : El-Naggar AK, et al., eds. WHO Classification of Head and Neck Tumours. 4th ed. Lyon : IARC Press ; 2017. p.195.
- Smith BC, et al. Sclerosing polycystic adenosis of major salivary glands. A clinicopathologic analysis of nine cases. Am J Surg Pathol 1996 ; 20 : 161-70.
- Gnepp DR, et al. Sclerosing polycystic adenosis of the salivary gland : a report of 16 cases. Am J Surg Pathol 2006 ; 30 : 154-64.
- Canas Marques R, Félix A. Invasive carcinoma arising from sclerosing polycystic adenosis of the salivary gland. Virchows Arch 2014 ; 464 : 621-5.
- Skálová A, et al. Sclerosing polycystic adenosis of parotid gland with dysplasia and ductal carcinoma in situ. Report of three cases with immunohistochemical and ultrastructural examination. Virchows Arch 2002 ; 440 : 29-35.
- Skálová A, et al. Clonal nature of sclerosing polycystic adenosis of salivary glands demonstrated by using the polymorphism of the human androgen receptor（HUMARA）locus as a marker. Am J Surg Pathol 2006 ; 30 : 939-44.

結節性オンコサイト過形成

- Slater L, et al. Nodular oncocytic hyperplasia. In : El-Naggar AK, et al., eds. WHO Classification of Head and Neck Tumours. 4th ed. Lyon : IARC Press ; 2017. p.195-6.
- Palmer TJ, et al. Oncocytic adenomas and oncocytic hyperplasia of salivary glands : a clinicopathological study of 26 cases. Histopathology 1990 ; 16 : 487-93.
- Hyde J, et al. Bilateral multinodular oncocytomas of the parotid arising in a background of bilateral oncocytic nodular hyperplasia. Ear Nose Throat J 2008 ; 87 : 51-4.
- Sato S, et al. Multifocal nodular oncocytic hyperplasia of bilateral parotid glands : a case report with a histological variant of clear cells. Pathol Res Pract 2011 ; 207 : 452-5.

IgG4 関連唾液腺炎

- Geyer JT, et al. Chronic sclerosing sialadenitis（Küttner tumor）is an IgG4-associated disease. Am J Surg Pathol 2010 ; 34 : 202-10.
- Gill J, et al. Salivary duct carcinoma arising in IgG4-related autoimmune disease of the parotid gland. Hum Pathol 2009 ; 40 : 881-6.
- Hayashi Y, et al. A case of mantle cell lymphoma presenting as IgG4-related dacryoadenitis and sialoadenitis, so-called Mikulicz's disease. World J Surg Oncol 2015 ; 13 : 225.
- Kitagawa S, et al. Abundant IgG4-positive plasma cell infiltration characterizes chronic sclerosing sialadenitis（Küttner's tumor）. Am J Surg Pathol 2005 ; 29 : 783-91.
- Ohta M, et al. A case of marginal zone B cell lymphoma mimicking IgG4-related dacryoadenitis and sialoadenitis. World J Surg Oncol 2015 ; 13 : 67.
- Shimizu M, et al. Effectiveness of imaging modalities for screening IgG4-related dacryoadenitis and sialadenitis（Mikulicz's disease）and for differentiating it from Sjögren's syndrome （SS）, with an emphasis on sonography. Arthritis Res Ther 2015 ; 17 : 223.
- Stone JH, et al. IgG4-related disease. N Engl J Med 2012 ; 366 : 539-51.
- Tian W, et al. IgG4（＋）plasma cells in sclerosing variant of mucoepidermoid carcinoma. Am J Surg Pathol 2012 ; 36 : 973-9.
- Zen Y, Nakanuma Y. IgG4-related disease : a cross-sectional study of 114 cases. Am J Surg Pathol 2010 ; 34 : 1812-9.

・湊　宏，黒瀬　望．慢性硬化性唾液腺炎（Küttner 腫瘍）の病理．IgG4 との関連性と Sjögren 症候群との異同．病理と臨 2011；29：578-85.

リンパ上皮性唾液腺炎

・Adwl K. In：El-Nagar, et al., eds. WHO Classification of Head and Neck Tumours. 4th ed. Lyon：IARC Press；2017. p196-7.
・William H, et al. Differential diagnoses in surgical pathology. Head and Neck. Alphen aan Den Rijn：Wolters kluwer；2016. p.47-9.
・Wenig BM, et al. Non-Neoplastic Disease of the Head and Neck. AFIP Atlas of Nontumor Pathology. first series, fascicle 11. St. Louis；ARP Press；2017. p.390-4.
・Ellis GL, Auclair PL. Tumors of the Salivary Glands, AFIP Atlas of Tumor Pathology. fourth series, fascicle 9. St. Louis；ARP Press；1996. p.481-5.
・湊　宏，黒瀬　望．慢性硬化性唾液腺炎（Küttner 腫瘍）の病理—IgG4 との関連性と Sjögren 症候群との異同．病理と臨 2011；29：578-85.
・高田　隆，豊澤　悟編．口腔病理アトラス．第 3 版．東京：文光堂；2018．p.298，301-2.
・日本唾液腺学会編．唾液腺腫瘍アトラス．東京：金原出版；2005．p.141，177-8.
・佐藤康晴ほか．唾液腺悪性リンパ腫の病理．病理と臨 2011；29：609-14.

4 章　病理検体の取り扱い

唾液腺腫瘍の取り扱い

・大内知之ほか．外科病理マニュアル．第 2 部 各論，9．唾液腺．病理と臨床（臨増）2008；26：185-9.
・浦野　誠．病理標本の取り扱い方．森永正二郎ほか編．腫瘍病理鑑別診断アトラス 頭頸部腫瘍 II 唾液腺腫瘍．東京：文光堂；2015．p.14-6.
・大内知之．標本作製の実際．Wide & Focus 現場とつながる口腔病理診断の基礎．東京：学建書院；2011．p.4-10.

2 部　口腔・歯原性腫瘍

1 章　病理診断の流れとポイント

口腔・歯原性腫瘍の病理診断

・Japan Society for Head and Neck Cancer. Cancer Registry Committee. Report of head and neck cancer registry of Japan. Clinical statistics of registered patients, 2002. Jpn J Head and Neck Cancer 2006；32(supplement)：15-34.
・Tumours of the oral cavity and mobile tongue. In：El-Naggar AK, et al., eds WHO Classification of Head and Neck Tumours. 4th ed. IARC Press：Lyon；2017. p.105-32.
・James, D, et al., eds. TNM Classification of Malignant Tumours. 8th ed. John Willy & Sons Ltd：West Sussex；2017.
・Odontogenic and maxillofacial bone tumours. In：El-Naggar AK, et al., eds. WHO Classification of Head and Neck Tumours. 4th ed. IARC Press：Lyon；2017. p.204-60.
・Speight PM, Takata T. New tumour entities in the 4th edition of the World Health Organization Classification of Head and Neck tumours：odontogenic and maxillofacial bone tumours. Virchows Arch 2018；472：331-9.
・柴原孝彦ほか．2005 年新 WHO 国際分類による歯原性腫瘍の発生状況に関する疫学的研究．口腔腫瘍 2008；20：245-54.
・Hunter KD, Speight PM. The diagnostic usefulness of immunohistochemistry for odontogenic lesions. Head Neck Pathol 2014；8(4)：392-9.
・Sweeney RT, et al. Identification of recurrent SMO and BRAF mutations in ameloblastomas. Nat Genet 2014；46(7)：722-5.

2章　診断のための基本知識

画像診断

- Ahuja AT, Ying M. Sonographic evaluation of cervical lymph nodes. Am J Roentgenol 2005；184：1691-9.
- Andrade RS, et al. Posttreatment assessment of response using FDG-PET/CT for patients treated with definitive radiation therapy for head and neck cancers. Int J Radiat Oncol Biol Phys 2006；65：1315-22.
- Eida S, et al. Apparent diffusion coefficient mapping of salivary gland tumors：prediction of the benignancy and malignancy. Am J Neuroradiol 2007；28：116-21.
- Imaizumi A, et al. A potential pitfall of MR imaging for assessing mandibular invasion of squamous cell carcinoma in the oral cavity. Am J Neuroradiol 2006；27：114-22.
- Koening LJ, et al., eds. Diagnostic Imaging：Oral and Maxillofacial, 2nd ed. Philadelphia：Elsevier；2017.
- Larheim TA, Westesson PL., eds. Maxillofacial Imaging. Berlin：Springer；2006.
- Som P, Curtin H., eds. Head and Neck Imaging, 5th ed. St. Louis：Mosby；2011.
- White S, Pharoah M. Oral Radiology Principles and Interpretation. St. Louis：Mosby；2014.
- Yabuuchi H, et al. Salivary gland tumors：diagnostic value of gadolinium-enhanced dynamic MR imaging with histopathologic correlation. Radiology 2003；226：345-54.
- 岡野友宏ほか編. 歯科放射線学. 第6版. 東京：医歯薬出版；2018.

口腔癌の臨床病期，予後，治療

- Report of Head and Neck Cancer Registry of Japan Clinical Statistics of Registered Patients, 2014. Head and Neck Cancer 42：15-32, 2016.
- 国立がん研究センターがん対策情報センター がん情報サービス　http://ganjoho.jp/
- 日本口腔腫瘍学会編. 口腔癌取扱い規約 2010年版. 東京：金原出版；2010. p.2-100.
- Union for International Cancer Control. TNM Classification of Malignant Tumours. 8th ed. Hoboken：Wiley Blackwell；2018.
- 野間弘康，瀬戸晥一監. 標準口腔外科学. 第3版. 東京：医学書院；2011. p.203-21.
- 日本口腔腫瘍学会口腔癌治療ガイドライン改訂委員会，日本口腔外科学会口腔癌診療ガイドライン策定委員会 合同委員編. 科学的根拠に基づく口腔癌診療ガイドライン 2013年版 第2版. 東京：金原出版；2013.
- 日本頭頸部癌学会編. 頭頸部癌診療ガイドライン 2018年版第3版. 東京：金原出版；2017.
- 全国がんセンター協議会　http://www.zengankyo.ncc.go.jp/

3章　口腔・歯原性腫瘍の概要と鑑別診断

口腔扁平上皮癌

- Reibel J, et al. Oral potentially malignant disorders and oral epithelial dysplasia. In：El-Naggar AK, et al., eds. WHO Classification of Head and Neck Tumours. 4th ed. Lyon：IARC Press：2017. p.112-5.
- Sloan P, et al. Malignant surface epithelial tumours. In：El-Naggar A K. et al., eds. WHO Classification of Head and Neck Tumours. 4th ed. Lyon：IARC Press；2017. p.109-11.
- Ide F, et al. Basaloid squamous cell carcinoma of the oral mucosa：a new case and review of 45 cases in the literature. Oral Oncol 2002；38：120-4.
- Gupta R, et al. Spindle cell carcinoma of head and neck：an immunohistochemical and molecular approach to its pathogenesis. J Clin Pathol 2007；60：472-5.
- Alos L, et al. Adenosquamous carcinoma of the head and neck：criteria for diagnosis in a study of 12 cases. Histopathology 2004；44：570-9.
- Ackerman LV. Verrucous carcinoma of the oral cavity. Surgery 1948；23：670-8.
- Papadopoulou E, et al. Acantholytic squamous cell carcinoma of the gingiva：report of a case and review the literature. Oral Surg Oral Med Oral Pathol Oral Radiol Endod 2010；109：e67-71.

口腔上皮前癌病変・異形成

- Reibel J, et al. Oral potentially malignant disoreders and oral epithelial dysplasia. In：El-Naggar AK, et al., eds. WHO Classification of Head and Neck Tumours. 4th ed. Lyon：IARC Press；2017. p.112-8.
- Warnakulasuriya S, et al. Nomenclature and classification of potentially malignant disorders of the oral mucosa. J Oral Pathol Med 2007；36：575-80.
- Lester DRT, et al. Head and neck cancers. In：Bernard W, et al., eds. World Cancer Report. Lyon：IARC Press；2014. p.422-35.
- 黒川英雄ほか．口腔白板症の臨床病理学的検討．口科誌 1998；47：61-7.
- 日本口腔腫瘍学会編．口腔癌取扱い規約．第 2 版．東京：金原出版；2019．p.82-90.
- Working Committee for New Histopathological Criteria for Borderline Malignancies of the Oral Mucosa, Japanese Society of Oral Pathology（JSOP）：Carcinoma in-situ of the oral mucosa：its pathological diagnostic concept based on the recognition of histological varieties proposed in the JSOP Oral CIS Catalog. J Oral Maxillofac Surg Med Pathol 2014；26：397-406.

悪性歯原性腫瘍

- 武田泰典ほか．歯原性腫瘍．下野正基ほか編著．新口腔病理学．第 2 版．東京：医歯薬出版；2018．p.196-211.
- 武田泰典ほか．悪性歯原性腫瘍．病理と臨床 2018；36：318-22.
- 日本口腔腫瘍学会学術委員会「歯原性腫瘍治療のガイドライン」ワーキンググループ．2005 年新 WHO 国際分類による歯原性腫瘍の発生状況に関する疫学的研究．口腔腫瘍 2008；20：245-54.
- El-Naggar AE, et al. WHO Classification of Head and Neck Tumours. 4th ed. Lyon：IARC；2017.
- Takeda Y. Ameloblastic fibroma and related lesions：current pathologic concept. Oral Oncol 1999；35：535-40.
- Takeda Y. Intra-osseous squamous cell carcinoma of the maxilla.：probably arisen from non-odontogenic epithelium. Br J Oral Maxillofac Surg 1991；29：399-401.
- Takeda Y, et al. Ameloblastic fibrosarcoma in the maxilla, malignant transformation of ameloblastic fibroma. Virchows Arch Pathol Anat Histopathol 1984；404：253-63.

歯原性上皮性腫瘍

- Vered M, et al. Benign epithelial odontogenic tumours. In：El-Naggar AK, et al., eds. WHO Classification of Head and Neck Tumours. 4th ed. Lyon：IARC Press；2017. p.215-22.
- 岡田康男．歯原性腫瘍．田中昭男ほか編．病理学総論にもとづく口腔病理学．第 2 版．京都：永末書店；2018．p.137-45.
- Kurppa KJ, et al. High frequency of BRAF V600E mutations in ameloblastoma. J Pathol 2014；232：492-8.
- Sweeney RT, et al. Identification of recurrent *SMO* and *BRAF* mutations in ameloblastomas. Nat Genet 2014；46：722-5.
- Jaafari-Ashkavandi Z, et al. CD56 Expression in Odontogenic Cysts and Tumors. J Dent Res Dent Clin Dent Prospects. 2014；8：240-5.
- Philipsen HP, Reichart PA. Calcifying epithelial odontogenic tumour：biological profile based on 181 cases from the literature. Oral Oncol 2000；36：17-26.
- Kumamoto H, et al. Clear cell variant of calcifying epithelial odontogenic tumor（CEOT）in the maxilla：report of a case with immunohistochemical and ultrastructural investigations. J Oral Pathol Med 1999；28：187-91.

良性上皮・間葉混合性歯原性腫瘍

- Ameloblastic fibroodontoma, Primordial odontogenic tumor, Odontoma, Dentinogenic ghost cell tumor. In：El-Naggar AK, et al. eds. WHO Classification of Head and Neck Tumours. Lyon：IARC Press；2017. p.222-7.
- Robinson RA, Vincent AD. Tumors and cysts of the jaws：Silver Spring：American Registry of Pathology：2012：p.9-114.
- エナメル上皮線維腫，エナメル上皮線維歯牙腫，歯牙腫，象牙質形成性幻影細胞腫．高木實監修．口腔病理アトラス．第3版．東京：文光堂；2018. p.224-8.
- Bomfim BB, et al. Primordial Odontogenic Tumor：Report of a New Case and Literature Review. Head Neck Pathol 2018 Mar 19.
- Ando T, et al. A case of primordial odontogenic tumor：A new entity in the latest WHO Classification（2017）. Pathol Int 2017；67：365-9.
- Agrawal Y, et al. Dentinogenic ghost cell tumor—a rare case report with review of literature. Quant Imaging Med Surg 2017；7：598-604.

良性間葉性歯原性腫瘍

- El-Naggar AK, et al., eds. WHO Classification of Head and Neck Tumours. 4th ed. Lyon：IARC Press；2017. p.228-31, 251-2.
- Wu H, et al. Phosphaturic mesenchymal tumor with an admixture of epithelial and mesenchymal elements in the jaws：clinicopathological and immunohistochemical analysis of 22 cases with literature review. Mod Pathol 2019；32：189-204.
- Ide F, et al. What is the non-calcifying Langerhans cell-rich variant of calcifying epithelial odontogenic tumor? Head Neck Pathol doi：10.1007/s12105-018-0968-5.
- Ide F, et al. Neurovascular involvement in central odontogenic fibroma：a potential source of confusion with invasive carcinoma. Histopathology 2015；66：1044-6.
- Ide F, et al. Sclerosing odontogenic carcinoma. Pathol Int 2011；61：259-61.
- Chrcanovic BR, Gomez RS. Odontogenic myxoma：an updated analysis of 1,692 cases reported in the literature. Oral Dis 2019；25：676-83.
- Ide F, et al. Primordial odontogenic tumour：is it truly novel? Histopathology 2015；66：603-4.
- Chrcanovic BR, Gomez RS. Cementoblastoma：an updated analysis of 258 cases reported in the literature. J Cranio-Maxillofac Surg 2017；45：1759-66.
- El-Mofty SK, et al. Bone lesions of the head and neck. Surg Pathol 2011；4：1273-328.
- Ide F, et al. Unusual findings in common peripheral ossifying fibromas：transepithelial elimination and epithelial inclusion. Histopathology 2017；70：834-7.

歯原性嚢胞

- El-Naggar AK, et al., eds. WHO Classification of Head and Neck Tumours. 4h ed. Lyon：IARC Press；2017.
- Shear M, Speight P. Cysts of the Oral and Maxillofacial Regions. 4th ed. County Durham：Wiley-Blackwell；2007.

4章 病理検体の取り扱い

口腔・歯原性腫瘍の取り扱い

- 鈴木博義．脳腫瘍病理検体の取り扱い．青笹克之総編．癌診療指針のための病理診断プラクティス 脳腫瘍．東京：中山書店；2012. p.292-300.
- 蛭田啓之ほか．病理検体の取り扱い．青笹克之総編．癌診療指針のための病理診断プラクティス 骨・軟部腫瘍．東京：中山書店；2013. p.356-63.
- 立石陽子ほか．病理標本の取扱い方．田久保海誉，大橋健一編．腫瘍病理鑑別診断アトラス 食道癌．東京：文光堂；2012. p.6-10.
- 二村 聡．手術標本の取扱い方．田久保海誉，大橋健一編．腫瘍病理鑑別診断アトラス 食道

癌．東京：文光堂；2012．p.11-7.
- 日本食道学会編．食道癌取扱い規約．第11版．東京：金原出版；2015．p.22-35.
- 日本口腔腫瘍学会編．口腔癌取扱い規約．第1版．東京：金原出版；2010．p.38-43.
- 日本口腔腫瘍学会学術委員会，「口腔癌取扱い指針」ワーキンググループ編．舌癌取扱い指針――ワーキング・グループ案（第1版）．口腔腫瘍 2005；17：13-85.
- 日本口腔腫瘍学会・日本口腔外科学会編．口腔癌診療ガイドライン．第2版．東京：金原出版；2013．p.55-63.
- 藤井誠志ほか：頭頸部癌の免疫チェックポイント療法と病理診断．病理と臨床 2018；36：39-46.
- 日本病理学会．病理検体処理ガイドラインワーキンググループ編．（初版案）病理検体取扱いマニュアル――病理検体取り違えを防ぐために―．東京：日本病理学会；2016.
- 日本病理学会 ゲノム診療用病理組織検体取扱い規程．第1版．東京：日本病理学会；2016．p.1-92.
- 日本病理学会ゲノム診療用病理組織検体取扱い規程策定ワーキンググループ編．ゲノム診療用病理組織検体取扱い規程．東京：日本病理学会；2018．p.1-43.

3部　症例の実際

症例2　唾液腺高悪性度転化癌

- Stanley RJ, et al. Dedifferentiated acinic cell (acinous) carcinoma of the parotid gland. Otolaryngol Head Neck Surg 1988；98：155-61.
- Cheuk W, et al. Dedifferentiation in adenoid cystic carcinoma of salivary gland：an uncommon complication associated with an accelerated clinical course. Am J Surg Pathol 1999；23：465-72.
- Fonseca I, et al. Dedifferentiation in salivary gland carcinomas. Am J Surg Pathol 2000；24：469-71.
- Chau Y, et al. Dedifferentiation of adenoid cystic carcinoma：report of a case implicating p53 gene mutation. Hum Pathol 2001；32：1403-7.
- Hamamoto Y, et al. Salivary duct carcinoma of the parotid gland originating from an epithelial-myoepithelial carcinoma：report of a rare case. Head Neck Pathol 2019.
- 原田博史．唾液腺癌におけるいわゆる"脱分化"について．病理と臨 2009；27：486-7.
- 原田博史．その他の癌腫．原田博史，河原明彦編．唾液腺腫瘍の組織診細胞診．東京：メジカルビュー社；2018．p.268-87.

症例3　腫瘍随伴性リンパ球増殖を伴う低悪性度粘表皮癌

- Nagao T, et al. Warthin tumour. In：El-Naggar AK, et al., eds. WHO Classification of Head and Neck Tumours. 4th ed. Lyon：IARC Press；2017. p.188-9.
- Di Palma S, et al. Metaplastic (infarcted) Warthin's tumour of the parotid gland：a possible consequence of fine needle aspiration biopsy. Histopathology 1999；35：432-8.
- Ishibashi K, et al. Warthin-like mucoepidermoid carcinoma：a combined study of fluorescence in situ hybridization and whole-slide imaging. Am J Surg Pathol 2015；39：1479-87.

症例4　著明な篩状構造を伴った唾液腺基底細胞腺癌

- Tian Z, et al. An unusual cribriform variant of salivary basal cell tumors：a clinicopathological study of 22 cases. Histopathol 2012；61：921-9.
- Jung MJ, et al. Basal cell adenocarcinoma of the salivary gland：a morphological and immunohistochemical comparison with basal cell adenoma with and without capsular invasion. Diagn Pathol 2013；8：171.
- Kawahara A, et al. Nuclear β-catenin expression in basal cell adenoma of salivary gland. J Oral Pathol Med 2011；40：460-6.
- Wilson TC, Robinson RA. Basal cell adenocarcinoma and basal cell adenoma of the salivary

glands：a clinicopathological review of seventy tumors with comparison of morphologic features and growth control indices. Head Neck Pathol 2015；9：205-13.
- Jo VY, et al. Distinctive patterns of *CTNNB1*（β-catenin）alterations in salivary gland basal cell adenoma and basal cell adenocarcinoma. Am J Surg Pathol 2016；40：1143-50.
- Wilson TC, et al. Next-generation sequencing in salivary gland basal cell adenocarcinoma and basal cell adenoma. Head Neck Pathol 2016；10：494-500.

症例5　エナメル上皮腫，単嚢胞型

- El-Naggar AK, et al., eds. Odontogenic and maxillofacial bone tumors. In：WHO Classification of Head and Neck Tumours. 4th ed. Lyon：IARC Press；2017. p.203-60.
- Barnes L, et al., eds. Odontogenic Tumors. In：WHO Classification of Tumours, Pathology and Genetics of Head and Neck Tumours. 3rd ed. Lyon：IARC Press；2005. p.283-327.
- Speight PM, Takata T. New tumour entities in the 4th edition of the World Health Organization Classification of Head and Neck tumours：odontogenic and maxillofacial bone tumours. Virchows Arch 2018；472：331-9.
- Brown NA, et al. Activating FGFR2-RAS-BRAF mutations in ameloblastoma. Clin Cancer Res 2014；20：5517-26.
- Brown NA, Betz BL. Ameloblastoma：a review of recent molecular pathogenetic discoveries. Biomark Cancer 2015；7：19-24.
- Pereira NB, et al. BRAFV600E mutation in the diagnosis of unicystic ameloblastoma. J Oral Pathol Med 2016；45：780-5.
- 高田　隆. エナメル上皮腫. 森永正二郎ほか編. 頭頸部腫瘍Ⅱ. 東京：文光堂；2015. p.115-20.
- 長塚　仁. 歯原性腫瘍と歯原性囊胞の鑑別診断. 森永正二郎ほか編. 頭頸部腫瘍Ⅱ. 東京：文光堂；2015. p.237-43.
- 高田　隆. 歯原性腫瘍のWHO分類改定について. 病理と臨 2018；36：300-4.
- 清島　保. 良性上皮性歯原性腫瘍. 病理と臨 2018；36：323-8.

症例7　口腔紡錘細胞扁平上皮癌

- Sloan P, et al. Malignant surface epithelial tumours. In：El-Naggar AK, et al., eds. WHO Classification of Head and Neck Tumours. 4th ed. Lyon：IARC Press；2017. p.109-11.
- Mills SE, et al. Spindle cell carcinoma. In：Tumors of the Upper Aerodigestive Tract and Ear. Silver Spring：American Registry of Pathology；2012. p.87-95.
- Neville BW, et al. Spindle cell carcinoma. In：Oral and Maxillofacial Pathology. St. Louis：Elsevier Health Sciences；2016. p.391-2.
- 熊本裕行. 口腔癌（口腔扁平上皮癌）とその前駆病変の組織診断と分子病理. 東北大歯誌 2017；35・36：1-9.
- Fletcher CDM, et al. WHO classification of tumours of soft tissue. In：Fletcher CDM, et al., eds. WHO Classification of Tumours of Soft Tissue and Bone. 4th ed. Lyon：IARC Press；2013. p.9-238.
- Nieto MA, et al. EMT：2016. Cell 2016；166：21-45.

索引

太字：病理写真

B
blue dot tumor **69**, 70
BRAF 218, 272, 350
Brooke-Spiegler 症候群 166

C
Castleman 病 189
CDC73 変異 305
c-Myc 遺伝子 120
collagenous crystalloid **140**
CRTC1/3-MAML2 融合遺伝子 16, 48, 332, 338, 341
CRTC1-MAML2 融合遺伝子 352, 355
CTNNB1 遺伝子 16, 166, 344, 346
CTNNB1 変異 96

E
ETV6-NTRK3/RET/MET 融合遺伝子 16, 75
EWSR1-ATF1/CREM 融合遺伝子 16, 332
EWSR1 遺伝子 102, 331

F
FGFR1-PLAG1 融合遺伝子 102
FGFR1 遺伝子 120

H
HER2 遺伝子 16, 120
HMGA2 83, 95, 120, 134, 346
HMGA2-WIF1 融合遺伝子 120
HRAS 遺伝子 16, 91
hyperparathyroidism-jaw tumor 症候群 305

I
IgG4 関連唾液腺炎 **185**, **187**, 195
　―の肉眼所見 184
　―の免疫染色 **187**

L
lymphoepithelial lesion **130**

M
Malassez の上皮遺残 **310**
MALT リンパ腫 **130**, 132, 133, 195
　―の MRI 所見 29
Mikulicz 病 183

N
MYB/MYBL1-NFIB 融合遺伝子 16, 57, 346

NCCN ガイドライン 45
ND4-PLAG1 融合遺伝子 102
nuclear protein in testis（NUT） 64

P
PLAG1 83, 95, 120, 134, 346
PRKD1 遺伝子 16

R
Roman-bridge 様の篩状構造 **85**
Rosai-Dorfman 病 189

S
scirrhous carcinoma 様像 **85**
Sjögren 症候群 6, 129, 188, **189**, 192
SMO 遺伝子 272, 350
SS18-SSX 融合遺伝子 359

T
TGFBR3-PLAG1 融合遺伝子 102
TP53 遺伝子 120
tumor-associated lymphoid proliferation（TALP） 12, **70**, 164

あ
悪性黒色腫 111, 133
悪性歯原性腫瘍の診断 218
悪性腫瘍の画像診断 25
悪性末梢神経鞘腫 109
悪性リンパ腫 182, 190
アポクリン様像 **85**

い
異形多形腺腫 **125**, 126

え
壊死性唾液腺化生 53, **54**, 249
エナメル質形成不全/歯原性線維腫過誤腫症候群 297
エナメル上皮癌 265, **266**, 280
エナメル上皮腫 **234**, 267, 272, 285, 286
　―叢状型 **276**
　―の分類 272
　―濾胞型 **275**, **276**, **277**, 286, 288
エナメル上皮腫，骨外型/周辺型 **279**

索引 375

エナメル上皮腫，単囊胞型　**278**，**348**
エナメル上皮腫，壁性型　**278**
エナメル上皮線維腫　**268**，269，280，289，
　　290，295
エプーリス　264
　線維性―　300
炎症性歯周囊胞　311
円柱腫　96

お

オンコサイト化生　180，181
オンコサイト癌　88，109，**181**
オンコサイトーマ　146，164，180，**181**

か

潰瘍性病変　230
過角化症　**232**
角化囊胞性歯原性腫瘍　311
顎骨中心性粘表皮癌　282
顎骨内にみられる囊胞性病変　349
過形成性歯小囊　300，302
化生　**141**
化生性ワルチン腫瘍　**340**
滑膜肉腫　109
含歯性囊胞　280，311，**312**
癌肉腫　123，**124**
関節リウマチ　192

き

偽上皮腫様過形成　249
基底細胞腺癌　64，**97**，**98**，**100**，108，116，
　　144，171，**172**，**343**
　　―の細胞診所見　**343**
　　―の免疫染色　**99**，**344**，**345**
基底細胞腺癌にみられる S-100 蛋白陽性間質
　　細胞　**99**
基底細胞腺腫　63，99，116，144，155，
　　165，**168**
　　―の MRI 所見　23
　　―の亜型　**169**
　　―の細胞診所見　**171**
　　―の細胞像　33，**34**
　　―の肉眼所見　167
　　―の免疫染色　**170**
基底細胞腺腫由来癌　128
木村病　189，**190**

嗅神経芽細胞腫　64
棘融解型扁平上皮癌　**252**
筋上皮癌　64，94，**104**，**106**，116，**123**，
　　149，155
　　―の亜型　**105**
　　―の肉眼所見　103
　　―の免疫染色　**107**，**108**
筋上皮細胞　**138**，**139**，**142**
筋上皮腫　64，107，**151-153**
　　―の MRI 像　150
　　―の細胞像　**34**
　　―の肉眼所見　150
　　―の免疫染色　**154**
筋線維腫　300

く

空胞化細胞　**69**

け

形質細胞腫　109
血管内腫瘍細胞塊　**143**
結晶構造　**140**
結節性オンコサイト過形成　**179**
幻影細胞性歯原性癌　**270**，271
原始性歯原性腫瘍　290，**291**，295，302
原発性骨内癌 NOS　235，267

こ

高悪性度転化癌　88，128，**335**
　　―の免疫染色　**336**
硬化性歯原性癌　269，300
硬化性多囊胞腺症　53，145，**174**
口腔癌　209
　　―の TNM 分類　238
　　―の TNM 分類と病期　210
口腔癌治療のアルゴリズム　240
口腔カンジダ症　**231**
口腔上皮性異形成　232，**233**，257，**258**，
　　260，263
　　―の 3 段階　**259**
　　―の細胞診所見　**261**
　　―の診断基準　255
口腔潜在的悪性疾患　208，254
口腔粘膜　**211**
口腔粘膜疾患細胞診の判定区分　230
口腔粘膜の白色病変　261

口腔扁平苔癬　261, **263**
後天性免疫不全症候群（AIDS）関連唾液腺炎　164
孔道癌　251, **252**
紅板症　209, 256, **258**
　—の肉眼所見　256
骨芽細胞腫　304
混成癌　128
コンパニオン診断を含むゲノム病理診断検査に備えて　326

さ

細管状腺腫　145, 171
鰓原性嚢胞　164
サルコイドーシス　188
再発性多形腺腫　**143**
残留セメント芽細胞腫　304

し

歯牙腫　292, **293**, 295
耳下腺リンパ節転移のMRI所見　27
刺激性線維腫　261, **262**
歯原性角化嚢胞　**234**, 280, 311, **312**
歯原性癌肉腫　271
歯原性腫瘍　213, **217**
歯原性線維腫　297, **299**
歯原性ならびに顎顔面骨腫瘍のWHO分類　214
歯原性肉腫　267, **269**
歯原性粘液腫　300, **301**
歯小嚢　302
脂腺癌　111
歯肉嚢胞　313
歯乳頭　302
歯根嚢胞　279, 309, **310**
若年性骨形成線維腫　307
腫瘍随伴リンパ組織増生　52
腫瘍性変化がみられる粘膜上皮　**248**
上咽頭癌　64
小細胞癌　64, 124, 133
硝子化明細胞癌　333
上皮過形成　248
上皮・間葉相互誘導作用　217

上皮筋上皮癌　64, 72, **92**, **93**, 101, 109, 116, 123, 145, 156
　—の細胞診所見　**94**
　—の細胞像　**37**
　—の肉眼所見　92
　—の免疫染色　**94**
上皮性異形成　212
上皮性腫瘍　155
上皮内癌　**253**, 259, **260**
褥瘡性潰瘍　231
神経鞘腫　154
腎細胞癌　95
　転移性—　111
尋常性天疱瘡　**232**

ず

髄外性形質細胞腫　155

せ

正角化性歯原性嚢胞　**314**
正常耳下腺組織像　**5**
正常耳下腺のMRI所見　21
正常唾液腺　72
赤色病変　230
石灰化歯原性嚢胞　281, 295, **314**
石灰化上皮性歯原性腫瘍　281, **283**, 285
セメント芽細胞腫　303, **304**
セメント質骨形成線維腫　305, **307**
セメント質骨性異形成症　306
線維性異形成症　306
腺癌　**123**
　低悪性度—　82
腺癌NOS　116, 176
腺腫様歯原性腫瘍　284, **285**
全身性エリテマトーデス　192
腺性歯原性嚢胞　281, **313**
腺扁平上皮癌　251

腺房細胞癌　**68-70**，81，88，116，182
　—小囊胞型　**69**
　—の MRI 所見　28
　—の PAS 染色　**68**
　—の細胞診所見　**71**
　—の細胞像　**37**
　—の肉眼所見　68
　—の免疫染色　**71**
　—明細胞型　109
　—濾胞型　**69**
腺様囊胞癌　**59-61**，87，93，100，108，
　116，146，155，171
　—の MRI 所見　29
　—の遺伝子解析　16
　—の細胞像　**35**，**62**
　—の肉眼所見　58
　—の免疫染色　**63**

そ

象牙質形成性幻影細胞腫　**295**
増殖性疣贅状白板症　**256**
側方性歯周囊胞　288，**313**

た

大細胞癌　124
大細胞神経内分泌癌　133
大唾液腺癌の臨床病期　38
唾液腺腫瘍
　細胞分化からみた—　14
　—の WHO 分類 2017　7
　—の悪性度評価　16
　—の細胞形態　12，**13**
　—の腫瘍型　6，11
　—の腫瘍型の確定・鑑別に有用な免疫組織
　　化学と遺伝子異常　15
　—の組織構造　10，**11**
　—の肉眼的性状　9
　—の発生部位　6
唾液腺導管癌　**85**，93，**122**，177
　多形腺腫由来の—　**85**
　—の CT 所見と MRI 所見　29
　—の亜型　**86**
　—の細胞診所見　**87**
　—の細胞像　**36**
　—の肉眼所見　84
　—の免疫染色　**87**，**124**

多型腺癌　64，72，82，108，**113-115**，146
多形腺腫　54，63，108，115，125，**136**，
　137，155，165，171，175
　転移性—　126
　—の CT 所見と US 所見　20
　—の MRI 所見　22-25，135
　—の画像診断　22
　—の細胞診所見　**145**
　—の細胞像　32，**33**
　—の肉眼所見　136
　—の免疫染色　**144**
多形腺腫由来癌　147，176
　—の EvG 染色　**125**
　—の MRI 所見　25
　—の肉眼所見　121
唾石症　187，**188**
脱分化癌　334
多囊胞疾患　175
淡明細胞型腎細胞癌　283
淡明細胞から成る腫瘍の鑑別診断　333

ち

中咽頭 HPV 関連扁平上皮癌　**55**
中間細胞　50，**51**

て

低悪性中心性骨肉腫　304
低分化癌　124
転移性癌（腫瘍）　182，235

と

導管内癌　121，**122**，**176**
　低悪性度—　88
　—の免疫染色　**124**

に

乳腺症　173
乳頭状扁平上皮癌　**252**

ね

粘液細胞　50
粘液線維腫　300
粘液囊胞　53
粘液様間葉系腫瘍　302
粘液瘤　53

粘表皮癌　**52**, 72, 118, 164, 165, 249
　高悪性—　**51**, 88
　硬化型—　52, 190
　低悪性度—　**50**, 81, 146, 176, 338
　—の MRI 所見　27, 28
　—の遺伝子解析　16
　—の細胞像　34, **35**, **54**
　—の肉眼所見　49
　明細胞型—　**52**, 109
粘膜関連リンパ組織　6

の

囊胞形成性粘表皮癌　352, **353**
囊胞腺癌　55, 72, 88, 176
囊胞腺腫　55, 72, 165, 175

は

白色/赤色混合性病変　231
白色病変　230
白板症　209, 255
　—の肉眼所見　256
歯の発生と歯原性腫瘍　215
反応性異型　**257**

ひ

鼻口蓋管囊胞　**315**
非特異的腺細胞　**69**
非特異的慢性唾液腺炎　187
鼻副鼻腔未分化癌　64
びまん性オンコサイト症　180, **181**
びまん性大細胞型 B 細胞性リンパ腫　**132**, 133, 196
病理診断報告書　17
びらん　230

ふ

富細胞性多形腺腫　**142**
分泌癌　56, 73, **77–79**, 88, 117, 176
　—の遺伝子解析　16
　—の細胞像　35, **36**, **80**
　—の粘液染色　**80**
　—の分子病理学的解析　76
　—の免疫染色　**80**

へ

平滑筋腫　154
平滑筋肉腫　109

閉塞性静脈炎　**186**
ヘルペスウイルス感染症　231, **232**
扁平歯原性腫瘍　280, 286
扁平上皮癌　55, 64, 123, 212, **233**, **246**, **247**, 282
　転移性—　89
　—の肉眼所見　245
　—の免疫染色　**248**
扁平上皮細胞　50
扁平苔癬　232

ほ

紡錘細胞扁平上皮癌　250, **251, 357**
　—の免疫染色　**358**
ホットスポット遺伝子変異　16

ま

末梢性神経鞘腫瘍　300
慢性硬化性唾液腺炎　133
慢性肥厚性カンジダ病　261, **262**
慢性閉塞性唾液腺炎　195

み

ミトコンドリア DNA 変異　178
未分化癌　124
ミラノシステムにおける診断カテゴリー　31

め

明細胞癌　55, 73, 94, 109, **331**
　—の遺伝子解析　16
　—の特殊染色　**331**
　—の免疫染色　**332**
明細胞性歯原性癌　270, 282
メトトレキサート関連リンパ腫　196

ゆ

疣贅状扁平上皮癌　251, **252**

り

隆起性病変　231
リン酸塩尿性間葉系腫瘍　297
リンパ上皮癌　133, 195, 251
リンパ上皮性唾液腺炎　6, 132, 188, **194**
　—の免疫染色　**194**
リンパ上皮囊胞　164
リンパ腺腫　165

る

類基底細胞癌　64
類基底扁平上皮癌　**250**
類腱線維腫　300
類表皮細胞　50

ろ

濾胞性リンパ腫　**131**，133

わ

ワルチン腫瘍　54，**160**，**161**，**163**，**164**，
　180，**181**
　―の MRI 所見　26
　―の画像診断　24
　―の割面肉眼所見　159
　―の細胞診所見　**164**
　―の細胞像　**33**
　―の免疫染色　**160**
ワルチン腫瘍細胞　**162**
ワルチン腫瘍様粘表皮癌　**339**

中山書店の出版物に関する情報は，小社サポートページを御覧ください.
http://www.nakayamashoten.co.jp/bookss/define/support/support.html

---

癌診療指針のための病理診断プラクティス
唾液腺 / 口腔・歯原性腫瘍

2019 年 9 月 20 日　初版第 1 刷発行ⓒ　　　　〔検印省略〕

総編集 ───── 青笹克之

専門編集 ─── 長尾俊孝

副編集 ───── 高田　隆

発行者 ───── 平田　直

発行所 ───── 株式会社 中山書店
　　　　　　　〒 112-0006 東京都文京区小日向 4-2-6
　　　　　　　TEL 03-3813-1100（代表）　振替 00130-5-196565
　　　　　　　https://www.nakayamashoten.jp

印刷・製本 ─── 三報社印刷株式会社

Published by Nakayama Shoten Co.,Ltd.　　　　　　Printed in Japan
ISBN 978-4-521-74272-4
落丁・乱丁の場合はお取り替え致します

本書の複製権・上映権・譲渡権・公衆送信権（送信可能化権を含む）
は株式会社中山書店が保有します.

JCOPY ＜㈳出版者著作権管理機構 委託出版物＞
本書の無断複写は著作権法上での例外を除き禁じられています. 複
写される場合は，そのつど事前に，㈳出版者著作権管理機構（電話
03-5244-5088，FAX 03-5244-5089，e-mail: info@jcopy.or.jp）の許諾を
得てください.

本書をスキャン・デジタルデータ化するなどの複製を無許諾で行う行
為は，著作権法上での限られた例外（「私的使用のための複製」など）
を除き著作権法違反となります. なお，大学・病院・企業などにおいて，
内部的に業務上使用する目的で上記の行為を行うことは，私的使用に
は該当せず違法です. また私的使用のためであっても，代行業者等の
第三者に依頼して使用する本人以外の者が上記の行為を行うことは違
法です.

これからの診療にCPCを活かす23の症例

臨床病理検討会の進め方・活かし方

CPCの作法

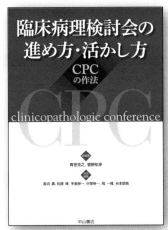

総編集◎ 青笹克之(大阪大学名誉教授)
　　　　菅野祐幸(信州大学)
分担編集◎ 長沼　廣(仙台市立病院)
　　　　　松原　修(平塚共済病院/がん研究会がん研究所)
　　　　　手島伸一(湘南鎌倉総合病院)／中塚伸一(関西労災病院)
　　　　　岡　一雅(兵庫県立西宮病院)／谷本昭英(鹿児島大学)

ISBN 978-4-521-74408-7

B5判／並製／4色刷／232頁／定価(本体10,000円＋税)

癌診療指針のための
病理診断プラクティス

総編集◎青笹克之(大阪大学名誉教授)

B5判／並製／4色刷／各巻284〜420頁／本体価格18,000〜21,000円

シリーズの構成

- リンパ球増殖疾患
- 肺癌
- 乳癌
- 食道癌・胃癌
- 大腸癌
- 脳腫瘍
- 骨・軟部腫瘍
- 肝・胆・膵腫瘍
- 婦人科腫瘍
- 腎・尿路/男性生殖器腫瘍
- 皮膚腫瘍
- 内分泌腫瘍　甲状腺, 副腎
- 唾液腺/口腔・歯原性腫瘍

【以後続刊】原発不明癌

中山書店　〒112-0006　東京都文京区小日向4-2-6　TEL 03-3813-1100　FAX 03-3816-1015
https://www.nakayamashoten.jp/